U0233504

手术器械管理与应用

·第二版·

Management and Application of Surgical Instruments 2e

主　　编	王春娥　高焕新　何　丽
副主编	吴　波　何国龙　曾静文
编　　委	王春娥　华中科技大学同济医学院附属同济医院
	高焕新　长江大学附属仙桃市第一人民医院
	何　丽　长江大学附属仙桃市第一人民医院
	吴　波　华中科技大学同济医学院附属同济医院
	何国龙　华中科技大学同济医学院附属同济医院
	曾静文　华中科技大学同济医学院附属同济医院
	陈　敏　华中科技大学同济医学院附属同济医院
	刘　心　华中科技大学同济医学院附属同济医院
	王东清　湖北省测绘地理信息局
	刘桂秀　长江大学附属仙桃市第一人民医院
	张铁华　长江大学附属仙桃市第一人民医院
	杨　玲　长江大学附属仙桃市第一人民医院
摄　　影	王春娥　曾静文
图片制作	王东清　何　丽

山西出版传媒集团
山西科学技术出版社

图书在版编目（CIP）数据

手术器械管理与应用/王春娥，高焕新，何丽主编. —2 版 . —太原：
山西科学技术出版社，2018.5
ISBN 978 - 7 - 5377 - 5755 - 3

Ⅰ.①手… Ⅱ.①王…②高…③何… Ⅲ.①手术器器械—管理②手术器械—应用
Ⅳ.①R612

中国版本图书馆 CIP 数据核字（2018）第 075939 号

手 术 器 械 管 理 与 应 用（第二版）

SHOU SHU QI XIE GUAN LI YU YING YONG DI ER BAN

出 版 人：赵建伟
主　　编：王春娥　高焕新　何　丽
责 任 编 辑：宋　伟
责 任 发 行：阎文凯
封 面 设 计：牛　君　吕雁军

出 版 发 行：山西出版传媒集团·山西科学技术出版社
　　　　　　地址：太原市建设南路 21 号　邮编：030012
编辑部电话：0351 - 4922078　邮　箱：shanxikeji@ qq. com
发 行 电 话：0351 - 4922121
经　　销：各地新华书店
印　　刷：山西臣功印刷包装有限公司
网　　址：www. sxkxjscbs. com
微　　信：sxkjcbs

开　　本：787mm×1092mm　1/16　印张：21.5
字　　数：306 千字
版　　次：2018 年 6 月第 1 版　　2018 年 6 月太原第 1 次印刷
印　　数：1 - 3000 册

书　　号：ISBN 978 - 7 - 5377 - 5755 - 3
定　　价：169.00 元

本社常年法律顾问：王葆柯
如发现印、装质量问题，影响阅读，请与发行部联系调换。

主编简介

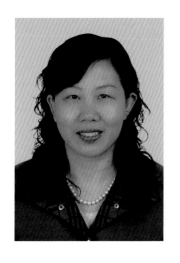

王春娥，女，副主任护师，华中科技大学同济医学院附属同济医院。1984年从事手术室护理工作至今，担任手术室护士长17年，擅长各专科手术配合，手术室护理管理，临床护理教学等。参编专著2部，撰写发表护理论文20余篇，获得、参与课题研究项目各1项。

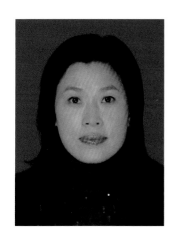

高焕新，女，副主任护师，长江大学附属仙桃市第一人民医院护理部主任，曾担任手术室护士长5年，2007年任湖北省护理学会手术室专业委员会委员，2011年任仙桃市护理质量控制中心主任，2011年任湖北省护理学会护理管理专业委员会委员，2016年任湖北省护理学会第十五届理事会理事；2017年被聘为湖北省肝胆疾病学会第一届护理专业委员会常务委员。有丰富的临床护理、手术室护理及护理管理经验。主编或参编专著3部，发表护理论文10余篇，参与科研课题研究3项，获专利1项。

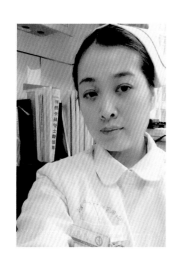

何　丽，女，副主任护师，长江大学附属仙桃市第一人民医院肝胆外科护士长，曾在手术室从事护理工作10余年，曾担任手术室副护士长3年，擅长各专科手术配合，对临床护理教学及护理管理有丰富的经验。主编或参编专著4部，发表护理论文8篇，负责主持市级科研课题研究1项。

内容提要

　　本书由多年从事手术室一线护理工作的专家编写，全书共 20 章，前 10 章为总论，主要介绍了手术器械的种类、用途、回收、清洗、消毒、灭菌、保养、包装、储存、使用及器械追溯管理系统应用等；后 10 章为分论，分别介绍了各临床专科手术器械的名称、用途，常用仪器的使用、维护及保养，手术器械包的配置、配套使用，手术器械台的摆放及布局等内容。共收集手术器械图约 600 幅，图片清晰，文字详细，图文并茂，直观易记。适用于手术室护士、消毒供应中心工作人员、外科医生等辨认、正确使用和管理手术器械，是手术室护士、消毒供应中心工作人员的必备读物，也可以作为医学生、外科医师及相关人员的参考读物。

前　言

随着医学科学的飞速发展，手术器械层出不穷，种类繁多，为手术治疗提供了有力保障。对于外科医师、手术室护士和消毒供应中心工作人员来说，如何辨认、正确使用及管理手术器械，直接影响到手术能否顺利进行，甚至可以决定一台手术的成败。因此，编写一本关于手术器械方面的书一直是我们的一个梦想。

我们知道，编写一本专业性较强的著作是非常不容易的，尤其在发展迅速的医学领域，手术方式的不断更新，手术器械的不断替换与优化，都要求写作的速度与水平必须同步，否则，将影响该书的使用。

不同的手术部位、不同的术式对手术器械的要求不同，各医院对手术器械的管理也存在着不同的看法，手术器械管理的规范化、程序化、标准化是现在亟待解决的问题，这也是我们编写本书的目的。本书主要介绍了手术器械的种类、用途、回收处理、清洗、消毒、保养、包装、灭菌、储存及特殊器械的处理流程；介绍了追溯管理系统在手术器械管理中的应用；介绍了各临床专科手术器械及仪器的使用、手术器械包的配置、手术器械的配套使用、摆放及布局等内容。

我们将临床工作中常用的手术器械和仪器拍摄成了精美的照片，并配有简短的文字说明，力求通俗易懂，方便读者查阅。

本书自 2014 年出版以来，备受同行的关注和厚爱，在第二版即将问世之际，特向为本书出版付出辛勤劳动的朋友和同事表示诚挚的谢意。

由于本领域发展迅速，书中可能存在一些不足之处，或者未能充分反映外科手术的新进展，希望读者参考时灵活应用。对于书中不足或不妥之处，恳请读者批评指正。

编者

2018 年 3 月

目录

第 1 章

基本手术器械与手术缝针线

手术器械是外科手术操作的基本工具，现代手术技术的复杂化、专科化、微创化、精确化，要求手术器械日趋精细，种类繁多。不同的手术器械应用于不同的手术部位及手术方式，根据手术器械的用途，通常将其分为基本手术器械（basic surgical instruments）、显微手术器械（micro instrument）和腔镜手术器械（endoscopic instruments）三大类。手术器械的规范管理及合理使用是手术室护理工作的重要环节，是外科手术顺利进行的重要保证，精良的手术器械可有效降低手术的安全隐患，有助于提高手术质量和手术效果。

第一节　基本手术器械

了解各种手术器械的设计目的和结构特点，掌握其主要功能是正确选择和使用器械的前提和保证。根据各种基本手术器械的主要功能将手术器械分为切割器械（cutting instrument）、抓取器械（grab devices）、持针器（needle holders）、牵开器（retractor）、吸引器（cattract apparatus）等几大类。

一、切割器械

切割器械主要包括手术刀（scalpel）和手术剪（scissors）。

1. 手术刀

（1）手术刀的组成及用途：手术刀由刀柄（scalpel handle，图 1-1）和刀片（scalpel blade，图 1-2）组成，包括可拆卸手术刀和固定手术刀 2 种类型。可拆卸手术刀的刀柄最常用的有 3 号、4 号、7 号 3 种型号及植皮刀柄，3 号、4 号刀柄及植皮刀柄均包括短刀柄和长刀柄 2 种亚类。可拆卸手术刀片有 10 号中圆刀片（med round blade）、11 号尖刀片（sharp blade）、12 号镰状刀片（sickle）、15 号小圆刀片（small round blade）、20 ～ 24 号大圆刀片及双面刀片（double-faced blade）、植皮刀片等型号。一般情况下，中圆、大圆刀片用于切开皮肤、皮下、肌肉、骨膜等组织；小圆刀片用于眼科、手外科、深部手术等精细组织切割；尖刀片用于切开胃肠道、血管、神经及心脏组织；镰状刀片主要用于腭咽部手术；双面刀片一般用于术前的备皮；植皮刀（dermatotome）用于植皮手术。7 号刀柄安装 10 号、11 号、12 号、15 号刀片（图 1-3、图 1-4），4 号刀柄安装

20～24号刀片（图1-5），植皮刀片安装在植皮刀柄上（图1-6）。固定刀片目前较少使用，主要为截肢刀（amputation knife）。根据手术的需要，选择和配置不同的刀柄和刀片，同时刀柄也可用于钝性分离组织。

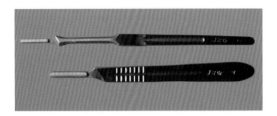

图1-1　手术刀柄

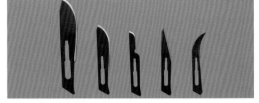

图1-2　手术刀片

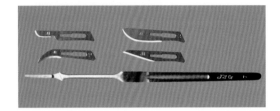

图1-3　7号刀柄及匹配刀片

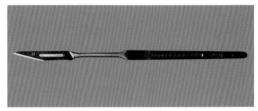

图1-4　7号刀柄及刀片

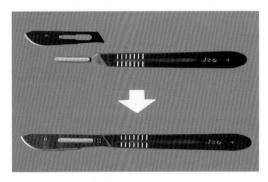

图1-5　4号刀柄及22号刀片

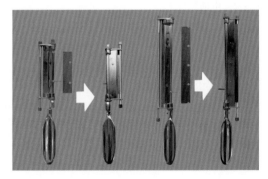

图1-6　8cm、16cm锯轴植皮刀

目前，电动取皮刀（take electric knife，图1-7）的应用越来越广泛，它可根据手术植皮的需要来控制皮片的厚度和宽度，使手术更加精细，损伤范围更小。另外，临床上还使用各种电刀（electrotome）、激光刀（laser knife）、微波刀（microwave knife）、等离子手术刀（plasma knife）及高压水刀等，但这些刀具多需一套完整的设备及专业人员操作。

（2）使用方法：以普通手术刀为例，使用方法有执弓式、执笔式、抓持式、反挑式4种正确执刀方法。执弓式是常用的执刀方法，拇指在刀柄下，示指和中指在刀柄上，腕部用力，用于切开较长的皮肤切口及腹直肌前鞘等（图1-8）；执笔式动作的主要力在指部，为短距离精细操作，用于解剖血管、神经、腹膜切开和短小切口等（图1-9）；抓持式握持刀比较稳定，切割范围较广，用于使力较大的切开，如截肢、肌腱切开、较长的皮肤切口等（图 1-10）；反挑式全靠在指端用力挑开，多用于脓肿切开，以防损伤深层组织（图 1-11）。无论哪一种持刀方法，都应以刀刃突出面与组织呈垂直方向，逐层切开组织，不要以刀尖部用力操作；执刀过高控制不稳，过低又妨碍视线，高度要适中。

（3）传递方法：以普通手术刀为例，传统的传递方法是在手术进行中洗手护士将手术刀柄钝端递给术者，此法有一定的安全隐患，易引起锐器伤；目前采用较多的传递方法是将手术刀放在弯盘（kidney basim）内传递（图 1-12）。

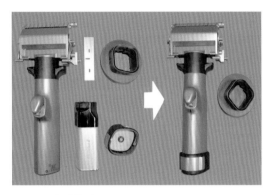

图1-7　电动取皮刀

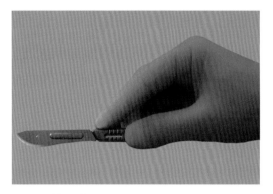

图1-8　执弓式

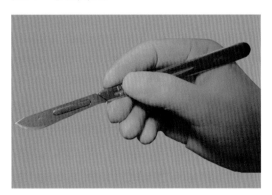

图1-9　执笔式

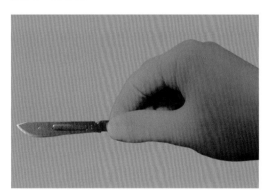

图1-10　抓持式

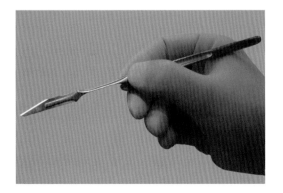

图1-11　反挑式

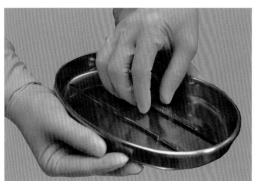

图1-12　传递手术刀

（4）安装、拆卸方法：左手持刀柄刃侧尾端，右手握持持针器，成45°角夹住刀片孔上端背侧，左手握住刀柄，对准孔槽处向下用力，至刀片完全安装在刀柄上（图1-13）；拆卸时，左手持手术刀柄，右手握持持针器，夹住刀片孔尾端背侧，稍提起，顺刀柄槽往前推（图1-14）。

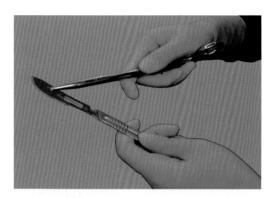

图1-13　安装手术刀

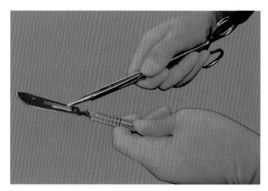

图1-14　拆卸手术刀

2.手术剪

（1）手术剪的组成及用途：根据其结构特点有尖、钝，直、弯，长、短，薄、厚刃各型；根据其用途分为线剪（stitch scissors）、组织剪（tissue scissors）、拆线剪（ligature scissors）、绷带剪（bandage scissors）、肋骨剪（rib shears）和钢丝剪（wire scissors）六大类（图1-15）。

临床上常根据其外形、用途的不同来命名，如眼科剪（ophthalmololgy scissors）、扁桃体剪（tonsil scissors）、肋骨剪、整形剪（cplastic scissors）等，分离精细组织用薄刃、尖弯剪，如眼科剪（图1-16）、扁桃体剪；断开韧带和较多组织时用厚刃、钝弯组织剪，长弯组织剪锐利而精细，用来解剖、剪断或分离、剪开组织。根据用途、手术部位的深浅、组织的韧性和厚度、解剖的细腻程度的需要选择不同的手术剪。线剪多为直剪，用来剪断缝线、敷料、引流物等；浅部手术操作用直组织剪（straight tissue scissors），深部手术操作用弯组织剪（curved tissue scissors）或长弯组织剪（long curved tissue scissors），线剪、组织剪常配套使用（图1-17）。线剪与组织剪的区别在于线剪的刃锐薄，组织剪的刃较钝厚，所以，绝不能图方便、贪快，以组织剪代替线剪，致刀刃损坏，造成浪费；拆线剪是一页钝凹，一页直尖的直剪，用于拆除缝线；剪断石膏绷带用绷带剪；剪断肋骨用肋骨剪；剪断钢丝、克氏针等钢质材料用钢丝剪（图1-18）等。

（2）使用方法：持剪刀方法为拇指和第四指分别插入剪刀柄的两环，中指放在第四指环的剪刀柄上，示指压在轴节处起稳定和向导作用，有利操作（图1-19）。

（3）传递方法：洗手护士闭合剪刀，用拇指和示指拿着剪刀的轴节部位，其余三指自然并拢，剪刀弯曲面或正面朝外，将剪刀柄拍授给术者（图 1-20）。

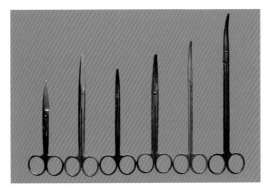

图1-15　线剪，直、弯组织剪

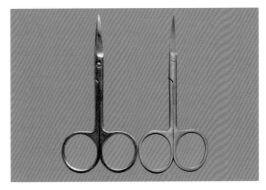

图1-16　直、弯眼科剪

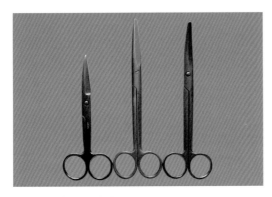

图1-17　常用手术剪

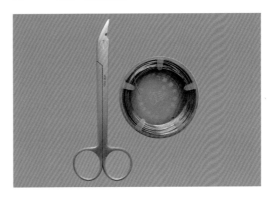

图1-18　钢丝剪、钢丝

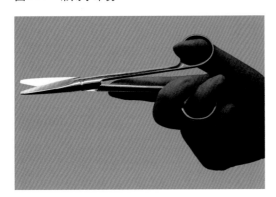

图1-19　指套法

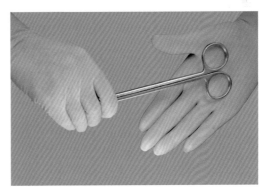

图1-20　传递手术剪

二、抓取器械

抓取器械（grab device）在手术过程中起抓取、牵拉、阻断、固定的作用。主要包括各型手术镊（forceps）、血管钳（clamp）、组织钳（tissue for ceps）、布巾钳（towel clamp）、卵圆钳（sponge forceps）和其他钳类。

（一）手术镊

1.种类及用途　手术镊用于夹持或提起组织以利于提拉、暴露局部组织，辅助解剖，协助分离以及缝合，也可夹持敷料。手术镊有长短、粗细、尖钝、有损伤和无损伤之分。根据其外形、用途不同进行命名，如有齿（短、中、长）镊（teeth forceps，图1-21）、无齿（短、中、长）镊（smooth forceps，图1-22、图1-23）、眼科（有、无齿）镊（ophthalmology forceps，图1-24）、整形镊（plastic forceps）、显微镊（图1-25）、弯尖镊（图1-26）、枪状镊（图1-27）、血管镊（大、中、小）等。有齿镊又叫组织镊（tissue forceps），镊的尖端有齿，齿又分为粗齿与细齿，粗齿镊对组织损伤较大，仅用于夹持坚韧的组织，如皮肤、筋膜、瘢痕，细齿镊用于精细手术，如肌腱缝合、整形手术等，因尖端有钩齿、夹持牢固，但对组织有一定损伤；无齿镊又叫平镊或敷料镊，其尖端无钩齿，用于夹持较脆弱的组织、脏器及敷料，如腹膜、胃肠道壁黏膜等，对组织的损伤较小。无损伤镊（atraumatlic forceps）用途广泛，有1.5mm、2.0mm、3.5mm等多种型号，用于夹持各种组织及脏器；尖头平镊对组织损伤较小，多用于血管、神经、整形美容等手术；长镊（26cm）用于体腔深部操作，中镊（20cm）、短镊（12.5cm）用于体表操作。

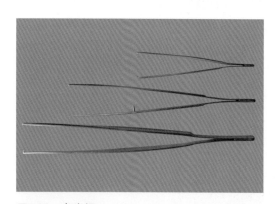

图1-21　有齿镊

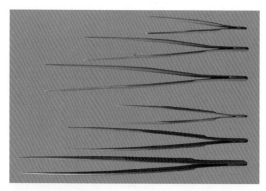

图1-22　无齿镊

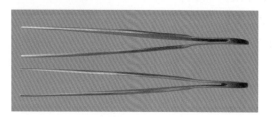

图1-23　有、无齿短镊

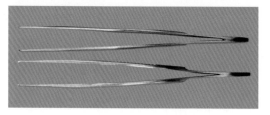

图1-24　有、无齿眼科镊

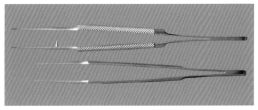

图1-25　显微镊

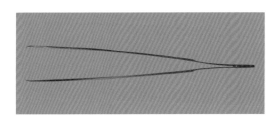

图1-26　弯尖镊

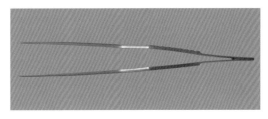

图1-27　枪状镊

2. 使用方法　用拇指对示指与中指，执二镊脚中、上部（图 1-28）。

3. 传递方法　用拇指对示指与中指，执二镊脚中、下部，将镊子的柄端递给术者（图 1-29）。

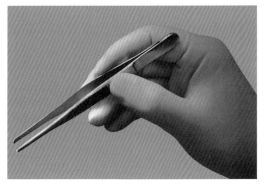

图1-28　执镊法

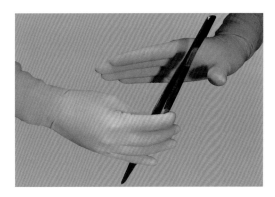

图1-29　传递镊

（二）血管钳

1. 种类及用途　血管钳又称止血钳，在结构上主要的不同是齿槽床。由于手术操作的需要，齿槽床分为直、弯、直角、弧形、有齿、无齿、半齿、全齿等。根据其外形、长短、粗细、用途的不同有不同的名称，主要分为直血管钳（straight clamp，图 1-30）、弯血管钳（curved clamp，图 1-31）两类；按其长短分为蚊式血管钳（mosquito clamp，12.5cm）、小弯血管钳（5 寸钳：14cm）、中弯血管钳（6 寸钳：16cm、7 寸钳：18cm）、大弯血管钳（9 寸钳：20cm、22cm）、长弯血管钳（24cm、26cm）。血管钳主要用于钳夹血管或出血点，以达到术中止血的目的，是外科手术中最基本的操作器械。无齿血管钳用于皮下和浅部组织止血，分为直、弯无齿血管钳，蚊式、小、中、大、长弯无齿血管钳；血管钳的前端平滑，易插入筋膜内，不易刺破静脉，可供分离解剖组织用，还可用于牵引缝线、拔出缝针或代镊使用，但由于血管钳扣紧时对组织有不同程度的损伤，不能直接用于皮肤、脏器及脆弱组织；无损伤血管钳用于血管手术，齿槽的齿较细、较浅，弹性较好，对组织的压榨作用及对血管壁、血管内膜的损伤均较轻，蚊式血管钳用于脏器、血管成形等精细手术；中弯血管钳应用最广，较深部手术可选择大弯血管钳或长弯血管钳。临床上使用的血管钳大多为全齿血管钳，半齿血管钳的钳尖受力较全齿血管钳大，常用于出血点的钳夹止血，但损伤也大，临床上使用较少。

2. 使用方法　血管钳使用基本同手术剪（图1-32），但放开时用拇指和示指持住血管钳一个环口，中指和环指挡住另一环口，将拇指和环指轻轻用力对顶即可。用于止血时尖端应与组织垂直，夹住出血血管断端，尽量少夹附近组织，只扣上1、2齿即可。血管钳不得夹持皮肤、肠管等，以免组织坏死。使用前应检查前端横形齿槽两页是否吻合，不吻合者不用，以防止血管钳夹持组织滑脱；检查扣锁是否失灵，防止钳柄自动松开，造成出血。

3. 传递方法　见图1-33。

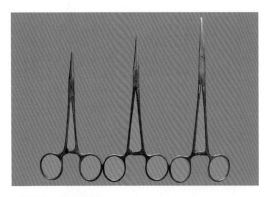

图1-30　直血管钳

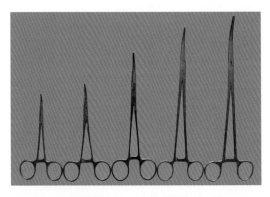

图1-31　弯血管钳

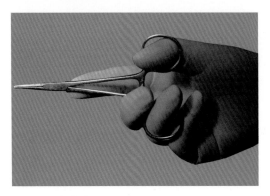

图1-32　指套法

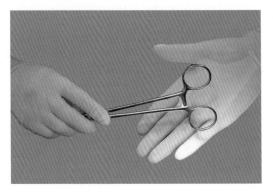

图1-33　传递血管钳

（三）组织钳

1.种类及用途　组织钳又叫鼠齿钳（allis，图1-34），有长、短、粗齿、细齿之分。根据钳前端齿的深浅分为有损伤和无损伤两种，齿深的为有损伤组织钳（traumatic tissue forceps），钳夹牢固有力，不易滑脱，用于夹持软组织和皮瓣，如夹持牵引被切除的病变部位，以利于手术进行，钳夹纱布垫与切口边缘的皮下组织，避免切口内组织被污染；齿浅的为无损伤组织钳，可钳夹闭合血管，根据组织的深浅选择不同长度的组织钳，其对组织的压榨较血管钳轻。

2.使用方法　执钳方法同血管钳。

3.传递方法　同血管钳。

（四）布巾钳

1.种类及用途　布巾钳（图1-35）有大、中、小之分。大布巾钳为16cm，中布巾钳为12～14cm，小布巾钳为10cm。在建立无菌屏障时，用于固定无菌巾单，保护切口。

2.使用方法　执钳方法同血管钳。

3.传递方法　同血管钳。

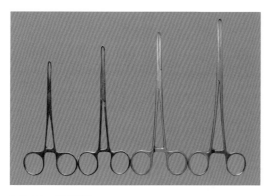
图1-34　组织钳

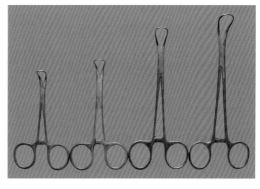
图1-35　布巾钳

（五）卵圆钳

1.种类及用途　卵圆钳又名环钳（sponge holding forceps）、海绵钳、持物钳（sterilizing forceps）。可分为有齿、无齿两种，有齿卵圆钳（图1-36）主要用于夹持、传递已消毒的器械、缝线、缝针、敷料、引流管或夹持蘸有消毒液的纱布消毒手术野的皮肤或用于手术野深处拭血；无齿卵圆钳（图1-37）可用于夹提牵引脆弱组织，如肠管、肺叶或子宫等，协助暴露。

2.使用方法　执钳方法同血管钳。手术室常用无菌持物钳取物，使用时不可将其头端（即浸入消毒液内的一端）朝上，这样消毒液将流到柄端的有菌区域，放回时将污染头端，正常持法头端应始终朝下；专供夹取无菌物品，不能用于换药；取出或放回时应

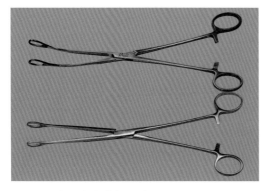

图1-36　直、弯有齿卵圆钳

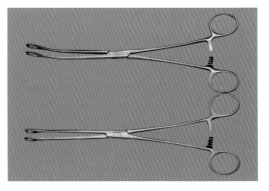

图1-37　直、弯无齿卵圆钳

将头端闭合，勿碰容器口，也不能接触器械台；如系干无菌持物钳，打开使用4h需更换。

3.传递方法　同血管钳。

（六）其他钳类

1.有齿血管钳（toothed clamp）　又称可可钳（kocker clamp），分为直、弯有齿血管钳两类，在血管钳的尖端增加鼠齿用以增加把持力，多用于夹持韧致密组织、离断的组织残端或切口敷料，对组织损伤大，但能防止滑脱（图1-38）。

2.肺钳（pulmonary forceps）　用于提拉、牵引肺叶以充分显露手术野（图1-39）。

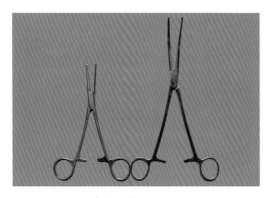

图1-38　直、弯有齿血管钳

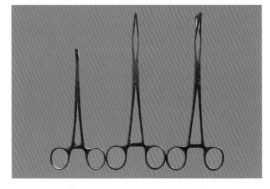

图1-39　肺钳

3.直角钳（right angled forceps）　常用规格有18cm、22 cm两种，用于游离血管、神经、输尿管、胆管等组织以及牵引物的引导（图1-40）。

4.肠钳（intestinal clamp）　分为直肠钳、弯肠钳两类，常用规格有16 cm、24 cm两种，用于夹持肠管，夹闭肠道断端；齿槽薄，弹性好，对组织损伤小（图1-41）。

5.取石钳（lithotomy forceps）　分为直胆石钳、弯胆石钳两类，用于取出胆囊、胆道以及输尿管中的结石（图1-42）。

6. 肾蒂钳（kidney pedicle clamp）　在肾切除手术中，用于阻断肾蒂血流。有大、中、小 3 种型号，在手术中常配合使用（图 1-43）。

7. 无损伤血管钳（non-traumutic clamp）　用于阻断或部分阻断较大的血管，对血管壁的损伤小（图 1-44），根据阻断血管的种类、部位和阻断程度，又有各种不同的型号，如血管吻合钳（vascular anastomosis clamp）、哈巴狗式钳（bull dog clamp）。

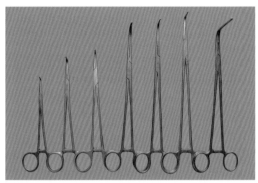

图1-40　直角钳

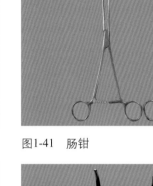

图1-41　肠钳

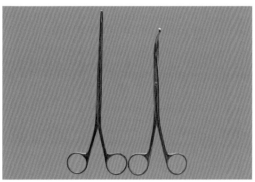

图1-42　取石钳

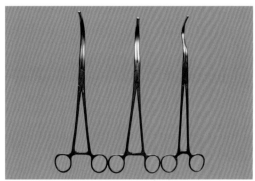

图1-43　肾蒂钳

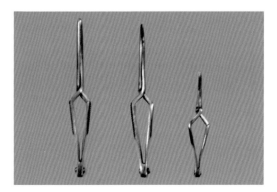

图1-44　无损伤血管钳

三、持针器

1. 种类及用途　持针器（needle holder）又名针持，用于夹持缝针缝合皮肤或组织并协助缝线打结，头端有纵横交错的纹路或突出的细小颗粒形成糙面，以增加摩擦力。持针器有粗头（图 1-45）、细头（图 1-46）、弯头、直头、长、短、带磁性、不带磁性及微型之分。主要分为直粗头持针器、弯头持针器两类。根据其形状、长度、粗细有不同的作用。粗头持针器夹持力大，在夹持较大缝针时固定牢固，便于术者准确操作，为手术中最常用；细头持针器夹持力相对较小，对缝针的损伤小，多用于夹持细小缝针或缝合显露不充分的深部组织；持针器柄有直、弯两种，一般情况下都使用直持针器，在特殊部位，如心脏、肝门、肾门等处缝合时可用弯持针器，以适应缝合角度；带磁性的持针器主要用于缝合深部体腔或重要器官，以防止缝针意外丢失。

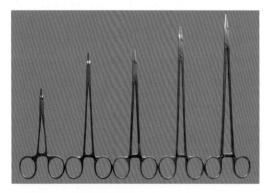

图1-45　直、弯粗头持针器

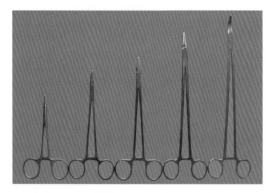

图1-46　细头持针器

2. 使用方法　有掌握法、指套法和掌指法 3 种。掌握法（图 1-47）也叫一把抓或满把握，即用手掌握拿持针钳，钳环紧贴大鱼际肌上，拇指、中指、环指和小指分别压在钳柄上，后三指并拢起固定作用，示指压在持针钳前部近轴节处。利用拇指及大鱼肌和掌指关节活动推展，张开持针钳柄环上的齿扣，松开齿扣及控制持针钳的张口大小来持针。合拢时，拇指及大鱼际肌与其余掌指部分对握即将扣锁住。此法缝合稳健，容易改变缝合针的方向，缝合顺利，操作方便；指套法（图 1-48）为传统执法，将拇指、环指套入钳环内，以手指活动力量来控制持针钳的开闭，并控制其张开与合拢时的动作范围；掌指法是将拇指套入钳环内，示指压在钳的前半部做支撑引导，余三指压钳环固定于掌中，拇指可以上下开闭活动，控制持针钳的张开与合拢。持针器夹持缝针时，用其尖夹住缝针的中、后 1/3 交界处，多数情况下夹持的针尖应向左，特殊情况可向右，缝线应重叠 1/3，且将绕线重叠部分也放于针嘴内，若将针夹在持针器中间，则容易将针折断。

3. 传递方法　同血管钳。

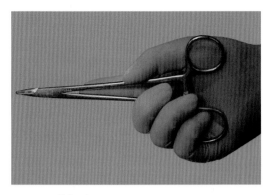

图1-47　掌握法

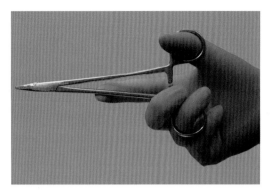

图1-48　指套法

四、牵开器

牵开器（retractor）又称拉钩，可分为自动拉钩和手持拉钩两类。用于牵开不同层次和深度的组织、显露手术野。拉钩种类繁多，大小、形状各异，根据手术的部位、深浅选择使用。

1. 脑压板（brain spatula）　表面光滑，有很好的可塑性，用于牵开脆弱的脑组织，有宽、窄之分（图 1-49）。

2. 乳突牵开器（mastoid retractor）　用于撑开显露乳突、头皮等浅表的小切口（图1-50）。

3. 开睑器（eye speculum）　用于撑开眼睑，头端分为有齿和钝圆两种（图 1-51）。

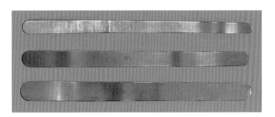

图1-49　窄、宽脑压板

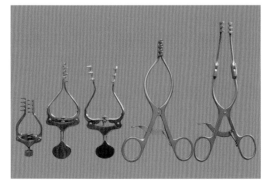

图1-50　乳突牵开器

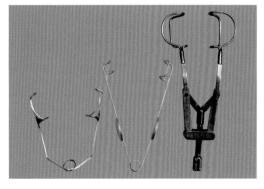

图1-51　开睑器

4. 开口器（mouth gags）　用于撑开上下颌，暴露口腔。有钳式开口器、台式开口器、"丁"字形开口器、嘴形撑开器等类型（图1-52）。

5. 眼睑板拉钩（tarsal retractor）　用于眼睛、胆道、输尿管的牵开显露（图1-53）。

6. 甲状腺拉钩（thyroid retractors）　用于表浅切口的牵开显露，有大小、长短之分，拉钩的两端深浅不一，可根据手术部位的深浅选择使用（图1-54）。

7. 神经根拉钩（nerve root retractor）　在脊柱、脊髓手术中用于牵拉保护神经根。分90°和135°两种（图1-55）。

8. 神经拉钩（nerve hooklet）　用于游离、牵开神经等条索状组织（图1-56）。

9. 肋骨合拢器（rib contractor）　用于合拢切口上下肋骨，闭合肋间隙（图1-57）。

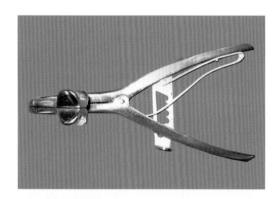

图1-52　开口器

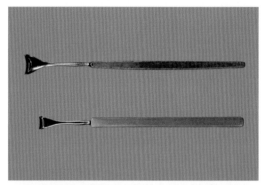

图1-53　眼睑板拉钩

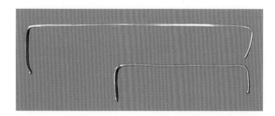

图1-54　甲状腺拉钩

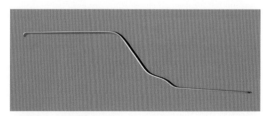

图1-55　神经根拉钩

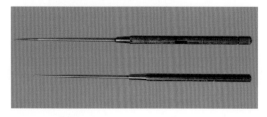

图1-56　神经拉钩

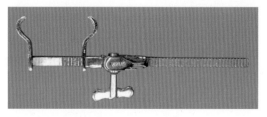

图1-57　肋骨合拢器

10. 胸骨自动牵开器（sternum self-retaining retractor）　用于撑开劈开胸骨、肋间隙、显露纵隔或胸腔，撑开切开的腰部、下腹部，显露肾及膀胱（图 1-58）。

11. 后颅牵开器（posterior brain retractor）　用于后颅凹和脊柱椎板的牵开显露，有不同的形状及规格（图 1-59）。

12. 皮肤拉钩（skin hook）　用于牵开肌肉，分二爪、三爪、四爪 3 种，有大小、深浅之分（图 1-60）。

13. 腹部拉钩（abdominal retractor）　又称开腹拉钩，分双头拉钩、单头拉钩两种，双头拉钩用于牵开腹壁及腹腔脏器，单头拉钩多用于肌肉肥厚的下肢手术（图 1-61）。

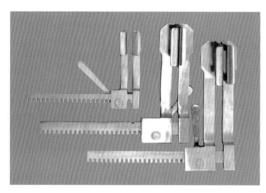

图1-58　胸骨自动牵开器

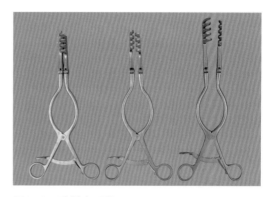

图1-59　后颅牵开器

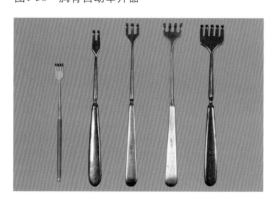

图1-60　皮肤拉钩

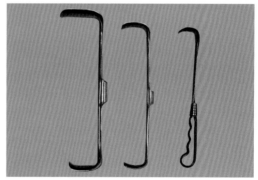

图1-61　腹部拉钩

14. "S" 拉钩（图 1-62）　又称骶尾拉钩，分为大、中、小 3 种，用于深部切口的牵开显露。使用拉钩时，应以纱垫将拉钩与组织隔开，拉力应均匀，不应突然用力或用力过大，以免损伤组织，正确持拉钩的方法是掌心向上。

15. 多功能框架拉钩（multifunctional framework retractor）　用于大型上、下腹部手术，如各种肝拉钩（图 1-63）。

16. 自动开腹拉钩（abdominal self-retaining retractor）　用于牵开腹腔或盆腔，牵开

固定后可自动维持牵开效果，节省人力，常见的有盆腔自动拉钩，分二翼、三翼两种（图1-64）。

17. 直角拉钩（angled retractors）   多为单头拉钩，常用于膀胱、阴道手术（图1-65）。

18. 窥阴器（vaginal speculums）   用于撑开阴道，分为妇科检查用窥阴器和妇科手术用窥阴器两类（图1-66）。

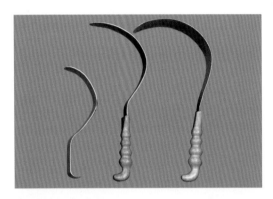

图1-62 "S"拉钩

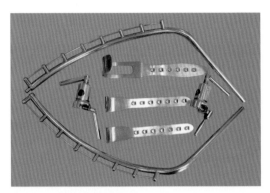

图1-63 多功能框架拉钩

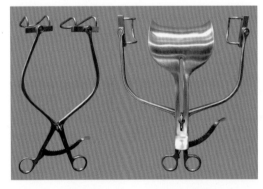

图1-64 自动开腹拉钩

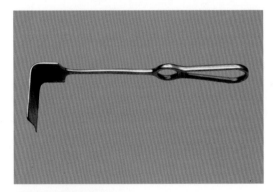

图1-65 直角拉钩

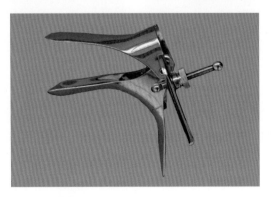

图1-66 窥阴器

五、吸引器

吸引器（suction，图 1-67）由吸引头（suction head）、吸引管（sustion tube）、吸引瓶（suction bottle）及动力部分组成。吸引头（图 1-68）由金属或一次性硬塑料制成，有不同的长度及口径，有直、弯两种类型，可分为单管吸引头、侧孔单管吸引头、套管吸引头 3 种，尾部以吸引管连接于吸引瓶上待用。单管吸引头用于吸除手术野的血液及胸腹内液体等。套管吸引头（图 1-69）主要用于吸除腹腔内的液体，其外套管有多个侧孔及进气孔，可避免大网膜、肠壁等被吸住、堵塞吸引头。

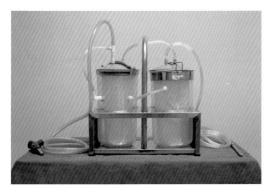

图1-67　吸引器

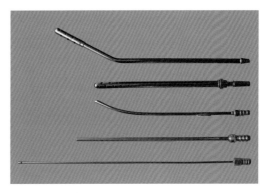

图1-68　吸引头

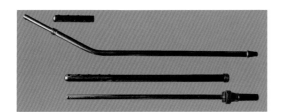

图1-69　套管吸引头

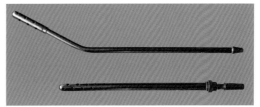

电动负压吸引器或中心负压吸引系统通过抽吸空气产生负压，经一次性无菌负压吸引管与吸引头相连，主要用于清理呼吸道和吸除手术野的血液、渗液及冲洗液，有时也用于组织的钝性分离，边吸边分，既达到解剖分离的目的，也可使解剖层次清晰可见，避免误伤。侧孔单管吸引头多用于脑外科和鼻腔手术，其管壁中段有一小孔，可通过术者指腹按压调节负压吸引力量的大小；套管吸引头主要用于腹腔手术，其结构在单孔吸引头基础上配多侧孔外套，可避免网膜、肠壁等组织被吸附而损伤，或被血凝块堵塞吸引口；通过转接头，可使显微吸引头与吸引管连接，多用于中耳手术。

六、其他器械

1. 剥离器（dissector） 剥离器（图 1-70）有肋骨剥离器（costal dissector）、骨膜剥离器（periosteal dissector）、神经剥离器（nerve dissector）三大类，根据其名称用于相应组织的剥离。

2. 刮匙（curette） 刮匙又称刮勺。有大、小、锐、直、弯、实心和空心之分。常用的有胆石匙（gall-stone curette）、骨刮匙（bone curette，图 1-71）、子宫刮匙（uterine curette）。胆石匙主要用于胆道结石、输尿管结石等手术，清除小的结石及泥沙，疏通胆道及泌尿道；骨刮匙主要用于刮除坏死组织、肉芽组织、炎症组织、死骨或取松质骨块；子宫刮匙主要用于清理宫腔。可根据不同手术的需要选择合适的刮匙。

3. 探针（probe）（条） 探针有普通探针、专用探针两种类型。普通探针一般用于探查窦道、瘘管深浅及方向，又可分为圆探针（oval probe）、有槽探针（grooved probe）两种。圆探针有可弯压和不可弯压之分，前者可任意调整形状，适应窦道走向，引导切开；后者可用于脓肿切开。专用探针有不同的大小型号，可分为胆道探条（图 1-72）、宫颈探条（uterine sound，图 1-73）、尿道探条（urethral sound）、髓腔探条等，用于相应部位的探查或扩张。

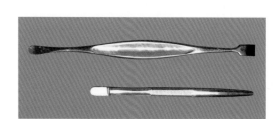

图1-70 剥离器

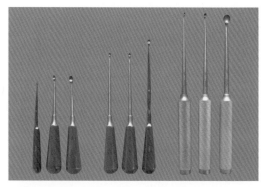

图1-71 骨刮匙

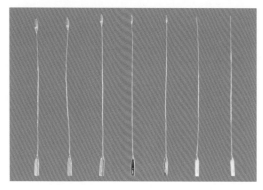

图1-72 胆道探条

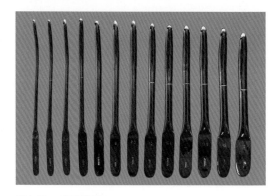

图1-73 宫颈探条

第二节　手术缝针线

手术缝针（needle，图 1-74）主要用于缝合组织和贯穿结扎组织，一般由优质的、高韧性的不锈钢、不锈钢合金为材料制成，用于引导缝合线穿过组织，实现缝合组织的目的。其韧性要保证它们在折断前会先倾向于弯曲，使操作者提前感觉到这种信号，以便及时采取措施。其结构设计要保证手术操作过程中的稳定性和可靠性。缝针在持针器上的位置是否牢靠，穿过组织所造成的组织损伤程度，都会影响手术的全面效果。手术缝针常需配套使用（图 1-75）。

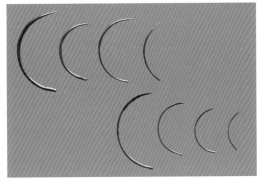

图1-74　圆针、三角针

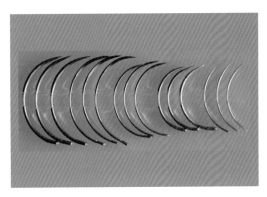

图1-75　常用缝针组合

一、缝针的特性

1. 能由持针器牢固地夹住。

2. 钢性和韧性都好，既能抗弯折又不致断裂。

3. 无菌、抗腐蚀，防止微生物或异物进入伤口。

4. 足够锋利，能以最小的阻力穿透组织。

二、缝针的组成

每一枚手术缝针都是由锻模（或针眼）、针体、针尖三部分组成。

1. 锻模是缝合线附着缝合针的部位，可分为有针眼和无针眼两种。无针眼的缝针比有针眼的缝针对组织的创伤小。

2. 针体是持针器夹持的部分，按针体形状可分为圆形（round）、三角形、矩形、梯形；按针体的弧度可分为 1/4 圆周、1/2 圆周、3/8 圆周、5/8 圆周、直针。

3. 针尖是缝针的尖端到针体之间的部分，可分为锋利刃、铲刀形、锥形和钝形。

三、选择缝针的原则

1. 缝针的大小、弧度与缝合组织的宽度、深度成正比。

2. 缝针短时，弧度越大越适合于缝合深部组织。

3. 脆弱、精细的组织，如血管、神经、心脏、肠壁等应选择针径较小的缝针。

4. 三角针锋利、穿透力强，但对组织的损伤较大，多用于缝合坚韧的、难以穿过的组织，如皮肤、肌腱、韧带、筋膜。

5. 钝针适用于缝合肝、肾组织。

6. 其他部位的组织一般用圆针缝合，以减少组织损伤。

四、手术缝线

手术缝线（suture）的功能是保持伤口的闭合，并在一定的时间内支持伤口的愈合。用于各种组织缝扎止血、组织对合、牵引、残腔闭合及各种引流管的固定。

1. 缝线的特性

（1）通用性，缝合材料适用于任何手术。

（2）无电解性、无表面张力、无过敏性及无致癌性。

（3）无菌性，组织反应轻微，不利于细菌生长。

（4）易于操作，成结牢固并有适当的张力强度。

2. 手术缝线的分类

（1）根据缝线的组织特性，可分为不可吸收性缝线和可吸收性缝线。①不可吸收性缝线（non-absorbable suture，图1-76）。由天然材料（如棉、亚麻、丝）制成，也可由合成材料（如涤纶、尼龙等聚合物）制成。目前临床上只有丝线仍作为缝合材料在应用。不可吸收性缝线在人体内不受酶的消化，也不被水解。可用于体腔内缝合；皮肤缝合，伤口愈合后即可拆除；用于瘢痕体质、组织肥大、过敏体质的患者。②可吸收性缝线（absorbable suture，图1-77）。由天然材料羊肠黏膜下层组织制成的胶原蛋白缝合线，或经铬酸处理的铬肠线。也可由合成可吸收材料，如聚酯聚胺、聚甘醇酸、聚乳酸、聚葡萄糖酸等制成。可吸收性缝线在人体组织内通过组织酶消化而溶解或被组织液水解而吸收。随着强度消失，这些材料也逐渐从组织消失。

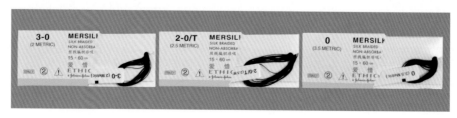

图1-76　不可吸收性缝线

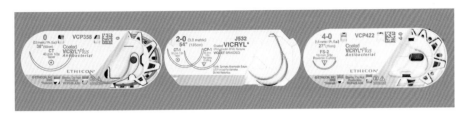

图1-77　可吸收性缝线

（2）根据缝线的材料，可分为单股纤维缝线和多股纤维缝线。①单股纤维缝线。由单一纤维制成，在穿过组织时所遇阻力较小，且可避免细菌在上附着，组织反应小。②多股纤维缝线。由多股纤维线编织或缠绕而成，具有较好的抗张强度、柔韧性和弹性。为了增强编织缝线表面的光滑度，常在其表面加涂层，以便滑润地穿过组织。

3. 手术缝线选择的原则

（1）可吸收性缝线用于愈合较快的组织，特别是不应留有异物的部位，如胃肠道、胆管、泌尿道内层、子宫肌层等。

（2）不可吸收性缝线用于愈合缓慢的组织，如软骨、韧带、肌腱、支气管、食管及需长期固定的移植物等。

（3）单股纤维缝线用于血管外科及整形外科。

（4）对于一些特殊患者，如老年人、糖尿病患者、肥胖症患者、营养不良患者、衰弱患者等，选择缝线时应注意缝线对术后伤口愈合速度和过程的影响，应选用与组织原有韧性相当的、组织反应最小的缝线。

五、手术缝针线的使用及常用切割缝合器械

1. 压线及血管钳带线方法　见图 1-78，血管钳带线用于较深部组织的结扎。

2. 缝针的夹持方法　见图 1-79。

3. 缝线穿针方法　见图 1-80。

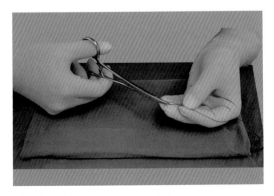

图1-78　压线及血管钳带线方法

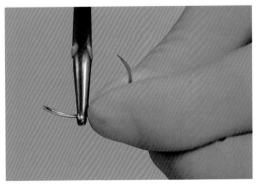

图1-79　缝针的夹持方法

4. 皮肤缝合器（skin stapler）　用于皮肤的缝合（图 1-81）。

5. 胃肠吻合器（stapling apparatus）　用于胃肠的吻合（图 1-82）。

6. 闭合器　用于胃肠等空腔残端的闭合（图 1-83）。

7. 切割缝合器（cutting sening machine）　用于组织的切割及缝合（图 1-84）。

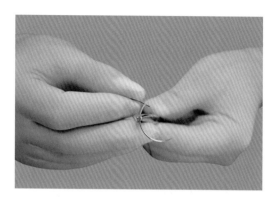

图1-80　缝线穿针方法

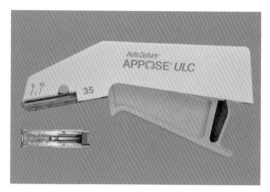

图1-81　皮肤缝合器

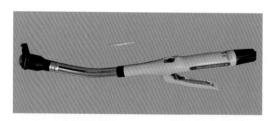

图1-82　胃肠吻合器

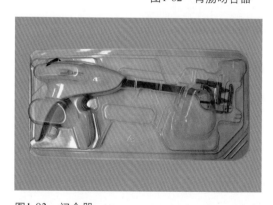

图1-83　闭合器

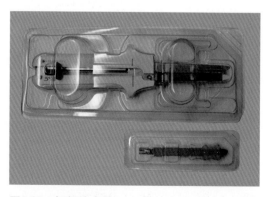

图1-84　切割缝合器

（王春娥）

第 2 章

手术器械的回收、清洗与消毒

　　器械（instrument）是可重复使用的器材，使用后的手术器械都要经过清洗（cleaning）、消毒（disinfection）、保养（maintenance）、检查（inspection）、包装（packing）、灭菌（sterilization）等一系列的处理环节后才能再次使用。用物理和化学的方法将用后的手术器械进行彻底的清洁处理，去除附着在上面的血液、黏液、体液、蛋白质等有机物质是保证灭菌效果的前提，是预防和控制医院感染，保证医疗安全的重要环节。因此，器械处理的质量就成为衡量医院感染控制的关键指标之一。器械的清洗、包装、灭菌及监测（detection）、转运（cation）与储存（storage）是器械管理中的关键，可有效提高手术器械的使用寿命。

第一节　手术器械的回收

一、回收用具

　　器械回收用具材质应防液体渗漏，不易刺破，易清洗、消毒，回收箱（recycling bins）（盒）体与盖能扣紧；回收污染器械的用具每次用后应清洗、消毒、干燥（drying）备用。

二、回收方法

　　使用者对用后的污染器械进行封闭存放，防止污染扩散，对污染较多的器械进行擦拭或简单冲洗的预处理。

　　1. 手术结束，器械护士对手术中重复使用的物品与一次性使用物品进行分类处理，重复使用的器械可直接使用原有的包装材料，包裹污染物品，放入专用容器中，也可将裸露的器械直接放入专用容器中封闭，放置时注意将精密贵重器械、易碎器械放在回收车内明显易拿取的位置。

　　2. 器械沾染较多血液和污染物时，先进行预处理。擦拭去除污物，有条件的在污染处理专用水池中进行冲洗去污，然后封闭，将已封闭放置于盒或箱中的污染器械通过污染专用入口（图 2-1）直接运送到清洗区（decontamination area）。

　　3. 以组合器械包为单位，逐一清点、核查（图 2-2），按照技术规程检查回收器械的完好性、部件完整性，对使用的外来医疗器械（loaner instrumentation）、植入物（implantable medical device）由专人负责进行回收且有专项回收记录（special recycling record）。

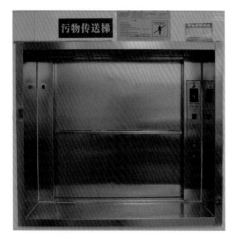
图2-1 污物传送梯

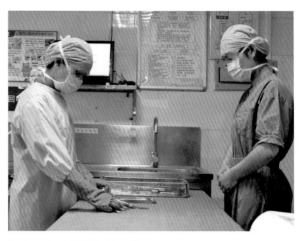
图2-2 组合器械包的回收

4. 感染手术器械（梅毒、肝炎、艾滋病患者实施手术的器械）应密闭后注明感染类型送回收清洗室。

5. 特殊感染器械，如破伤风、气性坏疽、朊病毒及突发原因不明传染病病原体污染的器械，术后认真清点并记录，用一次性巾单严密包裹，放入有特殊标识的装载盒内，注明器械名称、数量、感染类型，告知相关人员后，密闭送高压灭菌后取出，再按一般器械的处理流程处理。

6. 用后的一次性使用物品如纱布（gauze）、缝线（suture）以及注射器针头（syringe needle）、缝针（suture needle）、刀片（blade）等锐器按照医疗废弃物处理规定放置，由医疗机构的卫生部门统一回收（图 2-3）。

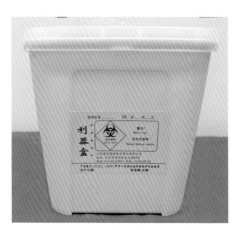
图2-3 利器盒

三、回收流程

器械回收包括器械用后的预处理（pretreatment）、封闭后暂存（closed after staging）、收集运送（collect transport）等过程。

第二节　手术器械的清洗

一、器械清洗过程

是指去除器械污物的全过程，包括冲洗（flushing）、洗涤（washing）、漂洗（rinsing）和终末漂洗（end rinsing）。

1. 冲洗　用流动的水去除器械上污染物，达到能进一步处理的程度。

2. 洗涤　用含有化学清洗剂的水通过水的溶解清洗能力、清洁剂的乳化和皂化等作用，去除器械上的有机类污染物等。

3. 漂洗　通过水的溶解清洗能力，去除器械上的污染物和化学残留物，达到清洗质量要求。漂洗后的器械如有明显的锈迹则应用除锈液浸泡除锈后再次漂洗，禁止使用工业除锈剂进行器械除锈。

4. 终末漂洗　用纯净水或蒸馏水进行冲洗。避免自来水中含有的金属离子等化学物质对器械表面造成腐蚀、变色等问题。在精密器械处理中为必需步骤。

二、常用清洗媒介

清洗媒介（cleaning media）主要包括清洗剂、清洗用水及设备。WS 310.1-2009 中第 9.1 条规定，清洁剂应符合国家相关标准和规定，根据器械的材质、污染物种类，选择适宜的清洁剂；洗涤用自来水水质应符合 GB5749 的规定；纯化水应符合电导率 ≤ 15μS/cm（25℃）。

1. 器械清洗剂（instrument cleaning agents，图 2-4）　用于医疗器械的清洁去污，主要成分包括碱、酸、酶、磷酸盐、表面活性剂、络合剂和螯合剂、泡沫控制剂、防锈剂等。一般器械清洗剂是通过溶解、皂化、润湿、乳化、分解、螯合等作用，去除医疗器械上的各类污染物质。常用清洗剂（cleaning agents）有含酶清洗剂、碱性清洗剂、酸性清洗剂、器械润滑剂等，在清洗机中常用的酶有 4 种：蛋白酶、脂肪酶、淀粉酶和纤维素酶。清洗剂主要分为酸性、中性、酶和碱性四大类，pH 为 7 时为中性，pH < 7 时为酸性，pH > 7 时为碱性；pH 中性的器械润滑剂用于不锈钢器械。

2. 器械清洗剂的作用　利用皂化作用将器械上的脂类有机污染物去除；润湿的作用是用清洗介质对被洗器械和物品表面的润湿而取代污染物，清洗介质对器械物品表面的

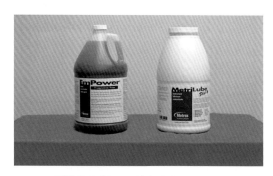

图2-4　器械清洗剂、器械润滑剂

润湿，削弱了污染物在器械、物品表面的黏附，便于污染物的剥离；乳化剂是具有乳化作用的表面活性剂，使本来不能互相溶解的两种液体能够混到一起；分解作用是指各种酶与其相应的大分子不溶于水的反应物发生的反应过程；酶是一类有活性，具有催化功能的蛋白质；螯合剂（chelating agent）能够与金属离子（钙、镁、铁）结合生成可溶性螯合物；一个分子中至少有两个以上的原子或基团和一个金属离子形成配位键，生成一个环状化合物，这种现象叫螯合作用（chelation reaction）；高 pH（强碱性）或低 pH（强酸性）的物质会破坏组织、金属、橡胶和塑料。

手术器械宜使用中性洗涤剂，手工清洗用 pH 为 7 ～ 8 的中性清洗剂，机械设备清洗用碱性清洗剂，一些贵重精密器械的制造商会推荐使用指定的清洁剂和润滑剂（lubricant），洗涤剂使用中始终要遵守制造商关于正确稀释比例、溶液温度、水硬度及使用的指示。

三、器械清洗

（一）清洗设备

清洗区（cleaning area）应配备有转运车（transport vehicle）、污物回收容器（dirt recycling container）、篮筐（basket）、分类台（classification table）、清洗设备（cleaning equipment），如清洗水槽（cleaning tank）、压力水枪（pressure water gun）（图 2-5）、压力气枪（pressure air gun）、器械刷（instrument brush）、冲眼器（eyewash，图 2-6）、超声波清洗机（ultrasonic cleaner）、喷淋式清洗消毒器（spray type device for cleaning disinfection）、喷淋（spray）、超声波式清洗消毒器（ultrasonic washer-disinfector）等，以及干燥设备（drying equipment）、相应清洗用品、润滑用品、带光源放大镜的器械检查台、标识等物品，电脑记录系统处于备用状态，专用污物电梯门口和外来器械接收入口处放置备用清洁手套。

清洗消毒设备或酸性氧化电位水等处于备用状态，根据需要配置化学消毒剂并测试合格，含氯消毒剂有效氯 500mg/L；使用酸性氧化电位水其有效成分指标达到有效氯含量为（60±10）mg/L；pH 范围 2.0 ～ 3.0；氧化还原电位 ≥ 1100mv；残留氯离子＜ 1000mg/L。对分类台及用具及时进行清洁，必要时进行消毒。

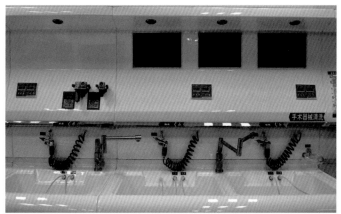
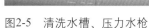

图2-5　清洗水槽、压力水枪

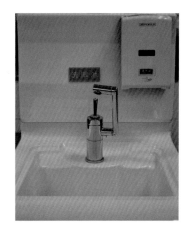

图2-6　冲眼器

（二）标准防护

在此区的工作人员必须采取标准防护措施（图 2-7），穿上防水服（waterproof clothing）、防水鞋（waterproof shoes），且防水服、防水鞋必须符合国家相关标准；戴上防护面罩（protective mask）或防护眼镜（protective glasses），帽子（hat）和口罩（mask）在佩戴时不宜过薄过小，以保护眼、鼻、口、颜面部及头发，并戴上厚的橡胶手套（rubber gloves）。

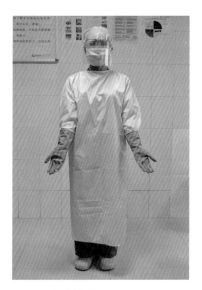

图2-7　标准防护

（三）清洗方法

目前器械的主要清洗方式可分为手工清洗（manual cleaning）、机械清洗（mechanical cleaning），如超声波清洗、机器自动清洗等，操作前根据器械的数量、特性、污染程度等进行评估，选择合适的清洗方法和操作程序。器械清洗通常情况下遵循先清洗后消毒的处理程序，特殊情况下的器械，如被朊毒体、特异性感染或突发原因不明的病原体污染时，应按先消毒后清洗再灭菌的处理程序。使用后的器械附着有血液、体液、脂肪和组织碎屑等，应及时清洗，避免这些物质在器械表面干燥后，影响器械的使用寿命，同时给器械的清洗带来一定的难度，从而影响灭菌效果。德国器械工作小组在《器械的正确维护和保养》方案中推荐污染器械处理时间不宜超过 6 h，以降低人体体液、血液中无机物对器械的腐蚀。

1. 手工清洗　能够有针对性地去除器械上湿性、干性的血渍和污渍、锈迹、水垢、化学药剂残留、医用胶残留等情况，适用于器械的清洗预处理，精密器械的清洗等，结构复杂的器械应拆卸后清洗。手工清洗时水温宜为 15 ～ 30℃，清洗用具、清洗池等应每天清洁与消毒。手工清洗后的器械必须经过冲洗、浸泡、洗涤、漂洗、终末漂洗、干燥等处理流程才能进行检测、保养、包装。

（1）冲洗（flushing）：用流动水去除器械表面软化、松脱的污染物及消毒液。

（2）浸泡（soaking）：将污染器械浸泡在水中或含有清洁剂液体中，使黏附在器械上的干固污渍软化、分解。将使用过的器械放入清洗液中浸泡时，清洗液必须将器械的所有表面和空腔覆盖，并将可拆卸的器械部件全部拆开浸泡，单独处理精细、尖锐的器械，须结合实际情况按器械的使用说明清洁贵重器械。特殊感染的手术器械必须先初消毒或灭菌，再按一般器械进行清洗。

（3）洗涤（washing）：用含有化学清洗剂的水通过水的溶解清洗能力、清洁剂的乳化和皂化等作用，去除器械上的有机类污染物等。在清洗槽中配置合适的清洗液（浓度按产品推荐标准），将冲洗后的器械置于清洗液液面下用专业清洁刷刷洗，防止产生气溶胶；对结构复杂的器械能拆开的部件必须拆至最小后仔细刷洗，管道、缝隙、关节等处应选择大小合适的软刷进行刷洗，软毛刷刷不到的细小管腔应采用高压水枪持续冲洗至无污物存留；应用低纤维絮材质的软布对精细、精密的器械小心轻轻擦洗，尤应注意保护器械的功能端，擦拭清洗时宜在水面下进行，防止产生气溶胶。配制清洗液的 pH 应接近 7.0 ～ 8.5，性质温和不会造成器械的损伤，还可进一步分解器械上的蛋白质。用碱性清洗液清洗血痂、黏液、油脂污染重的器械，用酸性清洗剂处理无机物污染，如污渍、锈渍等器械。手工刷洗时应选择高泡沫清洗剂，在手工清洗过程中，避免用钢丝球类用具和去污粉等用品刷洗器械，以免将器械表面的保护膜刷掉或留下刷痕，使器械生锈、腐蚀。

（4）漂洗（rinsing）：通过水的溶解清洗能力，去除器械上的污染物和化学残留物，达到清洗质量要求。漂洗后的器械如有明显的锈迹则应用除锈液浸泡，除锈后再次漂洗。

（5）终末漂洗（end rinsing）：用纯净水或蒸馏水进行流动冲洗，在精密器械处理中为必需步骤。

（6）干燥（drying）：清洁后的器械选用烘干机（图 2-12）烘干、不含纤维的棉布擦干或用压缩空气吹干，空腔器械选用压缩空气吹干等方法，以确保其干燥，以免水垢残留引起器械的腐蚀。

2.机械清洗　利用清洗设备完成清洗去污的方法，具有自动化、程序化、标准化和清洗效率高等优点，是医疗器械清洗采用的首选方法，自动化程度高的设备在完成预清洗、洗涤、漂洗、终末漂洗、消毒、干燥等处理时，完全是自动化（全自动）的一键式操作，自动化程度较低（半自动）的设备则需要加入人工辅助操作。机械清洗适用于耐高温、湿热材质的器械清洗。

（1）超声波清洗器清洗（ultrasonic cleaner）：超声波清洗器分为台式（图 2-8）和落地式（图 2-9），单槽落地式具有超声洗涤、漂洗功能；单槽组合具有冲洗、超声洗涤、漂洗、消毒、干燥功能。这类设备需要人工完成漂洗、消毒的程序转换，被称为半自动化超声波清洗器。超声波清洗器可清洗到刷子无法触及的地方，可避免污物存留。可根据电脑控制面板上的程序选择需要清洗的程序，操作简单。超声波清洗作用原理是空化效应和超声波声压强，利用超声波发生器发出的高频振荡信号，通过换能器转换成高频机械振荡而传播到清洗溶液中，疏密相间地向前辐射，在密集状态区液体承受正压力，在稀疏状态区则承受拉力，使液体流动而产生数以万计的微小气泡，气泡在负压区形成、生长，在正压区迅速闭合，形成"空化"现象。空化现象的过程中气泡闭合可形成超过 100 个气压的瞬间高压，连续不断冲击物件表面，使物件表面及缝隙中的污垢迅速剥落，产生"空化效应"，有很强的清洗作用。声压强度越高，功率密度越大，空化效应也越明显。不过，功率密度过大，有可能造成器械表面的空化腐蚀。

超声波清洗器的操作流程：①评估污染程度，必要时进行手工预洗。评估器械的特性，选择清洗方法，不宜清洗塑胶类等软材质的器材。②将器械放在符合 ISO 标准的装

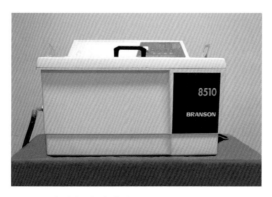

图2-8　台式超声波清洗器

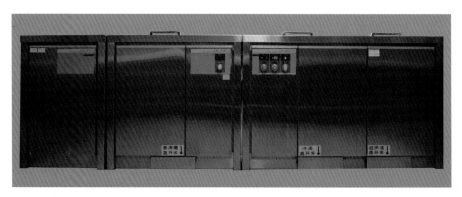

图2-9　落地式超声波清洗器

载篮中，并将器械的关节打开，可拆卸的器械拆开，摆放有序，充分打开关节，使用器械固定架（图2-10）；可拆卸的部分应在指导手册的规定下拆开清洗；确保器械表面、管腔、缝隙和小孔等处，能够充分地接触清洗介质（水和清洗剂）的浸泡或冲洗。使用分类标识，以满足清洗质量追溯的管理要求，便于后续操作。③清洗槽内注入适量清水，水温控制在35～45℃，根据不同器械和装载盒的材料，选择清洗程序和低泡沫清洗剂，如碱性清洁剂适用于不锈钢材质的器械，pH中性清洁剂适用于铝材质的器械，按配比添加清洁剂。接通电源，待机指示灯应开启。④关上清洗机门并锁紧。⑤根据清洗物品的种类选择器械清洗程序，设定清洗时间为3～5 min，不宜超过10 min，按开始键即开始运行。清洗过程中观察温度、时间等固定的物理监测参数。⑥漂洗。有手工漂洗和机械漂洗。当超声清洗设备没有漂洗功能时，采用手工漂洗，将超声清洗过的器械在流动水下冲洗至器械上无泡沫和污渍；机械漂洗是将清洗过的器械放到漂洗槽内自动漂洗，水温控制在35～45℃，漂洗时间为0.5～1 min，漂洗循环2次。⑦用纯化水对冲洗后的器械使用自动清洗消毒器或湿热消毒槽消毒。⑧进行机械干燥。

（2）喷淋超声波式清洗消毒器（spray type device for cleaning disinfection，图2-11）：主要清洗消毒程序包括以下阶段。①预清洗。清洗舱内自动进软水，自动加热，水温控

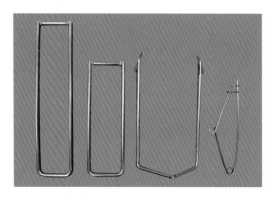

图2-10　器械固定架

制在 20 ～ 35℃，喷淋预清洗时间为 1 ～ 3min，自动排污，除去物体表面污渍和可发泡的物质。②超声喷淋洗涤。自动进软水，自动投入设定清洗剂，自动加热（根据清洁剂使用温度要求），一般水温设定在至 35 ～ 45℃，设定超声洗涤时间 5 ～ 10min，自动排水。③漂洗。自动进软水，自动加热至 35 ～ 45℃（也可用冷水），设定喷淋漂洗时间 1 ～ 2min，自动排水。④重复③。⑤终末漂洗、消毒。自动进纯化水，自动加热至 90℃，设定消毒时间 1 ～ 5 min 或 5 min 以上。在设定的温度（一般为 70℃）下自动投入润滑剂，自动排水。⑥热风干燥（heated-air drying）。自动加热，自动控制设定的干燥温度一般为70 ～ 90℃，干燥时间 10 ～ 20min。自动开启柜门，取出器械。

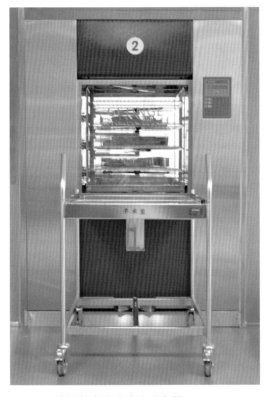

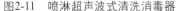

图2-11　喷淋超声波式清洗消毒器

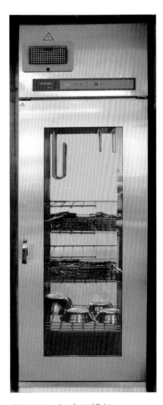

图2-12　自动干燥机

（3）喷淋式清洗消毒器：见图 2-13，利用高压射流喷水对器械进行全方位的酶洗、漂洗、消毒、润滑、烘干的一系列处理过程。全自动清洗机不仅能完成清洗的自动化，大大提高工作效率，还能保护操作者，带来隐性的经济收益。操作步骤如下：①操作前评估。评估器械污染的分类，有可遵循的清洗操作规程；确认清洗器械与清洗方法的适宜性；器械装载方式和装载量符合操作规程；每天清洗设备舱，检查喷淋壁转动是否灵活、出水孔是否通畅。②清洗器装载。清洗时先将手术器械置于一个大小适宜、注明有该套器械名称的篮筐内，将各套器械分层放入器械架，开启清洗设备舱门，推进器械架，关闭舱门。③清洗器运行。选择清洗程序并启动开关，运行指示灯开启，不得随意改变清洗消毒器的程序和参数；观察预清洗水温，一般不超过45℃；设备舱门处没有水溢出现象；喷淋臂转速正常，转动无器械阻挡，器械可接触到水流。观察排水阶段，排水通畅，没有水溢出和滞留现象。自动加入清洁剂时，检查注入清洗剂的泵是否正常运转、泵管有无松脱、有无老化等现象，确保清洗剂用量准确。水温符合使用规定；漂洗阶段喷淋漂洗时间1～2 min；漂洗循环2次，终末漂洗，消毒温度应≥90℃，消毒时间1～5min。热风干燥，70～90℃，干燥时间为15～20min。④清洗结束。运行指示灯熄灭。观察打印的程序代码、消毒时间、温度，并记录。⑤开启清洗设备舱门，取出器械架，放置5min后观察器械的干燥程度。观察无水迹为干燥。

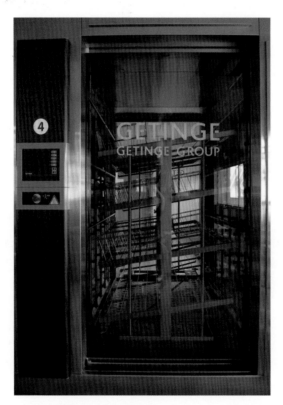

图2-13　喷淋式清洗消毒器

第三节　手术器械的消毒

一、手术器械的消毒及效果监测

手术器械的消毒应达到高水平消毒的质量，即污染器械上自然微生物数量减少90%以上，并不得检出病原微生物。根据GB15982-2012《医疗机构卫生消毒标准》规定，中度危险性器械的菌落总数应每件或每克或每平方厘米≤20cfu，不得检出致癌性微生物。低度危险性器械的菌落数应每件或每克或每平方厘米≤200cfu，不得检出致病性微生物。器械经过消毒处理可有效切断传播途径，阻断传染病传播流行，提高器械处理流程质量、保证环境及操作人员的安全，防止交叉污染。

（一）常用消毒方法

1. 物理消毒方法 利用物理因子杀灭或清除病原微生物的方法。常采用的物理消毒方法为湿热消毒法，利用较高温度的热水（≥90℃）或蒸汽为消毒介质，在维持相应温度和时间的条件下可使菌体蛋白变性或凝固，失去活性，发生代谢障碍，使微生物死亡，湿度越高蛋白质的变性和凝固越快，对微生物的杀灭效果越好。细菌繁殖体、病毒和真菌等对湿热均较敏感。湿热消毒采用高温蒸汽和热水作为消毒介质，具有安全、无毒性残留、环保的优点。WS 310.2 中 4.4 条款规定耐湿、耐热的器械、器具和物品应首选物理消毒方法。依据 WS 310.2 规定，消毒后继续灭菌处理的器械、器具和物品其湿热消毒温度≥90℃，时间≥1min，或 A0 值≥600。

2. 化学消毒方法 利用化学药物杀灭病原微生物的方法。对于不耐受湿热的器械，可采用化学消毒方法。常用的化学消毒剂可分为高效、中效、低效消毒剂。因化学消毒剂对器械具有一定的腐蚀性，使用时需谨慎选择，选用的化学消毒剂应取得国务院卫生行政部门卫生许可批准的消毒剂或酸性氧化电位水。

（二）效果监测

1. 进行日常和定期的消毒质量监测，监测及结果应符合 WS 310.3 中消毒质量检测要求。

2. 留存清洗消毒器运行参数打印资料或记录，消毒监测资料和记录的保存期应≥6个月。消毒记录内容应有可追溯性，符合 WS 310.3 有关质量追溯的要求。

二、消毒设备及使用方法

根据 WS 310.2 中 5.4.1 规定，消毒处理方法首选机械热力消毒，常用的消毒设备有煮沸消毒器（boiling sterilizers）、自动清洗消毒器（automatic cleaning sterilizers）、酸化水消毒（acidification of water disinfection）等。

（一）煮沸消毒器的使用

可用于耐高温、耐高湿材质的器械消毒，包括不锈钢等金属类、玻璃类，一些耐高温的塑胶类材质的器械。常用设备为电热消毒煮沸器。使用时煮沸槽中加入纯化水（或蒸馏水），通过电加热待水达到90℃或100℃后，将清洗后的器械浸泡于热水中1～5min，严密关闭煮沸器盖。具有简单、方便、实用、经济、效果可靠等优点。使用时注意每次放入消毒器器械的数量不应超过消毒器容量的3/4，完全浸泡于热水中；使用蒸馏水或纯水煮沸，可避免物品上有水碱；如果中途加入物品时，应按最后放入器械的时间重新计算消毒时间，及时取出，以免生锈。

（二）自动清洗消毒器消毒方法

全自动清洗消毒器利用热水进行喷淋冲洗，在保持一定温度和时间的条件下实现器械消毒，在进行终末漂洗、消毒程序时自动进纯化水，自动加热至90℃，根据需要设定消毒时间 1 min 或 5 min 以上。

（三）酸化水消毒（氧化电位水生成机消毒）

1. 氧化电位水生成机（oxidation potential water generaing machine，图 2-14）作用原理　利用有隔膜式电解槽将混有一定比例氯化钠和经软化处理的自来水电解，在阳极侧生成具有低浓度有效氯、高氧化还原电位的酸性水溶液，阳极一侧产生液体的 pH 2.0 ～ 3.0，氧化还原电位 ≥ 1100mv，有效氯浓度为 50 ～ 70mg/L，残留氯离子 < 1000mg/L，同时在阴极一侧生成负氧化还原电位的碱性水溶液的装置。适用于包装前手术器械、内镜的消毒等。

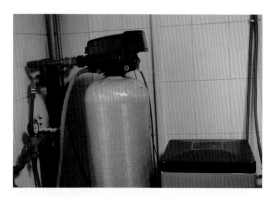

图2-14　氧化电位水生成机

2. 酸性氧化电位水的使用　是一种具有高氧化还原电位（ORP），低 pH，含低浓度的有效氯的无色透明液体，有较强的氧化能力，对各种微生物有较强的杀灭作用。杀菌速度快、使用范围广、安全可靠、不留残毒、对环境无污染。但酸性氧化电位水对光敏感，稳定性不高，宜现生产现使用，对铜、铝和碳钢有轻度腐蚀性，杀灭微生物的作用，受有机物影响较大。

3. 使用方法

（1）器械消毒：手工清洗后，用酸性氧化电位水流动冲洗浸泡消毒 2 min，净水冲洗 30s，取出干燥后进行包装、灭菌等处理。具体方法应遵循 WS 310.2-2009 的相关规定。

（2）内镜消毒：遵循卫生部《内镜清洗、消毒技术规范》。

4. 注意事项

（1）因酸性氧化电位水生成机在电解过程中会释放少量的氯气和氢气，故应将生成器和储水容器放置在干燥、通风良好且没有阳光直射的场所。

（2）酸性氧化电位水消毒时只能用原液，宜现用现制备，不得和其他药剂混合使用，贮存时应用避光、密闭、硬式聚氯乙烯材质制成的容器，室温储存不超过 3d。

（3）每次使用前，应在酸性氧化电位水出水口处，分别测定 pH、有效氯浓度、氧化还原电位值：pH 2.0～3.0，有效氯浓度 50～70mg/L，氧化还原电位≥ 1100mv。

（4）使用酸性氧化电位水消毒前，应先清洗器械，彻底清除有机物。对不锈钢以外的金属物品有一定的腐蚀作用，应慎用。

（5）酸性氧化电位水为外用消毒产品，不可直接饮用，如不慎入眼应立即用水冲洗。

（6）如仅排放酸性氧化电位水，长时间可造成排水管道腐蚀，故排放后应再排放少量碱性还原电位水或自来水。每半年清理一次电解质箱和盐箱。

5.有效指标的检测

（1）使用精密有效氯检测试纸检测有效氯含量；精密 pH 检测试纸检测酸性氧化电位水 pH。具体使用方法见试纸使用说明书。

（2）氧化还原电位的检测：取样时开启酸性氧化电位水生成机，等到出水稳定后，用 100ml 小烧杯接取酸性氧化电位水，立即进行检测。氧化还原电位检测可采用铂电极，在酸度计"mv"档上直接检测读数。具体使用方法见使用说明书。

（3）残留氯离子的检测：取样时开启酸性氧化电位水生成机，等到出水稳定后，用 250ml 磨口瓶取酸性氧化电位水至瓶满后，立即盖好瓶盖，送实验室进行检测。采用硝酸银容量法或离子色谱法。

（四）常用化学消毒剂

1.含氯消毒剂（chlorine containing disinfection）　含氯消毒剂在水中能产生具有杀菌活性的次氯酸消毒剂，可分为无机化合物和有机化合物两类。含氯消毒剂杀菌谱广、能有效杀灭多种微生物，对金属有腐蚀作用，器械消毒时不宜选用。对气性坏疽、突发原因不明的传染病病原体污染的器械的消毒处理流程遵循"先消毒-后清洗-再灭菌"的原则。气性坏疽一般污染器械应先采用含氯消毒剂溶液 1000～2000mg/L 浸泡30～45min，有明显污染物的器械时应采用含氯消毒剂溶液 5000～10000mg/L，浸泡时间≥ 60min，加盖进行消毒处理。粉剂应于阴凉处避光、防潮、密封保存；水剂应于阴凉处避光、密闭保存，所需溶液应现配现用。

2.醇类（乙醇，alcohols）　乙醇能够吸收细菌蛋白的水分，使其脱水变性凝固，从而达到杀灭细菌的目的，为中效消毒剂。无毒、无刺激，对金属无腐蚀性。受有机物影响大，易挥发，易燃烧。忌明火，用后盖紧、密闭，置于阴凉处保存。75% 的乙醇与细菌的渗透压相近，可以在细菌表面蛋白未变性前逐渐地向菌体内部渗入，使细菌所有蛋白脱水、变性凝固，达到杀死细菌，常用 75% 乙醇棉球擦拭器械表面。

（五）器械消毒注意事项

1.应建立消毒质量记录表，湿热消毒记录温度、时间、A0 值等参数；化学消毒记录消毒剂的名称、浓度、作用时间等参数。

2. 对于不能水洗、不能耐受高温的器材，可采用 75% 乙醇擦拭消毒，并在制定的操作流程中加以规定，如带电源器械。

3. 如器械厂商特别说明的器械材质接触化学消毒剂或高温水会导致材质的变性以及功能受损，这类器械在确保清洗质量的情况下，可直接进行检查、包装、灭菌。

（王春娥　杨玲）

第 3 章

手术器械的干燥、检测与保养

第一节　手术器械的干燥

　　器械干燥（instument drying）：是指去除清洗、消毒后器械上残留水分的过程。根据器械的材质选择适宜的干燥温度，金属类器械干燥温度为 70～90℃；穿刺针（puncture needle）、吸引头（suction head）等管腔类器械在干燥设备处理之后，再用压力气枪进行干燥处理，也可使用专用棉条进行干燥。及时进行干燥处理可避免器械重新滋生细菌或被环境污染。器械类干燥宜首选干燥设备进行干燥处理，干燥设备应根据厂家说明进行维护和保养，保持干燥柜或箱内的清洁，每天进行表面清洁擦拭，每月检查过滤器（filter）和密封圈（seal ring），每季度进行加热装置的检测。干燥方法有手工干燥方法、干燥设备干燥方法。

一、手工干燥方法

　　无干燥设备及不耐热的器械采用手工干燥方法。

　　1. 手工擦拭（manual wiping）　操作人员洗手或手消毒后使用低纤维絮类的洁净擦布擦拭器械，台面留有适当的擦拭操作的空间和摆放干燥器械的空间，擦拭动作柔和，首先擦拭器械的水迹，然后再擦拭关节、齿牙等局部的水迹，宜单件处理；容器类物品的擦拭宜先擦拭外面而后擦拭里面。将干燥后的器械分类、有序摆放在台面上，避免再次接触水。手工擦拭难以处理管腔器械和复杂的器械，如关节、齿牙。

　　2. 压力气枪（pressure air gun）　见图 3-1，可在清洁区设置压力气枪，专用于吸管、

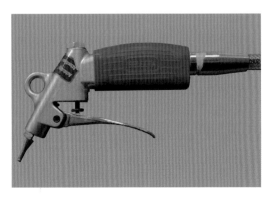

图3-1　压力气枪

穿刺针、针头等管腔器械辅助干燥的处理,管腔过长的器械不宜采用压力气枪方法处理。使用时选择适宜的接头,依据产品操作手册和操作规程,组合器械单件处理,防止混乱;使用压力气枪干燥时,器械宜先烘干再吹干或先擦拭器械表面水渍再吹干,气枪吹气至少2次,每次维持2s。遵循厂商的说明书进行保养和维护,每天用后悬挂在专用挂钩处,保持压力气枪的清洁。

二、干燥设备(干燥箱)干燥方法

1. 医用干燥箱(medical drying oven)工作原理 以电阻丝、电热管为发热源,靠风机或水循环热量,保持箱内温度,采用机械触点控温,温度可设定在40~90℃,具有自动控制温度和时间,数字显示并提示超电压、超电流保护指示灯的功能,配置有标准的不锈钢器械网筛和管腔干燥架,用于耐热材质的器械。干燥设备具有高工作效率、保证器械消毒质量安全的特点,是器械干燥首选方法。

2. 医用干燥箱的使用 遵循产品说明书和操作规程,根据器械耐热材质的程度选择干燥温度和时间,根据 WS 310.2 中 5.5.1 规定,金属类干燥温度为70~90℃,时间20min。器械放置在网篮中进行干燥时应保持一定的空隙;管腔类器械使用专用管腔干燥架,并悬垂在干燥柜内,使器械表面和内部彻底干燥。干燥结束卸载器械时,操作人员避免用裸手直接接触器械篮筐,防止烫伤。及时关闭柜门,使柜门保持关闭状态。

3. 医用干燥箱的保养 遵循厂商的说明书进行保养和维护,进行灭菌器门、仪表的表面擦拭,清理和擦拭柜内每天至少1次,运行前检查柜门缝是否平整、完好,无脱出和破损。根据设备厂商维护手册的建议,定期更换或清理空气过滤器,保证进入柜内的循环空气符合消毒要求,每年至少检查1次过热保护装置,由专业工程人员进行1次维护。有设备维护情况应记录。

第二节 手术器械的检测

许多手术器械在重复使用和经过清洗、消毒、灭菌后,会受到磨损、变钝甚至功能丧失等,因此,在包装器械前检查每件器械的功能性和完整性,符合质量要求,即器械结构及功能完好,表面无裂缝,并对器械进行保养;定期使用清洗测试物检查和评价器械清洗质量。只有经过清洗、检查、功能测试良好的器械才能进行包装、灭菌、使用,以确保手术病人的安全及手术的顺利进行。

一、器械清洗质量的检查及标准

器械的清洗质量是保障灭菌质量的基础,经过清洗、消毒、干燥处理的器械进行包装前,应检查清洗质量、功能状态并对器械进行保养,使器械表面及其关节、锯齿部、锁扣及管腔应光洁，无血渍、污渍、水垢等残留物质和锈斑；功能完好，无毛刺或缺口、无裂缝和损毁；生物负荷达到安全水平，不会对工作人员及环境造成危害。

（一）肉眼检查

采用目测法（在正常光线下，肉眼直接观察）、放大镜检查法（借助手持式放大镜或带光源放大镜进行质量检查），检查清洗后的器械清洁效果，如器械上是否沾有蛋白质和其他残留物，用放大镜仔细检查精细器械齿纹、关节、管腔部件，没有彻底清洁的器械必须再次清洁，表面微量残留污渍可用 75% 乙醇擦除。

（二）定期使用清洗测试物检查和评价器械清洗质量

通过对残留蛋白质、血红蛋白、生物负载的检测来评估清洗的效果。

1. 隐血测试纸残留血试验（residual blood occul blood test paper test）　使用隐血测试纸通过试纸上的过氧化物和显色剂与血污中的血红蛋白、肌红蛋白的作用使显色剂发生色泽变化，可判定微量血污是否存在。

2. 蛋白质残留测试（protein residual test）　测试方法特异性强、敏感、使用方便；不受器械处理方式的干扰，如消毒剂、高温等的作用；但价格昂贵，不适合常规检测。有茚三酮试验、缩二脲反应、邻苯二甲醛（OPA）3 种测试方法。

3. 生物膜测试（biofilm test）　模拟的人体体液、血液组成的生物膜测试片（块）与器械同时清洗，观察清洗后的生物膜残留以判断清洗效果。

4. ATP 生物荧光测试（ATP bioluminescence test）　利用荧光素酶在镁离子、ATP、氧的参与下，催化荧光素氧化脱羧，产生激活态的氧化荧光素，放出光子，产生 560nm 的荧光，在裂解液的作用下，细菌裂解后释放的 ATP 参与上述酶促反应，用荧光检测仪可定量测定相对光单位值（RLU），从而获知 ATP 的含量，进而得知细菌含量。

5. 微生物学检测（microbiological test）　将浸有无菌盐水采样液的棉拭子在清洗后的器械各层面及轴节处反复涂抹，剪去手接触部位，将棉拭子放入装有 10ml 采样液的试管内送细菌室检测。

二、器械功能检查

（一）器械外观检查

1. 检查新购入器械外观表面是否光滑，色泽是否均匀，有无锈迹、缺损、裂纹，在运输过程中是否造成功能损坏。

2. 检查镀镍或镀铬的器械镀层有无剥落、锈斑、水垢残留等，如持针器或钳的碳合金镶片受到磨损或脱落容易导致漏电、积存污物、生锈等，镀铬器材的边缘应圆滑无锐边，锐利的边缘会损伤组织。

3. 检查器械的工作头或颚部是否弯曲或断裂，关节处是否有压力爆裂，锁齿是否损坏，器械能否打开，螺丝及配件有无松动。

（二）器械功能测试

手术器械只能用于其预期的用途。

1. 精密器械的测试（precision instrument test） 测试其功能是否完好，可用放大镜检查边缘或尖端有无卷曲、挂钩，勿用手指触摸，防止损伤。

2. 锐器功能的测试（sharp instrument function test） 经常测试锐利器械的锐利性，已变钝、卷曲的器械不能再使用；检查管腔器械，如套管针和针头是否有弯曲，针体及针栓部位是否对应，针尖无钩，针套与针芯是否配套，结构是否完好无裂缝及变形，可通过打磨处理修复针尖的毛刺或钩，穿刺针套与针芯不配套时应报废不能使用。

3. 剪切功能的检查（cut function test） 剪刀关节打开、闭合顺畅，不能僵硬；保持适当的张力，测试刀刃锋利度，匀速闭合剪刀，用剪刀头部 2/3 进行剪切，剪刀剪切时必须切口光滑，剪刀应能从顶端完全剪开测试物，根据剪刀的特性选择不同的测试材料，如纱布、绷带、布类敷料、人造丝等；精密五官科剪刀、显微手术剪刀等可观察其功能部位的完好性。

4. 无创阻断钳的功能测试（non-invasive interdict clamp function test） 用单层薄棉纸剪片做测试，器械闭合时夹口锯齿必须在薄棉纸上留下完整的齿痕，但不能穿透棉纸，如果夹钳不能留下完整的齿压痕，则表明夹钳没有完全闭合，颚部的齿闭合时不能咬破棉纸。

5. 镊子的闭合功能的测试（forceps closure function test） 颚部带齿的镊子在闭合时，从尖端开始必须有弹性和成一线，颚部带尖牙的镊子必须牙与牙吻合良好，弹簧部不能弯曲，有导引针的不能粘在一起，表面不能被污染。

6. 止血钳、持针器的检查 止血钳类器械的颚、齿端咬合位置应适当，且闭合不错位，闭合止血钳尖端时，器械的整个颚应对合完全；持针器颚的设计易磨损，检查其鄂夹面与咬合面无磨损，取一根与持针器相称的缝针，用持针器咬住缝针，将卡锁在第二锁齿的位置，试着摇动缝针，如果缝针可以轻易地抽出，则表示持针器功能不佳，需厂商修理或报废；锁扣在指环上用最小的相对压力时应顺畅打开，测试锁扣是否保持适当张力的方法是将扣闭第一个锁止扣，在手掌心或桌面上轻敲，观察器械是否"自动打开"锁扣，若锁扣打开，说明器械功能失灵，应停止使用；心血管持针器可能需要经常去磁，避免器械磁化影响手术操作。检查方法将针头放在持针器颚部，若器械磁化了，会将针头吸过去，器械检查处应备有去磁器。

7. 器械关节功能的检查 多个元件组成的器械，确保其所有元件各就其位。滑动元件必须移动顺畅，锁扣上的螺丝钉不应有松动或螺纹错位。检查器械关节的功能如活动性、咬合性以及咬齿的状况，关节必须保持灵活运动，咬齿应容易咬合及咬紧，对合正确，无变形，关节紧锁时使用水溶性润滑油喷洒器械表面及关节解除。

8. 绝缘器械的绝缘性测试 在每次处理器械后使用专门的绝缘测试器鉴别器械绝缘

体的完好性。适用于电源器械，如电笔刀。

第三节　手术器械的保养

一、新器械的保养

使用前应进行清洗和钝化处理。

（一）清洗的方法

在自来水中加入碱性清洗剂，按清洗液使用说明书的要求调节水温，温度一般调节在 60 ～ 85℃，器械浸泡时间根据不锈钢的级别进行选择，一般为 10 ～ 20min，浸泡之后用自来水漂洗干净。采用机械清洗时，漂洗时间为 2min。

（二）钝化处理（passivation）

对器械表面进行钝化处理可以起到保护作用，防止器械腐蚀、生锈。对新器械表面进行钝化处理时，在去离子水中加入除锈除垢剂，按清洗液使用说明书的要求调节水温，一般在 60 ～ 85℃，浸泡 20 min 或 60min，再经过 2 次去离子水漂洗，1 次 85℃水温的纯化水漂洗，每次漂洗时间为 2min，最后进行器械干燥。

二、贮存器械的保养

备用补充器械在贮存前须彻底干燥。有锁止扣的器械应将锁扣打开贮存或不完全锁紧。扣上锁扣会使颚、柄及套接处处于持续的张力之下而导致器械损坏。

三、日常使用器械的保养

（一）保养原则

1. 根据器械的不同材质选用合适的医用润滑剂进行器械保养，保持器械铰链和套接的灵活性，减少器械关节之间的金属摩擦，减少起斑并帮助器械耐氧化，保持器械的表面光洁。

2. 器械使用以后均应进行常规保养，尤其是装有铰链或移动元件的器械在每次使用后必须进行保养。器械的润滑保养宜在器械包装前进行。

3. 根据器械的特性和精细程度分别采用手工润滑或机械润滑的方法。

（二）润滑剂的使用

1. 润滑剂的选择

（1）根据器械的材质选用润滑剂：手术器械多为不锈钢材质，在选择润滑剂时应选择适用于不锈钢手术器械、与灭菌处理方法兼容的水溶性润滑剂。不锈钢容器，如盘、盆、碗等不需要使用润滑剂润滑。特殊器械，如手术电钻（electric drill）等电动器械遵循厂家建议的润滑方法和润滑剂。

（2）根据灭菌的方法选用器械润滑剂：非水溶性润滑剂可阻碍灭菌蒸汽充分接触器械表面，因此，不使用石蜡油等非水溶性的产品作为润滑剂，以免影响灭菌效果。

2. 润滑剂的稀释　润滑剂在使用前一定要仔细阅读产品标签说明并遵循厂家建议的浓度稀释，按比例配制。稀释剂应使用纯水或蒸馏水。

3. 润滑剂的使用　选择清洁的容器盛装润滑剂，防止润滑剂的污染，并使用容器装载器械，避免工作人员误伤。分别采用手工润滑或机械润滑的方法，并在有效期内使用。

（三）手术器械的保养方法

1. 手工润滑（manual lubrication）

（1）方法：精密器械、动力器械，如手术电钻等常采用手工的方法进行器械润滑，针对器械关节、铰链、移动部件等进行保养。手工润滑常采用手工喷涂和浸泡的操作方法。①手工喷涂方法（manual spraying method）。使用具有速干效果的专用气雾喷涂清洁剂、润滑剂（图 3-2）对器械关节、铰链、移动等部位进行润滑。器械经手工润滑保养之后，使用清洁的、低纤维絮擦布擦拭器械表面过多的液体，使其保持干燥。②浸泡方法。将清洗后的器械用有孔的容器装载后浸泡于配制好的润滑剂中。参照润滑剂使用说明书确定浸泡时间，每天更换润滑剂。

（2）操作程序：在器械清洗、消毒、干燥之后进行手工润滑。

2. 机械润滑（mechanical lubrication）

（1）方法：按照产品说明书的稀释比例配制润滑剂，设定润滑剂用量，在清洗消毒器的终末漂洗阶段中由机械泵自动加入润滑剂完成器械润滑的方法。此方法效率高，可以降低器械在润滑操作中的污染。

（2）程序：清洗消毒器预洗、洗涤、漂洗、终末漂洗、消毒、润滑、干燥。

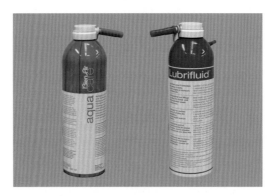

图3-2　专用气雾喷涂清洁剂、润滑剂

（王春娥）

第 4 章

手术器械的包装

第一节 概念及相关知识

1. 器械包装（insrtument packaging） 通常是指待灭菌的医疗器械的包装材料和包装物。包装材料是指能排除空气，使灭菌剂接触到器械，提供微生物屏障的，用于初包装和密封包装的任何材料。包装物包括预成型的无菌屏障系统和无菌屏障系统。包装的目的在于建立无菌屏障，确保医疗器械在灭菌后至使用前的贮藏期内保持无菌，在有效期内运输、使用等条件中保持无菌状态。

2. 预成型的无菌屏障系统（preformed sterile barrier system） 纸塑袋、硬式容器等。

3. 包装技术（packing technique） 包装技术包括装配、核对、包装、封包、注明标识等步骤。选择尺寸合适、清洁、完整的包装材料，将器械完全包裹，包装体积不能太大，包裹不能太紧，以便于空气的排出和灭菌剂的渗透。锐利器械应选用适宜的保护装置。

4. 闭合（closure） 反复折叠形成一个相对独立的空间，用于关闭包装。

5. 密封（sealing） 包装层间用黏合剂或热熔法将表面连接在一起。

6. 闭合完好性（closure integrity） 闭合条件能确保该闭合至少与包装上的其他部分具有相同的阻碍微生物进入的程度。

7. 包装完好性（package integrity） 包装未受到物理损坏的状态。

8. 无菌屏障系统（sterile barrier system） 使用包装材料经过闭合操作形成的包或者使用预成型包装材料经过密封操作形成的包。无菌屏障系统具有抵抗微生物、尘粒和水的作用，提供较长的无菌储存安全期，对器械具有保护作用，防止器械在搬运中损坏，并能保持无菌转运，使其在使用地点能无菌使用。

第二节 包装材料的分类与选择

包装材料应符合消毒技术规范的相关技术指标要求，由医院统一招标、统一采购，医院感染管理部门和使用管理部门审核制造厂家提供的产品检测合格证书，定期进行质量监测，使用部门对购进的每批包装材料在入库前索要产品检测报告，并进行常规检查。一次性使用包装材料出库时，应检查有效期，过期的材料不得使用。临床上常用的包装材料有纺织材料、无纺布、纸塑复合袋、硬式容器等。

一、纺织材料

棉布（cotton cloth，图 4-1）作为标准灭菌包装的纺织材料，多年来所用的均为每平方英寸 140 根纱、未漂白、双层厚度的棉布。新棉布使用前应清洗，去除棉绒；重复使用的棉布每次使用后应清洗、消毒，使用前应在有灯的桌上检查，有破损的棉布不能使用，也不可以缝补后使用。棉布阻菌、防潮性不稳定，存在较多的隐患，WS 310.2-2.09 中要求的记录棉布使用次数是为了对目前国内使用的棉布情况做数据调查，为以后修改标准做基础准备。

二、无纺布

无纺布（non-woven fabrics，图 4-2）主要材质是聚丙烯，由塑料聚合物、纤维素纤维制成，为非织造包装材料。无纺布的纤维随机排列、间隙很小，微生物或尘粒被转移的可能性被有效降低，是一次性使用耗材，不得重复使用。灭菌包装无纺布的标准应遵循 YY0698 的行业标准，微生物屏障性能必须合格。影响无纺布选择要素主要有阻菌性能、拉伸强度和透气性，在确保无纺布阻菌性能和拉伸强度的前提下，透气性好的材料湿包现象会减少。

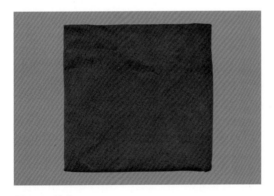

图4-1 棉布

图4-2 无纺布

三、纸塑复合袋

纸塑复合袋（paper-plastic composite bag）由一层纸和一层 PET 与 PP 塑料复合膜组合而成，是一种预成型无菌屏障系统，具有透气功能和可视功能，须采用专用的封口机密封，被临床广泛采用。纸塑复合袋单面透气，金属类器械在灭菌过程易产生冷凝水，不能用于下排气式灭菌器。纸袋上明显地标出"包装破损禁止使用"或其他等效文字，印有一个或多个一类指示物，指示物的性能应符合 GB18282.1 的要求，每个指示物的面积应≥ 100mm²。临床上常用的有纸塑卷袋和纸塑单袋。

1. 纸塑卷袋（volume paper-plastic bag）　见图 4-3，分为平面卷袋和立体卷袋。平面卷袋一般用于厚度不大于 5cm 的物品，立体卷袋可用于厚度大的物品。纸塑卷袋存储方便，规格齐全，不受长短的限制，但需两端封口。

2. 纸塑单袋（single paper-plastic bag）　只需一次封口，存储卫生性好，但受长短限制，需存储很多规格，对长期大量灭菌的相同规格物品采用单袋。

3. 纸塑自封袋（ziplock paper-plastic bag）　纸塑自封袋是靠压敏胶密封的无菌屏障系统，规格较少，价格较高，适合使用量不大的诊所和小型医院使用。

四、tyvek 纸塑袋

tyvek 纸塑袋（图 4-4）其化学成分是聚乙烯，质量应符合 YY0698-9 2009 标准。tyvek 是一种透气性材料，其中 1073B、1059B 具有较高的微生物屏障性能，2FS 具有更好的穿透性能，是美国杜邦公司的专利产品，与特制的膜制成的袋子就是 tyvek 纸塑袋。因其成本较高，目前一般用于过氧化氢等离子灭菌，须采用专用的封口机密封。含天然纤维的材料不能用于过氧化氢等离子灭菌。

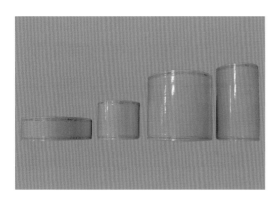

图4-3　纸塑卷袋

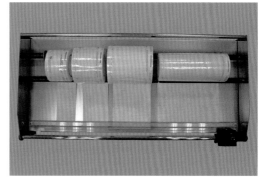

图4-4　裁切机、tyvek纸塑袋

五、硬式容器

硬式容器（rigid container，图 4-5）由可反复耐受医院灭菌循环的金属或合成聚合材料制成的钢性无菌屏障系统，可反复使用。硬式容器由盖子（cover）、底座（base）、手柄（handle）、灭菌标识卡槽（sterilization identification card slot）、垫圈（washer）和灭菌剂孔（sterilizing agent hole，图 4-6）组成。通气系统允许灭菌介质进出硬式容器，其设计有滤纸型或阀门型；盖子和底座固定后可保持其中器械的无菌性；每一种硬式容器的安全锁闭装置可提示其灭菌后是否曾经被意外打开过，常见的锁闭装置有热敏锁（thermosensitive lock，图 4-7）或外加一次性安全锁扣（disposable safety catch，图 4-8）等。硬式容器只能用于预真空蒸汽灭菌器，依据 EN868-8 其装载量为标准容器 10kg，3/4 容器 7kg，1/2 容器 5kg。具体使用与操作应遵循生产厂家的使用说明或指导手册，每次使用以前应检查盒盖、底座的边缘有无变形，闭锁装置等是否完好；垫圈是否平整、无脱落，若有破裂或不再柔软，应进行更换；检查固定架的稳定性，以防止使用过程中滤纸发生移动而影响灭菌效果，每次更换一次性滤纸；检查阀门的开合功能。盖上盒盖后确保盒盖与底座没有错位，对合紧密妥帖，贴上灭菌标识和灭菌指示带，若硬式容器没有自带的热敏锁则需扣上外置一次性锁扣。每次使用后应清洗、消毒。

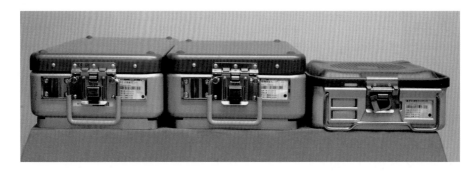

图4-5 各种型号（大、中、小）硬式容器

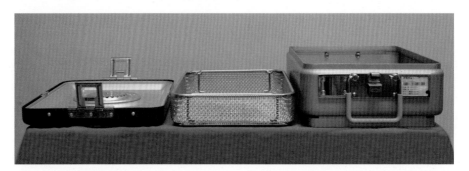

图4-6 硬式容器的组成

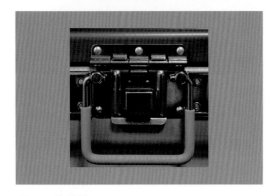

图4-7 热敏锁

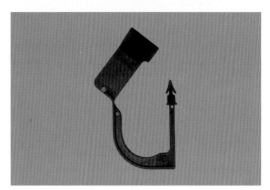

图4-8 一次性安全锁扣

第三节　包装技术及方法

包装技术包括装配（assembly）、核对、包装、封包、注明标识（indicate the logo）等步骤。包装材料在每次使用前都应检查是否有缺损和异物，将其放置于室温 20～23℃下、相对湿度为30%～60%的环境中，放置时间≥2h，以达到温度和湿度平衡，在灭菌时才能有足够的蒸汽渗透率并避免过热。

一、包装前的准备

1.装配　不同种类的手术，对手术器械的需求是不一样的，器械配置的正确性与完整性直接影响手术的顺利进行，在准备手术器械时应根据手术的需要、贵重、精细器械的管理要求，将器械进行组合。规范统一每套组合器械的种类、规格和数量，并且建立组合器械配置单，每次装配时严格按照器械配置单进行装配。已拆卸的器械则应按照装配技术规程或图示进行组装，以确保其完整性。在器械配置完成后，器械准备者应在器械清单上签名或使用 PDA 扫描，然后再由另一人核对器械的种类、规格和数量，确认无误后签名或使用 PDA 扫描。

2.摆放（placing）　组合手术器械按照器械的种类、规格、数量和使用的先后顺序摆放在篮筐（basket，图 4-9）或有孔的托盘中进行配套包装，可使用 U 型器械整理架，同类的器械放在一起，较重器械应放置于篮筐底部或一端，血管钳等轴节类器械不宜完全锁扣，多元件组合器械应拆开，带阀门的器械应将阀门打开。单独包装盘、盆、碗等器皿，有盖的器皿应开盖，摆放器皿时小器皿放在大器皿里面，嵌套摆放的器皿尺寸应至少相差 3cm 左右，以利蒸汽渗透，所有器皿都应朝同一个方向，并用吸水布或吸水纸隔开；剪刀、穿刺针等锐器的尖锐点应用保护套，精细器械应使用有固定架的特殊托盘或容器；软性管腔类器械物品应盘绕放置，保持管腔通畅，有利于灭菌介质充分接触器械的所有表面。器械的摆放做到平整有序，方便使用人员操作。

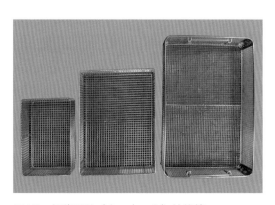

图4-9　各种型号（小、中、大）的篮筐

3. 装量（packaging volume） 器械包重量不宜超过 7kg，包装过重和器械摆放密集则需要更长的灭菌周期和干燥时间，延长灭菌时间会加快器械老化，减短器械的使用寿命。如果骨科等外来器械超重，超重厂家必须提供灭菌参数，供应员对设定的灭菌参数进行验证，以确保灭菌质量的安全和有效。灭菌包体积要求：下排气压力蒸汽灭菌器不宜超过 30cm×30cm×25 cm，脉动预真空压力蒸汽灭菌器不宜超过 30cm×30cm×50cm，灭菌包体积过大会影响蒸汽的穿透和包内冷空气的排除。

4. 包外标识（package identification） 见图 4-10，灭菌器械包装的标识内容包括器械包名称、包装者、灭菌器编号、灭菌批次、灭菌日期和失效日期。包装标识应选择不损坏包装材料、不影响灭菌过程、不会在经过灭菌过程后难以辨认、不导致墨迹向医疗器械迁移、粘贴能经得起灭菌过程并符合制造者规定的贮存和运输条件。标识可直接打印或书写在包装材料或系统上，用黏合方法将标识贴于包装材料或系统上，纸塑袋的标识须贴在透明的材料一面。标识应具有可追溯性。

图4-10 包外标识（灭菌前、后）

二、包装

（一）医用封口机 （medical sealing machine）

医用封口机，见图 4-11、图 4-12。

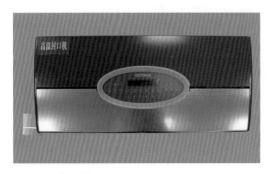
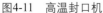

图4-11 高温封口机

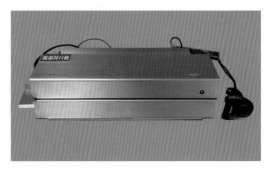

图4-12 低温封口机、扫描枪

1. 医用封口机的基本结构 包括加热元件（heating element）、压力辊（pressure roller）、传递滚轴（transfer roller）等。

2. 医用封口机的功能标准 关键功能标准是热密封温度、接触压力和时间，根据每一种包装材料，设置密封温度，通常密封温度为 120～200℃，封口压力设置在 65N，封口时间为 9.8m/min。有些封口机还设有温度设定、打印、计数、密码、计算机连接互联网等功能。

3. 医用封口机的使用与维护 医用封口机有脉冲型和连续型两种，适用于密封包装。使用和维护应根据厂商的说明书和指导手册进行。

（1）每日使用前应检查参数的准确性。

（2）使用时检查包装密封的完好性，观察封口处是否平整、紧密和连续。

（3）定期清洁热封部件，清除包装材料残留痕迹。

（二）包装的方式及封包

灭菌器械包包装方式分为闭合式包装和密封式包装

1. 闭合式包装及封包 棉布、无纺布常用作闭合式包装材料。使用棉布、无纺布作闭合式包装时有信封折叠、方形折叠两种方法，由两层包装材料分二次连续包装，两次包装可使用相同的包装方法，也可以将两种包装方法混合使用：第一层采用方形折叠法，第二层采用信封折叠法。用灭菌指示胶带封闭包装，封包时应松紧适度、严密，保持闭合性完好，封包胶带的长度应与灭菌包体积、重量相适宜，可采用两条平行、井字形或十字形封包方式。通过指示胶带颜色变化提供可见的外部灭菌指示。

2. 密封式包装及封包 使用预成型纸塑复合袋包装材料时采用密封式包装法。

（1）包装方法：纸塑袋常用来包装重量轻、单个器械，纸塑袋不得用于重型或大件器械，容易产生湿包或破损；器械放入袋内，使其指环一端朝包装开启方向，在打开使用时便可将抓握的一端先露出来。使用纸塑袋等材料包装只需一层，若需要双层包装，则两个包装袋的尺寸应匹配，内层较小，外层较大，内层包装袋不能折叠，开口方向要一致，纸面对纸面，塑面对塑面，以便灭菌剂的渗入。高度危险性器械灭菌包内还应放置包内化学指示物，如果透过包装材料可直接观察包内灭菌化学指示物的颜色变化，则不放置包外灭菌化学指示物。

（2）封包方法：用医用封口机热封的方法封口，封口处的密封宽度≥6mm、与纸塑袋的边缘≥2cm，方便使用者撕开包装。选择合适的包装材料尺寸，包内器械距包装袋封口处≥2.5cm。

3. 硬式容器 将准备好的放在篮筐中的成套器械放入容器底部，盖上盖子，检查盖子与底座是否吻合紧密妥帖。每一种硬式容器都有安全锁闭装置，可提示无菌物品是否被意外地打开过。

（王春娥　高焕新）

第 5 章

手术器械的灭菌

第一节 概述

1. 灭菌（sterilization） 杀灭或清除传播媒介上一切微生物，包括细菌芽胞和非致病微生物。

2. 灭菌保证水平（sterility assurance level.SAL） 灭菌处理后单位产品上存在活微生物的概率。SAL 通常表示为 10^{-n}。如设定 SAL 为 10^{-6}，即经灭菌处理后在 100 万件物品中最多只允许一件以下物品存在活的微生物。

3. 无菌物品（sterile item） 经过灭菌处理后尚未被污染的物品。

严格执行 WS 310.3 的规定，应用物理、化学、生物的监测技术对清洗、消毒和灭菌等进行过程评价和终末质量的评定，以确保无菌物品的质量标准。

第二节 常用灭菌方法

临床常用的灭菌方法有热力灭菌方法（heat sterilization methods）和低温灭菌方法（low-temperature sterilization methods）。医院消毒供应中心常用的灭菌设备有压力蒸汽灭菌器（pressure steam sterilizer）、干热灭菌器（dry heat sterilizer）、低温环氧乙烷灭菌器（cryogenic ethylene oxide sterilizer）、过氧化氢等离子体低温灭菌器（low-temperature hydrogen peroxide plasma sterilizer）等。

一、热力灭菌方法

热力灭菌方法是利用高温使菌体蛋白质凝固或变性，酶失去活性，代谢发生障碍，致细菌死亡。热力灭菌方法又称物理灭菌方法。热力灭菌方法包括湿热灭菌法和干热灭菌法。湿热可使菌体蛋白凝固、变性；干热可使菌体蛋白氧化、变性、碳化和使电解质浓缩引起细胞的死亡。热力灭菌方便、效果好、无毒，是医院消毒供应中心使用的主要灭菌方法。压力蒸汽灭菌方法是耐湿、耐热医疗器械的首选灭菌方法。

二、低温灭菌方法

低温灭菌方法是利用化学灭菌剂杀灭病原微生物的方法。化学药剂进行灭菌处理时所需温度较低，通常称为低温灭菌方法或化学灭菌方法。低温灭菌使用的化学消毒剂能够杀灭所有微生物，达到灭菌保证水平，这类具有灭菌作用的化学药剂有甲醛、戊二醛、环氧乙烷、过氧乙酸等。化学灭菌用于不能耐受高温、湿热材质类的器械的灭菌。浸泡灭菌方法不适宜进行器械灭菌处理。

第三节　热力灭菌方法

一、压力蒸汽灭菌器

压力蒸汽灭菌器属于压力容器，应符合《特种设备安全监察条例》《压力容器安全技术监察规程》和 GB150《钢制压力容器》的规定。医院消毒供应中心的蒸汽灭菌器属于低压容器（$0.1 \leqslant P < 1.6MPa$）。在一定压力下产生的蒸汽湿度高、穿透力强，能够迅速有效地杀灭微生物，使菌体蛋白质凝固，代谢发生障碍，导致细菌死亡。压力蒸汽灭菌器适用于耐湿、耐热材料的器械灭菌处理，是目前器械灭菌的主要方式之一。其特点是杀菌可靠、经济、快速、灭菌效果好。根据灭菌容器容积的大小分为大型灭菌器、小型台式灭菌器；根据灭菌器冷空气排除方式，又分为下排气式压力蒸汽灭菌器（under exhaust pressure steam sterilizer）和预真空压力蒸汽灭菌器（vacuum steam sterilizer）。

（一）压力蒸汽灭菌器的类型

1. 下排气式压力蒸汽灭菌器　有手提式、卧式及立式等类型，结构和作用原理基本相同，都是利用热蒸汽与冷空气比重的原理进行冷空气置换。蒸汽从灭菌器上部进入，使灭菌柜内上部首先充满蒸汽，随着蒸汽的不断进入，冷空气被挤压到下部，从下方排气口排出，排出的冷空气由饱和蒸汽取代，利用蒸汽释放的潜热使物品达到灭菌。在蒸汽压力 108 kPa、温度 121℃下维持 30min，即能杀死包括细菌芽孢在内的一切微生物。由于下排气式蒸汽灭菌器柜内上部物品首先加热，因此，柜内上、中、下部易出现温度不均匀的现象并由此产生灭菌失败的问题，故应严格器械包装的准备、规范灭菌装载和灭菌过程的检测。灭菌包一般不超过 50cm×30cm×30cm，包扎也不宜过紧。需要干燥的物品，灭菌后调整控制阀至"干燥"位置，蒸汽即可被抽出，灭菌柜内呈负压，维持一定时间器械就可达到干燥要求。对液体类物品，应待温度冷却到 60℃以下再开门取物。

2. 预真空压力蒸汽灭菌器　见图 5-1，是利用机械抽真空的方法，在通入蒸汽前预先将灭菌器柜内和物品包内约 98% 的冷空气抽出，使其达到预真空状态，再进行蒸汽通入，蒸汽与灭菌器室内冷空气进行置换，如此反复 3 次以上或再进行正压蒸汽脉冲，使冷空气得到彻底排除，蒸汽迅速穿透灭菌的物品并达到灭菌温度。根据抽真空的方式不同，分为预真空和脉动真空两种，后者因多次抽真空，空气排除更彻底，效果更可靠，但不适合液体灭菌。蒸汽压力达 205.8 kPa（2.1kg/cm^2）、温度达 132℃或以上开始灭菌，一般灭菌时间为 4min。达灭菌时间后，抽真空使灭菌物品迅速干燥。预真空压力蒸汽灭菌器排出冷空气比较彻底，蒸汽穿透迅速，具有速度快、灭菌彻底的优点，是目前医院主要采用的蒸汽灭菌器类型。

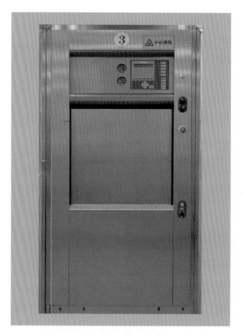

图5-1　预真空压力蒸汽灭菌器

（二）压力蒸汽灭菌器的构成

1. 压力容器（pressure vessel）　包括灭菌室、夹套、门和其他与灭菌室永久相连接的部件。采用不锈钢材料，并有保温材料层。

（1）灭菌室（sterilization room）：放置待灭菌物品的空间。

（2）夹套（jacket）：环绕焊接在灭菌室外表面的不锈钢结构，实现机械加固，灭菌室温度控制的作用。目前使用的灭菌器中有的灭菌室是双层腔体结构，内外腔体间的空间叫夹层，可起到灭菌室控制温度的作用。

2. 管路系统（pipeline system）

（1）蒸汽进入管路（steam into the pipeline）：与蒸汽汽源直接连接，将蒸汽送到灭菌室或夹套。

（2）蒸汽疏水管路（steam drain pipeline）：将蒸汽冷凝水排出。

（3）灭菌室排放管路（sterilization room discharge pipeline）：连接灭菌室与排放管路，是灭菌室内气体及冷凝水排出外部的通道。通常在机器排放口处设置温度传感器，作为程序的控制温度点。

（4）给水管路（feed water piping）：为灭菌器提供工作水源。

（5）回气管路（return air duct）：将灭菌室和大气相连，当内室干燥时形成真空，通过回气管路，使内室与外界大气压平衡。

3. 自动门与灭菌室密封组件（automatic door and sterilization room seal assembly）：使用压缩空气或蒸汽使自动门与灭菌室密封。

（1）门（door）：灭菌器的门结构有单门或双门，其门装有连锁装置，具有报警功能。在工作条件下门未锁紧时，蒸汽不能够进入灭菌室，灭菌室内压力完全被释放才能开门，保证灭菌器运行中门不能被打开；双门灭菌器除设备维修原因外不能同时打开两个门；灭菌周期结束之前，不能打开卸载门；BD 测试或真空泄漏周期测试后，不能打开卸载侧门；控制启动灭菌周期的装置应安装在灭菌器的装载侧。灭菌器应符合中华人民共和国国家标准 GB8599-2008《大型蒸汽灭菌器自动控制型》或中华人民共和国医药行业标准 0646-2008《小型蒸汽灭菌器自动控制型》。

（2）安全阀（safety valve）：是一种超压防护装置，一般有弹簧式或拉杆式两类，垂直安装在输送蒸汽管路上，靠近减压阀后面以及灭菌器的夹层和灭菌室。灭菌器夹层安全阀开启压力一般设定为 0.24MPa，回启压力最小为 0.21MPa，灭菌室安全阀开启压力一般设定为 0.23MPa。当输送蒸汽管路的压力、夹层或灭菌室的压力超过设定的最高压力时，安全阀会自动开启并迅速排放容器内的压力，同时发出声响，警告操作人员采取降压措施，但压力恢复到允许值后，安全阀又自动关闭，使压力容器始终低于允许范围的上限，保证压力容器安全使用。安全阀的选用应符合以下原则：安全阀制造单位必须是国家定点的厂家和取得制造许可证的单位，产品应有合格证和技术文件；安全阀的选用要考虑压力容器的工艺条件、工作压力范围、介质的物理化学性质等；安全阀上应标明开启压力、回启压力等主要参数。安全阀的检验必须符合《压力容器安全技术监察规程》的规定，每年至少检验一次。日常使用中保持安全阀的清洁，防止阀体弹簧被油污黏滞或被锈蚀，检查铅封是否完好，蒸汽是否泄漏。为保证安全阀正常工作，可每月采用手工方法将阀柄略抬起数次，让蒸汽冲出，保证安全阀灵敏。

（3）真空泵（vacuum pump）：一般为双极水环真空泵，安装在预真空压力蒸汽灭菌器上，是使灭菌室形成真空的设备，通过给水管路连接外部水源，不断将水送给真空泵，供水温度＜25℃。

（4）过滤器（filter）：包括蒸汽过滤器、水过滤器、空气过滤器等。安装在灭菌器夹层进气管路上的蒸汽过滤器滤除蒸汽源中携带的颗粒杂质，防止进入减压阀及夹层；

真空管路上安装的过滤器，滤除空气和蒸汽中携带的颗粒杂质，防止进入真空泵；给水管路上的水过滤器滤除水中的杂质，以免进入真空泵；回气管路安装高效的空气过滤器，将导入的空气经过过滤器过滤后进入，防止已灭菌的物品受到污染。使用的空气过滤器，滤除直径＞0.3μm，微粒的滤除效率应＞99.5%。过滤水和蒸汽的过滤器每季度清洗一次滤网，遵循厂家产品说明书或指导手册要求更换空气过滤器。

（5）疏水阀（trap）：安装在灭菌器夹层、灭菌室疏水管路上，用于排出冷凝水，但不使蒸汽外溢。

（6）温度表（thermometer）：灭菌器夹层和灭菌室设有温度表，使用中精度至少为±0.5℃。如果表失灵或损坏，不应继续使用灭菌器。

（7）压力表（pressure gauge）：蒸汽灭菌器压力表用以测量容器内的压力，在测量工作压力时的精度至少在±5kPa。如果蒸汽灭菌器压力表失灵或损坏，会直接关系到压力容器的安全，则应停止使用。压力表的选用应符合《压力容器安全技术监察规程》第160条的规定，在绝对真空或大气压力状态下的压力指示为"0"。操作人员对压力表进行日常维护和检查，保持压力表表盘玻璃的清洁，每日检查压力表指针的转动是否正常，不正常或有其他问题时应立即校验，如果表盘玻璃破碎或表盘刻度模糊应停止使用；设备运行前或结束后，检查压力表指针归在"0"位。定期校验压力表，每年至少1次，认真填写校验记录和检验合格证，并加以铅封。

（8）其他功能：压力蒸汽灭菌器应可预设多项程序，如B-D测试程序、蒸汽泄漏测试程序、器械敷料灭菌程序、快速灭菌程序等；设有数字式或模拟式打印记录系统；具备灵敏度较高的声音报警系统；具备可手动选择程序等功能；灭菌器显示装置（指示灯）至少可显示"门已锁定""灭菌周期运行中""周期完成""故障"、选择灭菌周期、灭菌周期计数器、灭菌周期的阶段指示信号、周期完成的指示信号。

（三）影响压力蒸汽灭菌质量的因素

1. 蒸汽质量（steam quality）与饱和蒸汽（saturated steam）

（1）灭菌器蒸汽供给方式：分为外接蒸汽或自带蒸汽发生器。外接蒸汽指蒸汽源由外部提供，外接蒸汽灭菌器的蒸汽用水一般应使用经过软化的水；自带蒸气发生器指灭菌器的蒸汽源由自带蒸汽发生器供给，应使用纯化水。减少蒸汽中不可冷凝汽体的含量，有利于发挥潜伏热的效能。蒸汽用水标准应根据WS 310.2-2009附录D压力蒸汽灭菌器蒸汽用水标准，或遵循生产厂家提供的产品使用说明书要求。

（2）蒸汽质量：压力蒸汽灭菌是以蒸汽为工作介质，通过传导、辐射、对流3种方式完成蒸汽的热能交换，利用蒸汽中的热能即"温度"进行灭菌。灭菌压力、温度、时间是评价灭菌条件和质量的量化指标，影响灭菌压力、温度的重要因素是蒸汽质量即饱和蒸汽，其温度和压力数值是基本对应并保持恒定的。蒸汽质量的饱和度为97%以上，含有的水分和微量杂质（不可冷凝气体）在3%以下。

将容器内定量水加热，定压为 10kgf/cm² 时水的温度升高至 183℃，并逐渐汽化为蒸汽，在这个定压下容器中的水和蒸汽的温度不会继续上升，此时的温度即为 10kgf/cm² 压力下水的沸点，称为饱和温度，其蒸汽称为饱和蒸汽。

蒸汽质量问题可以反映在温度、压力的变化上，此外还包括蒸汽汽源压力不足；设备管线或部件问题，设备操作不当致管道中留存冷凝水等。

2. 潜伏热（latent heat）　蒸汽中的热能称为"潜伏热"。蒸汽储存的热能是指由 100℃ 的水再加热使水变为 100℃ 的蒸汽，此时温度没有升高，但是热能"潜伏"在蒸汽的内部，故称"潜伏热"。当蒸汽遇到被灭菌物品的冷态表面时，蒸汽立即冷却凝结成水珠，在汽与水之间转换时释放出储存在蒸汽中的潜伏热，从而促使物品快速升温，最终达到灭菌温度。蒸汽的温度越高，所潜伏的热能相应增大。

二、压力蒸汽灭菌器的使用

操作人员个人防护符合 WS 310.2-2009 附录 A 要求。

（一）预真空压力蒸汽灭菌器运行前操作

1. 灭菌器安全检查

（1）接通电源，待机指示灯开启。

（2）接通蒸汽管线阀门或开启自发蒸汽；检查蒸汽管线、阀门无漏气。

（3）检查仪表完好，总汽源的压力表显示蒸汽指标为 0.30 ～ 0.60kPa；灭菌器压力表指针在"0"位。

（4）检查灭菌器门缝是否平整、完好，无脱出和破损。

（5）灭菌设备处于备用状态。

2. 灭菌器预热

（1）观察记录仪表变化。

（2）当夹层压力达到 205.8kPa、温度达到 132 ～ 134℃时，预热程序结束。

（3）根据 WS 310.3-2009 相关规定进行设备运行前测试。如预真空压力蒸汽灭菌器应在每日开始灭菌运行前空载进行 B-D 试验。

（二）灭菌器械装载操作

1. 灭菌器操作前评估

（1）灭菌器已预热、运行前检测合格。

（2）灭菌方法适用于所装载的器械。

（3）灭菌柜门关闭没有警示提示（预真空）。

2. 器械装载检查

（1）同类材质的器械同批次进行灭菌，使用专用灭菌架或篮筐装载灭菌包。手术器械包、硬式容器平放在下层；盆、碗类物品应斜放，容器开口朝向一侧；纸塑包装侧放在灭菌篮筐中；纺织类物品应放置于上层、竖放。灭菌包之间应留有间隙，装载的包不应触及腔壁和门。

（2）检查包装清洁、闭合完好；标签完整、字迹清晰，标签内容（器械名称、数量，日期、时间、灭菌锅号、锅次）正确。

（3）下排气压力蒸汽灭菌器的装载量不应超过柜室容积的 80%；预真空和脉动真空压力蒸汽灭菌器的装载量不应超过柜室容积的 90%。

（4）将器械摆放平稳，缓慢推入灭菌器，关闭灭菌器柜门，启动灭菌程序。

（三）预真空压力蒸汽灭菌器运行操作

1. 选择器械灭菌程序键。

2. 启动灭菌器运行键，灭菌器开始运行。

（1）第 1 阶段（第一次预真空）：真空系统将约 90% 的空气抽出，此时灭菌室压力达到 8.0kPa，曲线图达到下限。

（2）第 2 阶段：蒸汽在几秒内进入腔体中，开始加热灭菌物品、排出空气。停止抽气向柜室内输入饱和蒸汽，柜室内压力上升到 49kPa，曲线图达到脉动上限。温度表指示温度达到 106 ～ 112℃，蒸汽阀门关闭。

（3）第 3 阶段（第 2 次预真空）：抽气，再次输入蒸汽，再次抽气，再使用真空系统抽去剩余空气约 90%。两个真空阶段一共去除原来空气约 99%。曲线在脉动上限和下限波动。如此反复 3 ～ 4 次。

（4）第 4 阶段：最后一次输入蒸汽，使灭菌室内达到预设温度，此时压力达到 205.8kPa，温度达 132℃，维持 4min 或在预设的灭菌时间内，保持温度、压力相对不变，防止超热现象，温度不宜超过预设温度 ±3℃，禁止超压运行。

（5）第 5 阶段：灭菌期结束后，打开排气口排出灭菌室内蒸汽。

（6）第 6 阶段（烘干）：消除灭菌室内的大部分蒸汽压力后，进入物理降温，烘干过程。停止输入蒸汽，使用抽真空系统再次达到 90% 的真空，然后仍运行真空系统，进行抽气，压力曲线降到 8.0kPa。计时器开始为烘干期计时。烘干阶段结束，进气阀打开，使空气经高效过滤器进入柜室内解除真空，压力表指向 "0" 位，曲线图结束在大气压限位。

（7）记录灭菌第 4 阶段达到的灭菌压力、灭菌温度。

（四）灭菌后物品的卸载操作

1. 灭菌物品卸载操作前评估

（1）灭菌器运行已结束。

（2）灭菌器柜门可以打开，没有警示提示，灭菌室内压力表归 "0" 位。

（3）灭菌过程物理监测结果合格。

2. 卸载操作

（1）打开灭菌器柜门或打开双门灭菌器灭菌卸载一侧的柜门。

（2）清洁洗手，戴防护手套，尽量避免用手直接接触无菌物品，防烫伤。

（3）确认灭菌器物理监测合格。

（4）确认包外，初步确认包内化学指示物合格。

（5）从灭菌器中取出物品，放置冷却时，避开空调设施冷风口，避免湿包，设置提示牌，冷却时间 > 30min；检查卸载冷却后物品包上的化学指示带颜色变化、有无湿包、包装是否清洁，闭合是否完好，使用塑料防尘罩或其他封闭运送用具，防止无菌物品损坏和污染。

（6）及时卸载快速灭菌程序物品，卸载时无菌包掉落地上或误放到不洁处应视为被污染，须重新灭菌。

（7）如进行灭菌批次生物监测，取出监测包及时送培养。进行内置入物手术器械生物监测，并设置监测中的标识。监测结果合格后才能够卸载存放或发放。急用内置入物手术器械，按紧急放行监测要求，及时卸载发送物品，放入清洁的封闭箱中传送到使用部门。

（五）填写监测记录表并存档，有可追溯性

1. 预热准备阶段，在灭菌器运行记录表格中填写灭菌物品数量、灭菌日期、灭菌设备号、灭菌方法、灭菌程序、操作者。内置物灭菌填写专用灭菌记录单。

2. 灭菌器运行进入灭菌阶段时记录温度（一般预设为 132 ~ 134℃）和压力（一般设定为 205.8kPa）。

3. 灭菌结束后复核物理监测的打印记录：灭菌器脉动真空次数和曲线；脉动真空的高限和低限；灭菌阶段的温度、压力、时间；灭菌干燥时间；灭菌器运行开始和结束时间。

4. 对照物理监测打印记录，在灭菌器运行记录单上填写以下信息：灭菌器运行开始时间、灭菌器运行结束时间、灭菌锅次、灭菌序号、灭菌程序号、灭菌开始时间、灭菌结束时间。

5. 填写灭菌监测结果，包括化学（B-D、PCD）监测，生物监测结果，经质检员复核并签字。有关物理监测、化学监测、生物监测具体内容可参阅本章第五节相关内容。

6. 整合灭菌文档。将每日填写的灭菌器运行记录单、化学（B-D、PCD）监测结果、生物监测结果（指示物化学标识）、灭菌器运行曲线图表整合并存档。

7. 整理内置物灭菌记录单，填写记录监测结果。

（六）压力蒸汽灭菌器使用注意事项

1. 每日检查灭菌设备的安全性和有效性，落实设备及安全附件（安全阀、压力表、温度表等）的日常维护保养制度和措施，使其处于备用状态。

2. 观测、记录运行中各参数的变化，灭菌的温度、压力、时间等参数必须控制在允许范围，严禁操作人员随意改变灭菌设备的工艺参数和程序，严禁超压、超高温操作。

3. 严禁在压力容器运行时进行修理。停机修理时，关闭供蒸汽源管路阀门，灭菌器的内室压力应在大气压状态，压力表指针在"0"的位置。及时、有效处理设备故障，防止突发事故。

4. 灭菌前将器械彻底清洁、干燥，按所选择的灭菌方法来包装，打开通气孔。器械捆扎不宜过紧，外用化学指示胶带贴封，灭菌包每大包内和难灭菌的部位包内放置化学指示物，摆放时应允许内部空气的排出和蒸汽的透入。尽量将同类物品放在一起灭菌，若必须将不同类物品装放在一起，则以最难达到灭菌物品所需的温度和时间为准；难以灭菌的大包放在上层，较易灭菌的小包放在下层；金属物品放下层。

5. 下排气和预真空灭菌器装载量分别不得超过柜室内容积的 80% 和 90%，同时预真空和脉动真空压力蒸汽灭菌器的装载量又分别不得小于柜室内容积的 10% 和 5%，以防止"小包装效应"，残留空气影响灭菌效果。

（七）压力蒸汽灭菌器维护及保养

根据压力蒸汽灭菌器厂商提供的使用说明进行设备维护及保养，确保设备正常运行。操作人员应认真执行灭菌器维护保养制度，建立灭菌器维护、修理记录。

1. 每天进行维护保养的内容

（1）灭菌器门、仪表的表面擦拭，灭菌器设备间地面的清洁。

（2）灭菌室内排泄口处滤网的杂质清理，避免灭菌器运行中杂质进入真空泵。

（3）运行前检查灭菌器门封是否平整、完好，无脱出和破损。

（4）检查仪表指针的准确度，观察灭菌器运行停止后，温度仪表、压力仪表指针是否归在"0"位；观察打印记录笔是否完好，并备有使用量的打印纸；观察蒸汽、水、压缩空气等介质管路和阀件有无泄漏；观察灭菌器运行指示灯是否完好；一旦发现以上部件出现问题，不应使用灭菌器，经维护修理后使用。

2. 每周进行维护保养的内容

（1）灭菌室内的清洁擦拭，进行彻底的擦拭、清理。

（2）检查清理蒸汽管路过滤器一次，记录结果。

3. 每季度进行维护保养的内容

（1）灭菌设备外部的清洁，避免积尘，缩短空气滤器的使用寿命。应避免元器件与连线和水接触，一旦湿水应擦干后方可接通电源。

（2）根据厂商建议，检查各连线的插座、插头是否松动，松动的应插紧。

4. 每半年进引维护保养的内容

根据厂商建议和提供的方法，每 6 个月进行清理、检查安全阀表面。

5. 每年进引维护保养的内容

（1）灭菌器每年进行年检 1 次，安全阀、压力表、温度表每年校验至少 1 次，检查结果记录并留存。

（2）空气滤器应定期更换，并根据厂商的建议制定相应的更换制度。

第四节　低温灭菌方法

常用的低温灭菌方法有过氧化氢等离子体低温灭菌（low-temperature hydrogen peroxide plasma sterilization）、环氧乙烷灭菌（ethylene oxide sterilization）、低温甲醛蒸汽灭菌（low-temperature formaldehyde steam sterilization）等。

一、过氧化氢等离子体低温灭菌

等离子体灭菌法（plasma sterilization）是一项低温物理灭菌技术，等离子体是低密度的电离气体云，等离子的生成是某些中性气体分子或其他汽化物质在强电磁场作用下形成气体电晕放电，电离气体而产生。

（一）过氧化氢等离子体低温灭菌的原理

过氧化氢等离子体低温灭菌装置（low-temperature hydrogen peroxide plasma sterilization equipment）通过过氧化氢液体经过弥散变成气体状态后对物品进行灭菌，通过产生的等离子体进行第二阶段灭菌。等离子过程还可加快、彻底分解过氧化氢气体在器械和包装材料上的残留。临床上常用的过氧化氢等离子体低温灭菌器（图5-2），工作温度为45～55℃，灭菌周期为28～75 min，具有液晶屏显示、报警装置和打印功能，排放产物为水和氧气。等离子体灭菌法的特点为作用迅速、杀菌可靠、作用温度低、清洁而无毒性残留。适用于内镜、不耐热器材、各种金属器械、玻璃等物品；能吸收水分和气体，

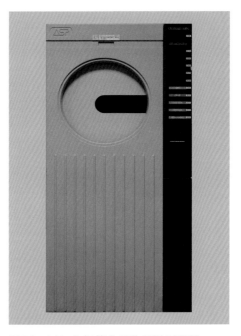

图5-2　过氧化氢等离子体低温灭菌器

管腔＜3mm 的器械、物品不能用等离子体灭菌，包装时应选用专用包装材料及监测材料。灭菌后物品可直接使用。

影响过氧化氢等离子体低温灭菌的关键参数为过氧化氢的浓度、灭菌时腔体内的压力、温度和时间。影响灭菌参数的关键因素是过氧化氢注入量的精确度、灭菌器抽真空时间及灭菌周期可控能力。器械不经过清洗或清洗不彻底，也会降低灭菌效果。

（二）过氧化氢等离子体低温灭菌适用范围

过氧化氢等离子体低温灭菌器的使用应遵从厂家使用说明书，其对器械长度和内径的限制可供参考，参照厂家对处理最低内径的要求。过氧化氢等离子体灭菌器可用于金属和非金属器械灭菌处理（如内镜），灭菌管腔器械的内径一般＞1 mm；不耐湿热器材的处理，如外科使用的电线、电极和电池等；不能处理粉类和液体。待灭菌物品要使用推荐的包装材料，如 tyvek 纸塑袋或聚丙烯灭菌包装材料、器械盒或硬式灭菌容器等，灭菌成本比蒸汽灭菌成本高。

（三）过氧化氢等离子体低温灭菌操作

过氧化氢等离子体低温灭菌操作程序包括灭菌前准备、灭菌物品装载、灭菌过程监测、灭菌物品卸载。

1. 灭菌前准备　参阅厂家说明，供电电压一般为220V 或380V。

2. 灭菌器运行前检查

（1）检查电源：按厂家要求正确连接电源，检查各连线插座、插头是否松动，松动的应插紧。灭菌装置拔下插头或关闭的时间勿超过24h，或按照厂商要求执行，确保设备运行正常。如果关闭灭菌装置＞24h，则需请厂家指导。

（2）检查、装载过氧化氢卡匣（图 5-3）：在启动循环前应按照灭菌装置显示器上的信息指导更换卡匣，操作时戴乳胶、PVC 或腈纶手套，勿使手套接触脸或眼睛。过氧化氢卡匣外包装上的化学监测指示条是红色的，表示卡匣可能已损坏，可咨询厂家卡匣的质量。勿从卡匣收集箱上取出用过的卡匣，根据废物处理法规弃置密封的卡匣收集箱。

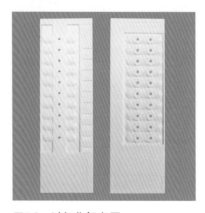

图5-3　过氧化氢卡匣

未使用过的过氧化氢卡匣也是危险废物，应依法规弃置。

（3）检查灭菌舱：保持灭菌舱处于真空状态的关键部件是灭菌柜密封圈，日常维护时使用软布清洁门座或灭菌舱组件，勿用线刷或钢制毛刷，以免损坏密封圈真空密封。

3. 装载灭菌器械、物品

（1）装载前检查：参考厂家使用说明确定器械、物品是否可通过过氧化氢等离子体低温灭菌装置进行灭菌，且严格执行。器械、物品装载前须彻底清洗、干燥，装载潮湿的物件可导致灭菌失败或循环取消。正确使用包装袋、器械盒包装器械，器械盒中勿使用泡沫垫，以免吸收过氧化氢影响灭菌过程，可最大限度降低或避免由装载问题而取消循环。按内镜制造厂商规定的清洗、灭菌程序、方法选择清洗方法、灭菌模式进行软式内镜灭菌。金属物品不能与灭菌器腔侧壁接触，以免干扰灭菌过程。

（2）装载：有间隔地排列物品，勿堆叠器械盒，勿使任何物品接触灭菌舱内壁、门或电极，在电极与装载物品之间至少提供 25mm 的空间，以利于过氧化氢的充分扩散，避免循环取消和（或）生物指示剂阳性结果灭菌失败或损坏灭菌装置、器械。

4. 灭菌监测　过氧化氢等离子体低温灭菌循环中的监测包括物理监测、化学监测（图 5-4、图 5-5）和生物监测（图 5-6）。灭菌器每次循环结束打印出记录的过程参数及运行状况，打印记录的参数满足物理监测的要求，可证明灭菌装置提供的灭菌保证水平的稳定性。物理监测的参数有过氧化氢作用浓度＞ 6mg/L，灭菌腔壁温度为 45 ～ 65℃，灭菌周期为 28 ～ 75min。有关物理监测、化学监测、生物监测具体内容可参阅本章第五节相关内容。

5. 灭菌后卸载　灭菌循环完成后打开灭菌器柜门，确认灭菌监测结果合格后，即可取出使用，取出装载物后关闭舱门。

6. 使用注意事项

（1）待灭菌物品应彻底清洗、充分干燥，不能叠放、不应接触灭菌器的内壁。

（2）按厂家的说明书选择待灭菌产品的种类，执行管腔类医疗器械的尺寸要求。

（3）不推荐灭菌的材质和产品：①没有或不能完全干燥的器械或器材；②液体、油剂、粉剂；③液体吸收性材料、器械、器材；④植物性纤维材质制造的器械、器材、物品；⑤有内部构件、不能承受真空的器械、器材。

（4）过氧化氢本身具有较大的刺激性，浓度较高时尤其明显。接触过氧化氢前应戴上耐化学药品腐蚀的乳胶、PVC 或腈纶手套；不慎入眼，用大量的水至少冲洗 15 ～ 20min，冲洗眼睛后立即就医；不慎吸入过氧化氢雾，应将吸入者移到空气新鲜的地方；衣服沾染过氧化氢，应立即脱下并用水彻底冲洗。美国职业健康协会（OSHA）规定，过氧化氢 8h 时间加权平均暴露浓度≤ 1 ppm。

7. 设备维护及保养　根据设备厂商提供的操作手册和制度进行设备维护和保养。每天使用清水或中性清洁剂进行灭菌器门、仪表的表面擦拭，清理灭菌器柜室内杂质，

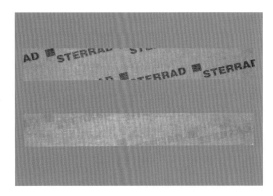

图5-4 指示胶带监测（灭菌前、后）

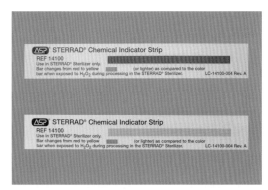

图5-5 指示卡监测（灭菌前、后）

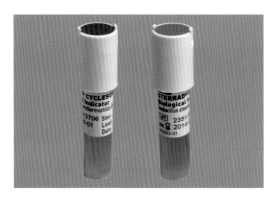

图5-6 生物监测（灭菌前、后）

灭菌器设备间的台面、地面等环境清洁至少 1 次；每月进行灭菌设备柜体的清洁，避免积尘；每年根据厂商的建议，制定相应的元器件更换或再生制度，进行设备的定期维护和保养。

二、环氧乙烷灭菌

医疗机构中最常用的环氧乙烷（EO）灭菌器有两种：100% EO "单次剂量" 药筒设备，混合 EO 罐或缸设备。EO 灭菌器最好放置在单独房间，尽量减少人员暴露。

（一）环氧乙烷灭菌器的原理

环氧乙烷是一种无色气体，气味（浓度＞ 500ppm）与乙醚相似，低浓度时无味。EO 是第二代低温灭菌剂，气体穿透力强，可穿透玻璃纸、聚乙烯或聚氯乙烯薄膜等，对微生物的蛋白质、DNA、RNA 产生非特异性的烷基化作用，使其（包括细菌芽胞）失去新陈代谢的基本反应基而被杀灭，杀菌力强，杀菌谱广，灭菌效果可靠，对灭菌物品损害较小等。EO 气体易于渗透包装材料，能穿透并灭菌形状不规则的物品，且能迅速扩散。

（二）环氧乙烷灭菌适用范围

器械厂商特别说明要用 EO 灭菌的物品。适用于不耐热、不耐湿的医疗器材及不宜使用一般方法灭菌的器械，如电子仪器、光学仪器、医疗器械的灭菌，以及皮毛、化纤、塑料制品、内镜、透析器和一次性使用的诊疗用品等医疗用品的灭菌；不适用于食品、液体、油脂类、滑石粉等的灭菌。具有成熟的监测手段，灭菌成本比蒸汽灭菌成本高。EO 对塑料、橡胶制品无腐蚀性；纯 EO 易燃易爆，常选用小筒装的 100% EO，并配合设备自身安全特性；EO 有毒，人体长期接触 EO 超过急慢性损伤的阈值时间和浓度时有害，需通风。

（三）环氧乙烷灭菌器操作

必须严格遵守 EO 灭菌器厂商的特定操作说明，以确保灭菌器的有效性能及工作人员的安全。

1. 灭菌器运行前检查　灭菌器设备电源处于接通状态，按厂家使用说明对设备进行特定的检查，压缩空气源的压力值达到其要求的技术指标。

2. 检查待灭菌物品装载　待灭菌物品需进行彻底的清洁、漂洗、烘干，打包选用适合环氧乙烷灭菌的包装材料；金属不吸收 EO，将待灭菌物品放在灭菌器金属篮筐中灭菌；物品装载应留有间隙，较重的物品不能叠放，纸塑包装袋应竖放；装载量依照厂商的推荐进行操作。

3. 运行程序（周期）　环氧乙烷灭菌器的特定周期大多由准备阶段（预热、预真空、预湿）、灭菌阶段（刺破气罐、灭菌、排气）、通气阶段、灭菌过程完成、通气等组成。

（1）准备阶段：①真空。在短时间内从腔内和装填物品包装内抽取大部分残留空气，达到真空（只是部分真空）时将蒸汽注入腔内，扩散到整个装填物中，开始一段时间的调节期，此期间装填物达到相对湿度和预设温度。②充气。EO 气体或气体混合物作为灭菌剂进入腔内，达到灭菌浓度等条件。

（2）灭菌阶段：灭菌器维持预定时间的暴露期。在此期间，腔内装填物保持灭菌浓度、相对湿度、温度及适当压力。暴露期结束后，进行最终的抽真空，从腔内去除气体或气体混合物，并将其排到外部大气中或排到设备中将 EO 转化为无毒化学品。

（3）通气阶段：EO 排空后，灭菌器将新鲜空气经可滤除细菌的空气滤器，抽入灭菌室内，置换 EO 残留气体并重复进行，空气置换至少持续 10min。部分机器开始腔内通风换气阶段，不用移动灭菌包到单独的通风腔就可完成通风。

（4）运行结束：在过滤空气清除或腔内通风期结束时，机器回到大气压，可听见或看见指示物发出周期结束的信号。有些灭菌器会在打开柜门之前一直继续过滤空气清除的过程。

4. 卸载

（1）EO 灭菌的物品都必须通风解析后使用，通风时间是在给定温度下根据最难通风的物品及包装材料来设定的，通风时间与温度在 50℃时 12h、55℃时 10h、60℃时 8h。通风解析时设备输入的空气应经过高效过滤（滤除≥ 0.3μm 的粒子 99.6% 以上）。除金属及玻璃以外，大部分由 EO 灭菌的物品都会不同程度地吸收 EO 气体。紧急状态下金属和玻璃材质的器械可采用设备厂商推荐的最短通风时间和程序，经通风排残后即可使用。

（2）每个周期结束时，必须检查、记录灭菌运行打印记录的所有灭菌参数，即时间、温度、湿度以及通风时间等。环氧乙烷灭菌器灭菌参数应符合《医疗机构消毒技术规范》的规定，100% 纯环氧乙烷的灭菌器灭菌参数为环氧乙烷作用浓度 450 ～ 1200mg/L，灭菌温度 37 ～ 63℃，相对湿度 40% ～ 80%，灭菌时间 1 ～ 6 h。

（3）操作人员应始终依据设备及灭菌器和通风装置厂商的说明，戴防毒口罩，若不慎将液体落于皮肤黏膜上必须立即用水冲洗半分钟。使用通风设备不要超载，物品之间、物品与灭菌器内壁之间都要留出 2.5cm 的空间，利于空气自由循环，记录通风周期的日期及完成时间。每次周期用过的空气筒都必须从灭菌器中取出并在处理前通风，或者留在灭菌器室内通风，通气结束后，气罐可作为非易燃废弃物丢弃。全部卸载工作完成后，操作人员应洗手。

5. 监测

环氧乙烷灭菌质量监测包括物理监测、化学监测、生物监测，具体操作可参阅本章第五节相关内容，符合 WS 310.3 的规定。灭菌器每次循环结束打印出记录的过程参数及运行状况可满足物理监测的要求，证明灭菌装置灭菌性能的稳定性。

6. 注意事项

（1）金属、玻璃材质的器械，灭菌后可立即使用。

（2）残留环氧乙烷排放应遵循生产厂家的使用说明或指导手册，设置专用的排气管道系统。灭菌器连接在独立的排气管路上，排气管材料选择环氧乙烷不能透过的铜管等材料，导至室外，在出口处反转向下，距排气口 7.6m 范围内不应有易燃易爆物和建筑物的入风口；保证足够的时间进行灭菌后的通风换气，不采用自然通风法进行解析，定期进行工作环境、物品等残留物测试，工作环境中环氧乙烷浓度不应超过 1.82mg/m³（1ppm），解析物品残留环氧乙烷浓度应≤ 10μg/g。

（3）环氧乙烷灭菌器及气瓶或气罐应远离火源和静电，气罐不能存放在冰箱中。

（4）使用环氧乙烷气体灭菌应在密闭的环氧乙烷灭菌器内进行。灭菌器应取得卫生部卫生许可批准，应符合 WS 310-1，2，3 和《医疗机构消毒技术规范》等规定，定期对环氧乙烷工作人员进行专业知识和紧急事故处理的培训，减少职业暴露。

7. 设备维护及保养

（1）设备维护及保养参考设备厂商操作、维护手册。

（2）每天开始工作之前进行灭菌设备，如灭菌室内壁、灭菌室出口处边缘、灭菌器门的内面、灭菌器的外面、门封条等处的清洁擦拭和清理；排去积存在压缩空气管道过滤器集液瓶中的水和油；根据厂商建议更换油水分离器的粗滤芯和细滤芯；100%EO气体的新型灭菌器使用一套报警故障显示系统和代码检索表，为操作人员提供灭菌器的状态信息，如果出现故障代码，灭菌器将中断灭菌过程。

三、高效能医用灭菌器

（一）高效能医用灭菌器作用原理

高效能医用灭菌器的灭菌机制是灭菌剂直接对细菌的细胞壁、蛋白质进行氧化，使细胞壁、细胞膜的通透性发生改变，破坏细胞的内外物质交换平衡，使微生物死亡；灭菌剂分子进入细胞体内，可直接作用于酶系统，干扰细菌的代谢，抑制细菌生长繁殖；灭菌剂的酸性可改变细胞内 pH，影响细菌的正常代谢，亦可直接杀伤细菌。

（二）高效能医用灭菌器适用范围

适用于耐湿、不耐高温的器械灭菌。

（三）使用操作

采用 45～48℃的无菌水把药粉溶解，再用循环泵把溶液泵入器械内部和清洗盘内循环，使药液与清洗干净的器械内外表面充分接触至指定时间，达到器械完全灭菌状态，然后用无菌水经循环泵泵入器械内部和清洗盘内循环清洗 2 次，以清除器械内外表面的残留药液，最后用真空泵把器械内的水抽干。

（四）使用注意事项

在程序进行时，不能打开箱盖；无防水装置的内镜不能采用该设备进行灭菌；用戊二醛浸泡过的器械使用该灭菌器灭菌时，灭菌前必须先清除戊二醛残留物，以免影响灭菌效果。

第五节　灭菌效果监测

灭菌是预防医院内感染的重要措施之一，灭菌效果监测（the sterilization effect of monitoring）是评价其灭菌设备运转是否正常、灭菌药剂是否有效、灭菌方法是否合理、灭菌效果是否达标的唯一手段，在医院灭菌工作中至关重要。医院灭菌效果监测人员需经过专业培训，掌握一定的灭菌知识，熟悉灭菌设备和药剂性能，具备熟练的检验技能；选择合理的采样时间（灭菌后、使用前）；遵循严格的无菌操作。监测使用的化学指示剂（chemical indicator）、指示卡、指示带以及菌片必须采用经卫生部批准使用的物品，并在有效期内使用。

一、物理检测法

根据 WS 3 1 0.3-2009 第 4.4.2 条压力蒸汽灭菌的物理监测法要求，每次灭菌应连续监测并记录灭菌时的温度、压力和时间等灭菌参数。同时应记录所有临界点的时间、温度与压力值，结果应符合灭菌的要求。因此，所使用的灭菌设备必须配备。

热电偶检测法检测时，将多点温度检测仪的多个探头分别放于灭菌器各层内、中、外各点。关好柜门；将导线引出，在记录仪中观察温度上升与持续时间。若所示温度（曲线）达到预定温度，则灭菌温度合格。

二、化学监测法

化学指示剂的监测，是一种间接指标，可用于日常监测。

1.B-D 试验　见图 5-7、图 5-8，根据 WS 310.3-2009 相关规定进行设备运行前测试。如预真空压力蒸汽灭菌器应在每日开始灭菌运行前空载进行 B-D 试验。

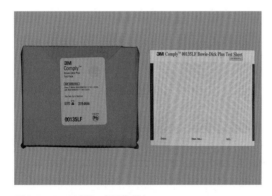
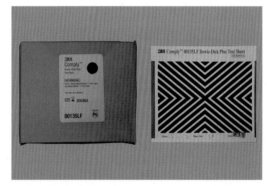

图5-7　B-D试验（灭菌前）　　　　　图5-8　B-D试验（灭菌后）

2.化学指示胶带监测法　见图 5-9，将化学指示胶带粘贴于待灭菌物品包外，经 1 个灭菌周期后，可根据其颜色的改变，判断是否经过灭菌处理。

3.化学指示卡监测方法　见图 5-10，化学指示卡既能指示蒸汽温度，又能指示温度持续时间，放入待灭菌的器械包中央，经 1 个灭菌周期后，取出指示卡，根据其颜色及性状的改变判断是否达到了灭菌条件。

4.结果判定　监测时，所放置的指示卡的性状或颜色均变至规定的条件，可认为该器械包灭菌合格。

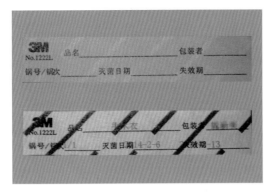
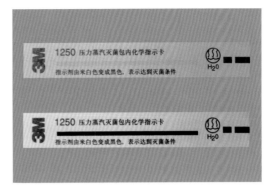

图5-9　化学指示胶带监测（灭菌前、后）　　　　图5-10　化学指示卡监测（灭菌前、后）

三、生物监测法

1. 指示菌株（indicator strain）　见图 5-11、图 5-12，用于湿热灭菌时（高压蒸汽灭菌）将 2 个嗜热脂肪杆菌芽胞菌片分别装入灭菌小纸袋内置于标准试验包中心部位，经一个灭菌周期后，在无菌条件下，取出标准试验包内指示菌片，投入溴甲酚紫蛋白胨水培养基中，经 56℃培养 7d，观察培养基颜色变化。检测时设阴性和阳性对照。每个指示菌片接种的溴甲酚紫蛋白胨水培养基均不变色，判定为灭菌合格；指示菌片之一接种的溴甲酚紫蛋白胨水培养基，由紫色变为黄色时，则灭菌不合格。

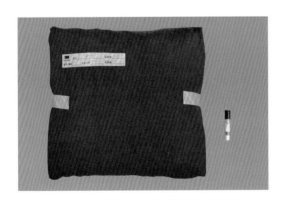
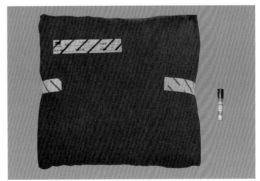

图5-11　标准试验包、嗜热脂肪杆菌芽胞菌片　　图5-12　标准试验包、嗜热脂肪杆菌芽胞菌片
（灭菌前）　　　　　　　　　　　　　　　　　（灭菌后）

2. 快速指示菌株　用于压力蒸汽灭菌时需 1～3 小时得出结果，用于环氧乙烷灭菌时需 4 小时得出结果。

3. 干热灭菌株　指示菌株用于干热灭菌时将枯草杆菌芽胞菌片分别装入灭菌试管内（1 片／管）。灭菌器与每层门把手对角线内、外角处放置 2 个含菌片的试管，试管帽置于试管旁，关好柜门，经一个灭菌周期后，待温度降至 80℃时，加盖试管帽后取出试管。

在无菌条件下，加入普通营养肉汤培养基（每管 5ml），以 37℃培养 48h，观察初步结果，无菌生长管继续培养至第 7 天。若每个指示菌片接种的肉汤管均澄清，判为灭菌合格；若指示菌片之一接种的肉汤管浑浊，判为不合格。对难以判定的肉汤管，可取 0.1ml 接种于营养琼脂平板上，用灭菌棒涂匀，放于 37℃培养 48h，观察菌落形态，并做涂片染色镜检查，判断是否有指示菌生长；若有指示菌生长，判为灭菌不合格；若无指示菌生长，判为灭菌合格。

四、化学消毒剂的监测

化学消毒剂在使用过程中，时间的延长，以及光、热等因素都会对其有效成分产生一定的影响，尤其是一些自行配制的易挥发消毒剂，随着使用范围的扩大，其浓度也在不断的变化，因此必须定时进行监测，包括消毒剂的浓度、浸泡效果和消毒液微生物的监测。例如，戊二醛浓度指示卡，不同的测试卡有不同的测试范围，将所需浓度的监测卡片浸于戊二醛溶液中 3s 取出，用中性滤纸吸取多余的液体，3 ～ 5min 后读值，不可超过 8min，颜色变为均匀黄色为合格。

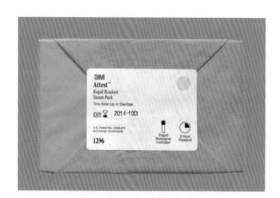
图5-13　3M标准试验包（灭菌前）

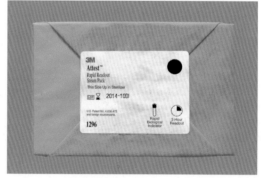
图5-14　3M标准试验包（灭菌后）

（王春娥）

第 6 章

器械的储存与使用

第一节　备用器械的储存与管理

1. 备用器械储存间应通风、避免强光直射，温度、湿度适宜，避免干燥或潮湿，以免引起氧化和锈蚀。

2. 按专科分类摆放手术器械，暂时不用的器械存放时必须经过灭菌，已使用过但未灭菌的器械严禁存放，避免滋生细菌；不能和散发强烈气味的化学药品存放在一起，以免发生腐蚀、化学反应等损坏；精细、贵重、锐利器械应与其他一般手术器械分开放置，避免相互碰撞、受压，并注意保护利刃部分，术后与其他器械分开处理，用专用油保养。

3. 使用者应掌握器械性能、特点、用途及正确的使用方法及保养知识，使用器械时轻拿轻放，快递快收，不得随意投掷。保持器械轴节灵活，尖端合拢，任何器械均应避免落地引起损坏。及时用湿纱布去除表面的污渍、血迹，防止污物残留，器械不能长时间浸泡在生理盐水中，以免引起腐蚀、凹陷、压力性腐蚀。

4. 器械使用完毕，一般手术器械应及时收集到密闭装载盒中送洗，避免因隔夜没有及时处理而引起的血迹、污物干结或器械腐蚀；特殊感染的手术器械应先消毒后清洗，在浸泡消毒时不能延长器械在消毒液中浸泡的时间。

5. 器械在每次清洗、检查后，包装灭菌前使用抗微生物、水溶性的润滑剂做器械的保养，使用润滑剂的方法是器械清洗、干燥后立即放入润滑剂中浸泡 30s 即取出，让多余的液体流出、晾干，而不必冲洗或擦拭，使润滑剂在器械灭菌、储存期间存留在器械表面，预防器械生锈及腐蚀。

6. 建立器械检查、保养、送修登记本，及时登记。专人管理手术器械，合理组合器械包，按需分配使用，常用器械在包装前上油保养，备用器械每月做 1 次定期保养。

第二节　无菌器械的储存与管理

储存（store）是指储备物品以备待用；管理（manage）是指使储备物品有序摆放，不受损害的过程。

一、无菌器械储存的环境设施

1.环境要求　无菌器械存放区温度＜24℃，相对湿度＜70%，内部通风、采光良好。每天定时清洁整理地面、台面至少2次，专用无菌电梯卫生至少1次；每月湿式打扫天花板、墙面卫生至少1次，保持储存环境清洁、整齐。

2.储存设施（storage facility）　借助储物架（柜）（storage rack/cabinet）、车（vehicle）、塑料封闭箱（plastic closed box）等专用设施储存、运输无菌器械，有开放式的存放或封闭式的存放两种方式，周转较慢的无菌器械，多使用封闭的柜子或容器存放。禁止将无菌器械放置在规定区域外或专用设施以外的地方，防止污染。无菌器械储存设施宜选用耐腐蚀、耐磨、表面光滑的材质。无菌器械存放架或柜距地面高度25cm，与墙相距5cm，与天花板相距50cm。

二、无菌器械的储存与管理

无菌物品储存区是存放、保管、发放无菌物品的区域，为清洁区域。无菌器械储存区储存管理的器械是可重复使用的无菌医疗器械，一次性使用的无菌器械等物品。

1.器械摆放位置规格化（instrument placement normalization）　见图6-1，无菌器械固定位置存放。设置位置号，有固定的标识牌，限定物品放置的位置，可根据备用器械用途，如专科使用器械、急救器械等进行位置的规划，利于存取；设置柜架号，有固定的储存架或柜标识牌，限定器械使用与柜架；设置层次号，有固定的储存架或柜标识牌，限定器械使用的柜架的层次。无菌器械包的名称与放置应与柜架号、层次号、位置号相对应，标识牌醒目。

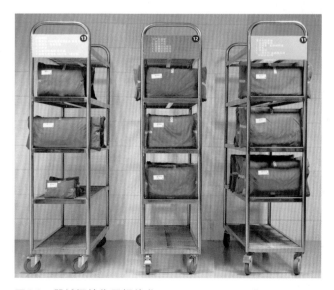

图6-1　器械摆放位置规格化

2. 建立基数　根据手术量建立各类器械包的名目和数量，重复使用器械的备用量不低于 1∶2，即用 1 份备 2 份物品量；一次性使用无菌器材依据采购流程的周期和手术量预备器材的名目和数量；急救物品的储备根据医院规模和承担急救任务量定额。

3. 灭菌器械的分类摆放　见图6-2，灭菌后的器械分类、分架存放在无菌物品存放区。按灭菌方式器械包分为高温灭菌器械包和低温灭菌器械包两类；按用途分为紧急突发事件和抢救用无菌器械包、常规手术器械包、一次性使用无菌器材等。手术器械包摆放一般不超过两层，同类名称的器械放置同一层架上或同一灭菌篮筐内储存；手术辅料包应和手术器械包分开层架码放；较小、不规则的无菌器械包分类放置在固定的容器中储存；一次性使用无菌器材应认真检查每批产品外包装，进入无菌储存区时，由专人负责拆除大包装，以中包装形式传送到无菌物品储存区，避免外包装污染无菌物品储存环境。

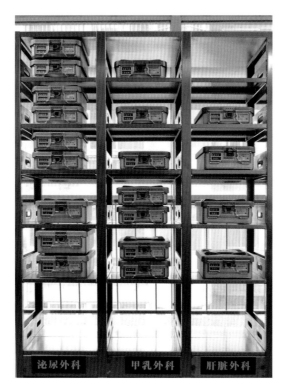

图6-2　灭菌器械的分类摆放

4. 工作人员的操作　接触无菌器械包应严格执行无菌技术操作原则，操作前洗手或对手进行消毒处理。

5. 质量验收、记录和使用　无菌器械进入存放区应确认灭菌质量监测合格、扫描记录器械名称、数量等标识，按照"先进先出"的原则摆放器械包。每天检查备用无菌器械包的有效期，按器械包灭菌的先后顺序，先灭菌的先用，后灭菌的后用，防止出现过期包。一次性使用无菌物品入库前，确认产品验证具备省级以上卫生或药监部门颁发的

《工业产品生产许可证》《医疗器械生产企业许可证》《医疗器械产品注册证》《医疗器械经营企业许可证》等，进口产品还要有国务院（卫生部）监督管理部门颁发的《医疗器械产品注册证》。属于三类医疗器械的一次性无菌物品应有热源和细菌监测报告，妥善保留资料以备查证。

6. 安全管理　规范灭菌物品卸载、存放的操作流程，并认真执行。保护无菌物品在储存中不受污染和损坏，周转使用率低的器械宜采用纸塑包装或硬式容器，使其有较长的有效期；使用专用的篮筐和车搬运无菌器械包。无菌器械包放在不洁的位置或掉落在地上应视为污染，不得使用。

三、灭菌器械储存的有效期及质量检查

（一）灭菌器械储存的有效期（period of validity）

根据 WS310.2-2009 中无菌物品储存的有效期的规定，不同的包装材料，无菌器械储存的有效期长短不一样，分别是：

1. 环境温度、湿度达到 WS 310.1-2009 的规定时，棉布纺织材料类包装的无菌物品的有效期为 14d；未达到标准的，有效期则为 7d。

2. 医用无纺布包装的无菌器械，有效期为 6 个月。

3. 一次性纸塑袋包装的无菌器械，有效期为 6 个月。

4. 硬式容器盒装无菌器械，有效期为 6 个月。

（二）灭菌器械储存质量检查

灭菌器械储存时应确认物理监测、化学监测、生物监测结果符合 WS 310.3-2009 灭菌质量要求，同时进行包装完好性、湿包等质量检查。不符合标准的器械包应重新灭菌，分析原因，及时处理。质量检查主要包括以下几个方面。

1. 确认灭菌质量监测合格　物理监测结果不符合要求的，同批次灭菌的器械不得储存和发放；包外化学监测变色不合格的灭菌器械，不得储存和发放；灭菌置入物及手术器械应每批次进行生物监测，生物监测合格后，无菌器械方可储存或发放，紧急情况下，可在生物 PDA 中加用 5 类化学指示物（图6-3、图6-4），5 类化学指示物合格可作为提前放行的标志，及时了解反馈生物监测结果，通知相关人员。

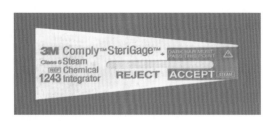

图6-3　5类化学指示物（灭菌前）

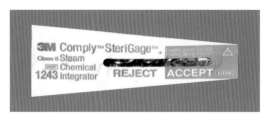

图6-4　5类化学指示物（灭菌后）

2.检查器械包包装合格　无菌器械包包装清洁，无污渍；包装完好，无破损；无菌包闭合完好，松紧适宜；无湿包问题。

无菌包干度要求：对每一个符合灭菌设备最大装载要求的敷料负载 7.5±0.5kg，灭菌前后的质量增加不超过 1%，同时没有可见潮湿。对每一个符合灭菌设备最大装载要求的金属负载 10±0.1kg，灭菌前后质量增加不超过 0.2%，同时没有可见的潮湿。如包外湿包，仅在物品包装外有明显的水渍和水珠，手感潮湿，且质量增加；包内湿包，物品包内器械及容器内有水珠或包内敷料有明显水渍湿包，应重新灭菌处理，并进行记录和原因分析。

3.确认无菌器械包标签合格　无菌器械包标签粘贴牢固、字迹清晰、项目完整；无菌有效期准确。

四、表格记录在储存工作中的应用

1.每日清点各类无菌器械包基数并记录　表格项目有日期时间、物品名称、数量、责任人签名。

2.手术器械灭菌记录　表格项目有日期时间、灭菌器锅号、锅次、器械包名称、数量、灭菌日期、失效日期、责任人签名。

3.专科、贵重器械灭菌记录　表格项目有日期时间、灭菌器锅号、锅次、器械名称、灭菌日期、失效日期、数量、责任人（包装、灭菌、发放等岗位人员）签名。

4.移植物及外来器械记录　生物检测合格后填写记录，紧急情况下按照紧急放行填写记录。表格项目有日期、灭菌器锅号、锅次、移植物和器械名称、灭菌日期、失效日期、数量、责任人（包装、灭菌、发放等岗位人员）签名、手术患者姓名、手术名称等，发放和接收人员确认并签字等。

5.一次性使用无菌物品接收记录（无菌物品储存区）　主要记录日期、名称、规格、数量、生产厂家、生产批号、灭菌日期、失效日期等。

6.一次性使用无菌器材出库记录　记录项目主要有日期、器材名称、规格、数量、生产厂家、生产批号、灭菌日期、失效日期、责任人签名等。

第三节　无菌器械的发放

将储存的无菌器械，根据手术安排发放至各手术间前进行的无菌器械质量确认检查、组合、运送等操作。

1.无菌手术器械的发放、运输　常采用封闭转运方式，即使用清洁、干燥、封闭的车或塑料箱运送无菌器械。发放前认真检查盛装无菌器械的容器是否严密、清洁，无破损、污渍、霉变、潮湿，严禁将无菌物品和非无菌物品混放；运送中封闭箱应保持关闭状态，防止污染；盛装无菌器械的容器、转运车每天清洗一次，干燥备用；视污染情况选用物理消毒或化学消毒。另外可使用专用电梯、传递窗发放（图6-5）。

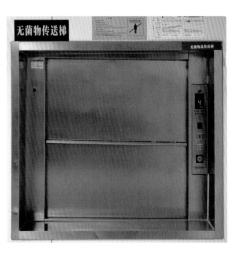

图6-5　无菌物传送梯

2. 严格执行查对制度　无菌器械储存时查、发放时查、发放后查，并依据手术安排表核对发放器械，包括核对物品名称、灭菌有效期、灭菌标识、数量、科室、签名等。无菌器械发放时遵循先进先出的原则，先储存的器械先发放使用。置入物及置入性手术器械应在生物监测合格后，方可发放，紧急情况下使用第 5 类爬行卡提前放行，同时进行生物监测。

3. 建立无菌器械下送服务制度，及时供应　根据手术及医师对无菌器械的需求，建立常规器械、专科特殊器械、急救器械、一次性无菌器材等发放方式，按手术安排和电话预约等形式提供手术所需器械，可将每台手术需要的器械、敷料、无菌器材集中装放在一个车上，并注明手术房间、手术名称等信息，通过专用电梯运送到手术室。分装搬运时双手托住器械两端的底部，移动和搬运，或借助车移动，禁止用推、拉、托的方式移动无菌包，造成包装破损、器械损坏。凡发出的无菌器械，即使未使用过，一律不得返回无菌物品存放区。

4. 无菌器械发放使用记录应具有追溯性　建立无菌物品质量问题的反馈制度，及时反馈使用过程中发生的不良事件，并立即停止使用，详细登记时间、种类、事件经过、结果、涉及产品单位、批号，汇报护士长和相关部门；及时封存取样送检，不得擅自处理；持续改进工作质量。

（王春娥　何丽）

第 7 章

硬式内镜及手术器械的使用、维护与保养

第一节　硬式内镜的构造及应用

一、硬式内镜的构造

硬式内镜精密且贵重，是由金属材料、电子材料、光学材料、橡胶材料等多元材料制成。硬式内镜由镜体、器械及附件 3 部分组成。

1.硬式内镜（rigid endoscope）　根据内镜镜体的构造和材质不同分为光学镜（optical lens）和电子镜（electron mirror）。光学镜又分为硬式内镜和软式内镜。硬式内镜的主流材质为柱状晶体。软式内镜的主流材质为玻璃纤维丝。

2.内镜手术器械　见图 7-1，主要包括穿刺器（puncture outfit）、各类抓钳（gripping tongs）、分离钳（separating plier）、剪刀（scissors）、电凝器（electrocoagulator）、持针器（needle holder）、吸引管（suction tube）、活检钳（biopsy forceps）、转换接头（adapter substitute）、冲水杆（flush lever）、冲水器（flushing device）、气腹针（veress needle）等。这些器械具有构造复杂、齿槽多，清洗时需要拆卸各个组件。

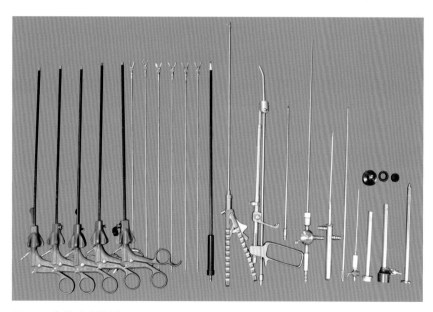

图7-1　内镜手术器械

二、硬式内镜的应用

内镜系统（endoscopic system，图 7-2）由监视器（monitor）、摄像系统（picture pick-up system）、（包括摄像主机和摄像头）、光源（light source）、气腹机（insufflator）、电刀（electric knife）、各种泵（pump）、镜头（mirror）、手术器械（surgical instrument）、台车（trolley）组成。其成像原理是镜体连接导光束和摄像头，将光源产生的光线传导到被观察物的表面，再通过其自带的传输系统传输回摄像主机，传输回的图像经过摄像主机的处理，最终显示在监视器上。

内镜手术需要使用内镜（镜头）和辅助器械。镜头的物镜片一端对准被观测物表面，使医师通过目镜或监视器能够非常直观地看到脏器的情况。使用时，内镜经人体的天然孔道或者是经手术做的小切口将内镜导入预检查的器官，可直接观察人体各种腔隙内组织结构的情况并进行手术，无须完全打开腔隙。手术的小切口可以提供诊疗或外科手术的操作通路，借助这个通路完成诊疗和手术。

在手术治疗中应用广泛，其中以硬式内镜运用为主，常用的有脑外科椎间孔镜、鼻窦镜、胸腔镜、腹腔镜、肛肠镜、妇科腹腔镜、宫腔镜、泌尿外科腹腔镜、经皮肾镜、前列腺电切镜、骨关节镜、椎间盘镜等。在上述内镜系统的组成中，摄像系统、光源、气腹机等设备不接触人体表面，无须清洗消毒。直接进入人体体腔的有内镜器械（镜头）和相关辅助手术器械，这类器械应根据卫生部《内镜清洗消毒技术操作规范》进行清洗、消毒或灭菌。

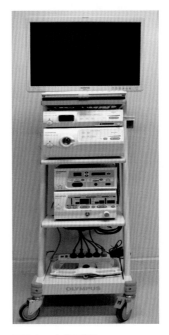

图7-2　内镜系统

第二节　硬式内镜及手术器械的使用、维护与保养

一、硬式内镜及手术器械的清洗、消毒、灭菌原则

硬式内镜是一种侵入式诊疗器械和手术器械，必须遵循并符合卫生部颁布的 WS 310.2-2009《内镜清洗消毒技术操作规范》进行清洗、消毒，保证器械使用的安全。

1. 依据相关使用手册操作说明，对内镜器械和相关辅助手术器械进行正确的清洗、消毒、灭菌，制定硬式内镜清洗、消毒、灭菌技术操作流程，建立相应的管理制度。

2. 对相关操作人员进行专项培训，使其了解内镜器械和相关辅助手术器械的性能及功能，了解清洗、保养、消毒、灭菌和存储等方面的相关知识。

3. 进行清洗去污操作时，工作人员应当穿戴必要的防护用品，如工作服、防渗透围裙、口罩、帽子、手套等，符合 WS 310.2-2009 附录 A。

4. 具备硬式内镜及器械的基本清洗设备，如专用流动水清洗槽（special flouing water cleaning tank，图 7-3）、负压吸引器（vacuum extractor）、超声清洗器（ultrasonic cleaner）、高压水枪（pressure water gun，图 7-3）、清洗用的各种刷子（brush）、干燥设备（drying equipment）等。

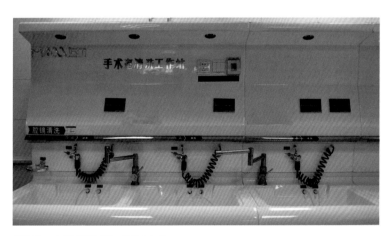

图7-3　内镜清洗槽、高压水枪

5. 内镜及附件用后应当立即清洗，凡穿破黏膜，进入人体无菌组织器官，经外科切口进入人体无菌腔室的内镜及附件必须灭菌。

二、硬式内镜及手术器械的预处理、回收、核查、清洗

1. 用后预处理　硬式内镜使用后立即用流动水彻底冲洗，除去血液、黏液等污染物，

镜头导光束接头内光纤受污后要及时清洗或擦干，分类放置在专用篮筐或容器中，电缆线应顺势盘绕，然后置于密闭的容器中运送到清洗消毒部门。

2. 回收、核查　清洗前检查、评估器械的完好状态，观察镜身有无变形，钳类张开闭合是否灵活，外套管或电凝器械绝缘体有无表皮破裂，镜子前端物镜是否被损伤等，当面交接查对器械种类、数量、完整性和功能状况。

3. 清洗　根据厂商建议选择使用清洗方法，硬式内镜的镜体采用手工清洗方法，硬式内镜器械选用机械清洗方法，将能够拆卸的器械分解后清洗并摆放整齐，如分解穿刺器芯、多功能阀、穿刺器套管等器械附件，各个器械应单独平稳放置，分解后的器械应有序摆放，利于器械的组合，密封圈等小的零部件放在清洗网盒中，防止丢失。

（1）机械清洗方法：经过手工预处理后开始常规清洗步骤，将硬式内镜装载于专用清洗架上，使器械表面和管腔内部得到彻底清洗，其他附件应放置于塑料的清洗篮筐中，采用喷淋清洗器进行冲洗、洗涤、漂洗、终末漂洗和消毒、干燥处理。

（2）手工清洗：预处理之后，将镜体、镜鞘、操作钳等配件完全浸没于酶清洁剂内，内镜的镜体以移动或倾斜的方式放入清洗剂中，排除管腔中的空气，水温度≤40℃，浸泡 5 ～ 10min；在清洗液中用软毛刷刷洗镜鞘、操作钳的轴节、齿牙处及器械表面，弯曲部及管腔内使用管腔清洗刷，刷洗时必须两头见刷头；镜面和透镜不能使用刷子和超声波清洗，内镜镜头可使用 75% 乙醇棉签擦拭，拆开清洗导光接头处，用软毛刷清洗器械附件的关节拆分的手柄、外套管和内芯三个部分，外套上有冲洗孔易清洗，流动水冲洗器械表面，用高压水枪、气枪反复多次交替冲洗内腔，直至内腔清洁。

（3）内镜及附件清洗时水温度≤40℃，镜头、照相系统和光缆不能使用超声波清洗，导光束等线圈类的接头部不可水洗，可用蘸清水软布擦拭清洁。

三、硬式内镜及手术器械的消毒、干燥、检查、保养及包装

1. 消毒（disinfect）　首选清洗消毒器进行湿热消毒，也可采用 75% 乙醇擦拭消毒或清洗后即可在清洁的环境条件下干燥处理。操作中防止发生二次污染，包装后及时灭菌处理。

2. 干燥（dry）　用清洁软布擦干或用气枪吹干光学视管的各个部位；可耐受机械处理的部件采用机械干燥方法；管腔器械烘干处理后，需要再使用气枪进行吹干处理，如穿刺器等。

3. 检查（examine）和保养（maintain）　目测或借助放大镜检查器械的清洗质量；组装器械时检查部件的完好性，必要时由专业维修人员修理后使用；使用电子测试设备进行绝缘性能的检验；所有器械关节轴、可活动的连接、螺纹、阀门等清洗完毕后必须加入润滑油，部件移动顺畅，不能僵硬；组装尖锐的器械应选用适当的防护用具，包括器械保护套（instrument protective sleeve）、保护袋（protective bag）、器械盒（instrument

box）、垫（pad）等产品或自制的保护用具。

4.包装(package)　根据硬式内镜选用的灭菌方法,选用相应的包装材料及包装方法。

四、硬式内镜及手术器械的灭菌

内镜灭菌的温度和时间按使用说明书要求进行选择。适用于压力蒸汽灭菌的内镜及手术器械采用 134℃的温度下压力蒸汽灭菌，在 134℃下所需要的灭菌时间比在 121℃下的时间短，对内镜及手术器械的损伤相对要小；环氧乙烷灭菌方法适用于各种内镜及附件的灭菌；过氧化氢等离子体低温灭菌方法速度较快，与大部分器械兼容；不能采用压力蒸汽灭菌的内镜及附件在没有低温灭菌设备的情况下，可使用 2% 碱性戊二醛浸泡10h 灭菌；硬式内镜的清洗、消毒、灭菌必须符合《医疗机构消毒技术规范》的相关规定，参照《内镜清洗消毒技术操作规范》的方法使用。

（王春娥　高焕新）

第 8 章

特殊感染手术器械的相关知识及处理

特殊感染手术器械通常是指被气性坏疽梭状芽孢杆菌、破伤风杆菌等污染的手术器械以及突发原因不明的传染病病原体污染的手术器械等。

第一节　相关知识

一、气性坏疽

1. 概念　气性坏疽（emphysematons gungrene）是由梭状芽孢杆菌引起的一种严重的以肌组织坏死为特征的特异性感染，是一种发展迅速，预后差的厌氧菌感染。

2. 病因病理　梭状芽孢杆菌属革兰阳性厌氧菌，以产气荚膜杆菌最为多见，还有水肿杆菌、腐败杆菌、溶组织杆菌等，广泛存在于泥土和粪便中。多见于严重创伤性休克及有大量深层肌组织坏死和异物存留，或开放性骨折并发血管损伤缺血，或使用止血带时间过长的伤口。气性坏疽多由两种以上梭状芽孢杆菌混合感染所致。病菌主要在肌层内繁殖，产生多种外毒素和酶，使肌糖、肌蛋白迅速分解，产生大量的二氧化碳和硫化氢气体致病变组织充气并有恶臭，大量坏死组织和外毒素的吸收引起毒血症，直接侵犯心、肝、肾等重要脏器，引起休克、肾功能不全甚至多脏器衰竭。

3. 临床表现　潜伏期一般为伤后 1 ~ 4d（6h ~ 6d），患者多有明显的全身和局部表现；前驱征象是伤处有压迫感、沉重感；典型征象是自感伤口"胀裂样"剧痛，难以忍受，伤处苍白、剧肿发亮、触痛，若伤口无明显红、热炎症征象则更应重视，伤处紫红色、黑色，按压有捻发感，出现水疱，伤口内肌肉暗红或土灰色，犹如熟肉状。轻缓挤压，有气泡逸出并有稀薄的血性液体流出；脓液涂片，大量革兰阳性杆菌；胸部 X 线，肌间隙充气征或局部捻发音。

二、破伤风

1. 概念　破伤风（tetanus）是由破伤风杆菌侵入人体所致的一种特异性感染，是由细菌外毒素引发的局部和全身性肌强直、痉挛和抽搐为特征的一种毒血症。

2. 病因病理　破伤风杆菌是革兰染色阳性厌氧梭状芽孢杆菌，煮沸 1h 以上或高压灭菌才能致死，广泛存在于土壤、粪便和结肠内。开放性伤口特别是深而窄，坏死组织多，混有需氧菌感染的伤口，其缺氧环境有利于破伤风杆菌的生长。破伤风是一种毒血症，破伤风杆菌外毒素有痉挛毒素和溶血毒素两种，痉挛毒素是致病的主要毒素，对神经有特殊的亲和力。

3.临床表现　潜伏期为 1d 至数年，平均为 6～10d，初期特殊征象是咀嚼不便，张口困难，进而牙关紧闭；典型征象有"苦笑"面容，颈项肌、背腹肌、四肢肌、膈肌和肋间肌依次受累，全身强直性痉挛发作，而患者神智始终清醒。

三、突发原因不明的传染病

突发原因不明的感染包括突发公共事件和医院感染暴发事件，并有扩散趋势，经国家卫生行政部门组织调查，仍然原因不明。

1.突发公共卫生事件　突然发生造成或者可能造成社会公众健康严重损害的重大传染病疫情、群体不明原因疾病。

2.医院感染暴发事件　含 10 例以上的医院感染暴发事件或发生特殊病原体、新发病原体，可能造成重大公共影响或者严重后果的医院感染。

第二节　特殊感染手术器械的处理

一、处理原则

1.被气性坏疽、破伤风及突发原因不明的传染病病原体污染的器械处理流程遵循"消毒－清洗－灭菌"的原则。

2.减少该类手术器械在回收、运送、清洗、消毒中造成对环境、人员的感染，临床操作时尽可能选择一次性诊疗器械、器具和物品，使用后用双层密闭封装包装，标明感染性疾病名称，按照医疗机构相关部门的规定进行焚烧处理。

3.重复使用的医疗器械在手术室进行双层封闭包装并标明感染性疾病名称，单独回收处理。

二、处理流程

（一）气性坏疽、破伤风病原体污染器械的处理流程

1.操作人员个人防护符合 WS 310.2-2009 附录 A 要求，操作者无皮肤破损或伤口，操作中严格执行个人防护和消毒隔离制度，及时更换防护用具和洗手或对手进行消毒处理。

2.气性坏疽、破伤风病原体污染器械，双层密闭包装后置于黄色垃圾袋中，分两次双层包裹，并在黄色垃圾袋外侧标明感染性疾病的名称，使用封闭容器回收。

3.特殊消毒前的准备工作。备好消毒剂，浸泡用的桶、盆等消毒容器，配制浓度

1000～2000mg/L 或 5000～10000mg/L 的含氯消毒剂溶液。打开回收的气性坏疽污染器械包装前在台面上覆盖塑料薄膜，减少台面的污染，控制污染范围。

4. 消毒处理。评估器械的污染程度以及是否耐受浸泡消毒，一般污染采用含氯消毒剂溶液 1000～2000mg/L 浸泡 30～45 min；有明显污染时采用含氯消毒剂溶液 5000～10000mg/L，完全浸泡在消毒液内，加盖进行消毒处理，浸泡时间≥60min。

5. 将消毒后的器械取出选用温热自来水冲洗，去除化学药剂后再按常规清洗步骤和方法进行，如湿热消毒温度应≥90℃，时间≥5min，或 A0 值≥3000，并做器械清洗质量监测。

6. 接触污染器械的运输用具需进行严格消毒；对于盛装盒，浸泡桶、盆等应遵循与污染器械同等消毒处理原则进行；操作台面、回收车和地面等根据污染程度使用 1000～2000mg/L 或 5000～10000mg/L 含氯消毒剂溶液，至少保持与被污染表面接触 30～45 min 或 60min 的消毒后，再用温热水冲洗清洁。

7. 器械按常规包装方法及要求进行包装。

8. 气性坏疽、破伤风选用压力蒸汽灭菌方法和常规灭菌参数。灭菌效果监测包括生物测试、包内化学指示卡等。

（二）突发原因不明的传染病病原体污染器械处理流程

1. 依据国家相关规定的要求，执行国务院卫生行政主管部门组织制定的相关技术标准，规范和控制措施制定专项的消毒、清洗、灭菌操作流程，执行先消毒后清洗再灭菌的操作步骤。

2. 在医院感染暴发事件中，应依据医疗机构医院感染管理和相关部门规定进行消毒和防控。

（王春娥　何丽　刘桂秀）

第 9 章

追溯管理系统在手术器械管理中的应用

第一节　追溯管理系统基本内容及流程操作

一、登录系统

打开 PC 机→双击桌面可执行快捷方式图标（图 9-1）。

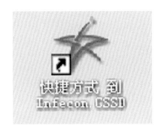

图9-1　图标

1. 弹出登录对话框（图 9-2）→扫描员工条码登录系统（图 9-3）。

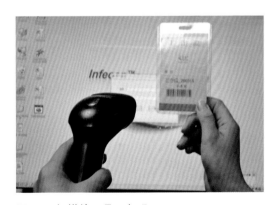

图9-2　登录对话框　　　　　　　　　　　图9-3　扫描枪、员工条码

2. 弹出无法登录窗口→检查屏幕右下角网络是否显示正常→联系管理员或信息科人员。

3. 器械追溯管理系统由流程操作系统和系统主程序两部分组成。

（1）流程操作系统：见图9-4。

（2）系统主程序：见图9-5。

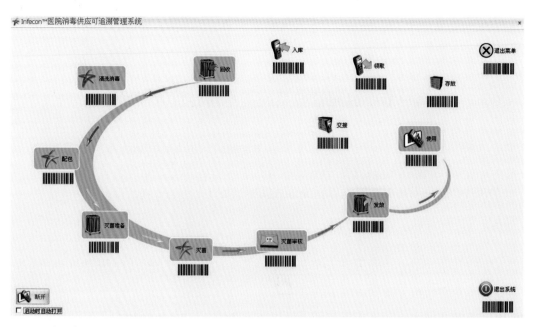

图9-4　流程操作系统界面

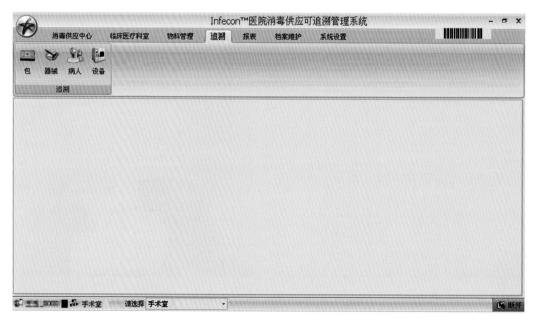

图9-5　系统主程序——追溯界面

二、回收操作基本内容及流程

进入回收流程操作界面，使用扫描枪在 PC 机上完成，每次回收任务，只能扫描一个网篮，不能同时扫描多个网篮或多个器械包条码。

1. 有条码手术器械包回收　打开 PC 机→双击桌面管理系统图标→在登录界面扫描操作人条码→回收区 PC 机默认进入流程操作系统界面→点击回收进入回收操作流程界面（图 9-6）→扫描网篮条码→核对器械组成→扫描回收完成→扫描回收人条码。

2. 无条码手术器械包回收（只针对特殊器械包使用）　打开 PC 机→双击桌面快捷方式图标→在登录界面扫描操作人条码→回收区 PC 机默认进入流程操作系统界面→点击回收扫描网篮条码→点击"无条码包登记"→选择"科室"，双击确认"手术室"→选择"回收器械包"，输入物品数量"1"→点击"确定"→点击"回收完成"→扫描回收人条码。可输入多个回收物品，扫描一次网篮，同时回收。

3. 回收查询　在回收完成之后，网篮未清洗前，点击"回收查询"→扫描使用过的网篮→扫描需要添加的网篮条码→点击"回收完成"→扫描回收人条码。该功能主要用于特殊器械包回收时的操作方式。

4. 回收情况统计　单击界面左侧"回收情况查询"，以时间为批次查询每次回收的详细信息。

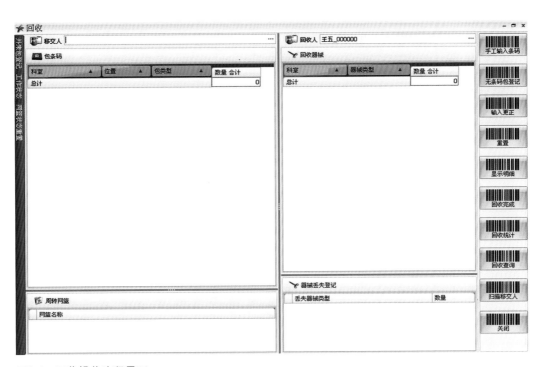

图9-6　回收操作流程界面

5. 重置 重置功能是放弃最近的一次输入信息，并非删除最近一次的输入信息，将屏幕内信息清空。

6. 不可回收网篮 已清洗未审核的网篮不可用于回收；已回收的器械包不能再次进行回收；可在系统设置中进行限定。

三、清洗消毒操作基本内容及流程

该操作主要在 PDA 上完成。打开 PDA 电源，进入 PDA 系统→双击可执行快捷方式图标→扫描员工条码，进入流程操作系统→"清洗消毒"，进入清洗消毒操作界面（图9-7）→扫描已放入清洗器的所有网篮标签→扫描清洗器（自动清洗机、超声波清洗机、手工清洗等）条码标签（图9-8）→点击"开始清洗消毒"即可完成清洗消毒流程操作。每个器械包回收后，必须要进行相关的清洗流程。

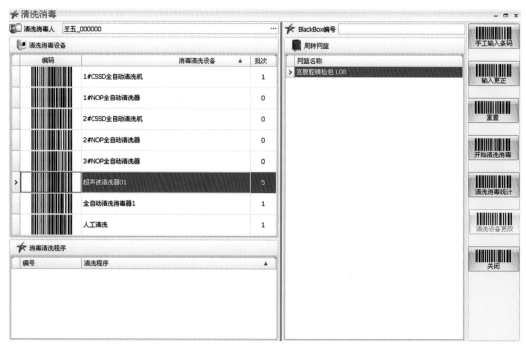

图9-7 清洗消毒操作流程界面

四、配包操作基本内容及流程

该流程主要在 PC 机上完成，进入配包操作流程界面（图 9-9）。配包前必须要对网篮进行清洗审核，否则无法打印出包条码。选择：

1. 常规操作 打开 PC 机，双击桌面上可执行快捷图标→扫描操作人条码，进入流程操作系统界面→点击"配包"→扫描已清洗、烘干网篮上的标签→点击"合格"或者扫描"合格"标签条码→扫描配包人条码→点击"配包完成"或扫描"配包完成"标签条码→扫描审核人条码→打印包条码。

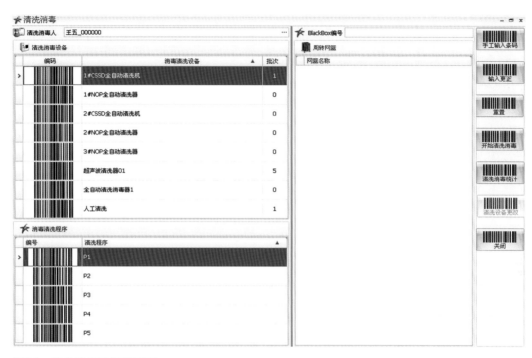

图9-8　清洗器条码标签界面

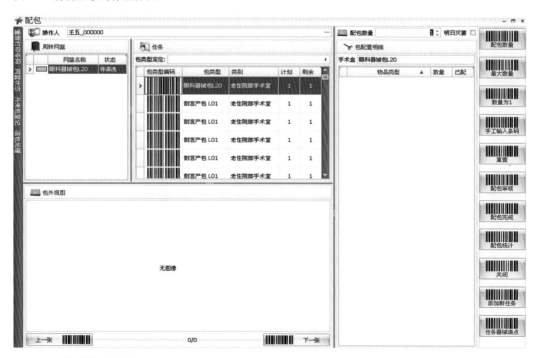

图9-9　配包操作流程界面

2. 删除任务 录入错误或添加的多余的配包任务，配包界面单击"关闭"→单击"退出"菜单→主界面上单击"任务管理"→按照时间、包类型查找需要终止的配包任务→单击"删除"→单击"确认"终止多余的任务（删除任务前必须保证该任务对应网篮状态为合格）。

3. 添加任务 主要用于过期包和回收区漏输的包装任务，该操作流程只适合在配包区电脑上进行，只针对无条码的特殊器械包及过期的大件手术器械包暂时使用该流程打印包条码，一般情况下请勿随意使用该流程操作。

双击 PC 机桌面管理系统图标→在登录界面扫描操作人员条码→单击配包流程操作界面"添加新任务"→在弹出窗口点击"包类型"后面的"…"图标→点击"拼音简码"后面空白窗口→输入特殊器械包名称拼音首字母→选择器械包名称并双击"确认"→在任务栏里找到并点击新添加的特殊器械包→单击"配包完成"→确认包装材料→扫描审核人条码→打印出器械包条码。

五、灭菌审核操作基本内容及流程

该操作主要在 PDA 上完成，在 PDA 上进入系统（图 9-10）。

（一）灭菌操作基本内容及流程

1. 灭菌基本操作 打开 PDA，进入管理系统登录界面→扫描操作员条码，进入流程操作系统→点击"灭菌"，进入灭菌流程操作界面→扫描待灭菌的器械包上的标签条码（图9-11）→选择、扫描灭菌设备标签条码→点击"开始灭菌"→自动打印锅次条码。

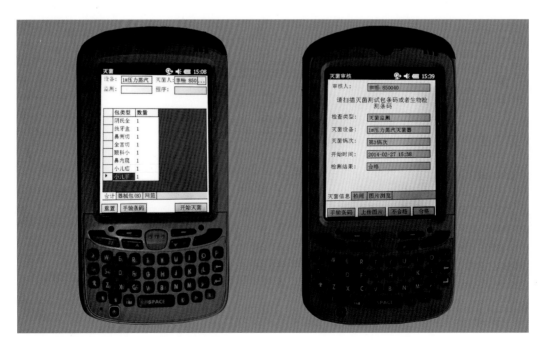

图9-10　PDA上的灭菌、灭菌审核操作界面

2. 重复扫描与取消装载　电脑上重复扫描某个包不会造成数量叠加，PDA 上重复扫描某个包会提示是否取消该包。

（二）灭菌审核操作基本内容及流程

灭菌锅灭菌完毕后，使用 PDA 退出灭菌界面。对系统进行设置限定，未作灭菌审核的包不能发放，系统提示为非灭菌包不可以发放。

选择：

1. 灭菌包审核　见图 9-12，高压蒸汽灭菌器灭菌完毕后，使用 PDA 退出灭菌界面，选择"灭菌审核"，进入审核界面→扫描锅次条码上的第一段条码→屏幕显示灭菌质量检测类型为"灭菌监测"→点击"合格"→扫描灭菌审核人条码。

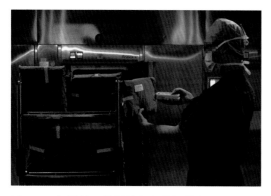

图9-11　扫描待灭菌器械包上的标签条码

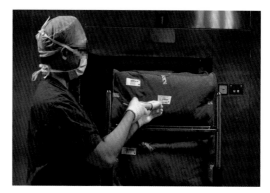

图9-12　灭菌包审核

2. 灭菌包生物监测审核　扫描锅次条码上的第二段条码→屏幕显示灭菌包质量监测类型为生物监测（图 9-13）→单击"合格"→扫描灭菌审核人条码。

六、入库操作基本内容及流程

1. 入库流程操作　见图 9-14，扫描下送人条码→扫描仓库位条码→扫描器械包条码→点击"入库确认"。

2. 更换入库管理员　点击"更换管理员"→扫描新管理员条码。

3. 入库统计查询　退出流程操作系统界面，进入主程序界面→点击"临床医疗科室"→点击"入库"→点击"查询"→输入相关查询条件后点击"查询"。

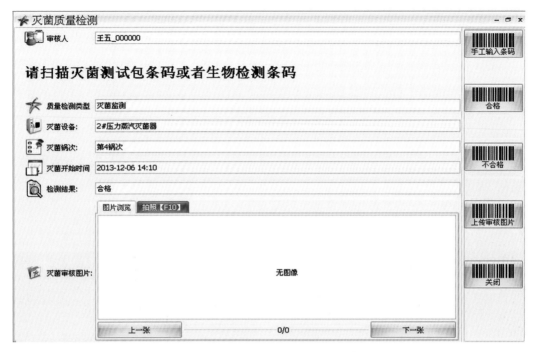

图9-13 灭菌质量检测界面

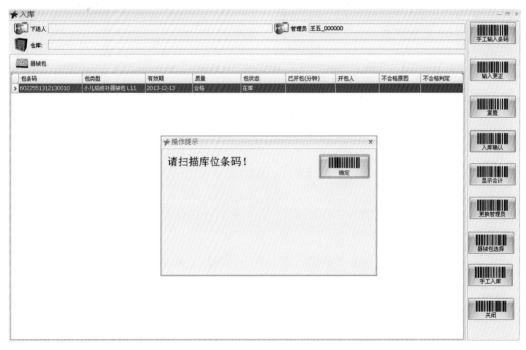

图9-14 入库操作流程界面

七、存放操作基本内容及流程

1.存放流程操作　见图9-15，扫描器械包条码→扫描存放库位条码→点击"存放确认"。

2.存放统计查询　退出流程操作系统界面，进入主程序界面→点击"临床医疗科室"→点击"存放"→点击"查询"→输入相关查询条件后点击"查询"。

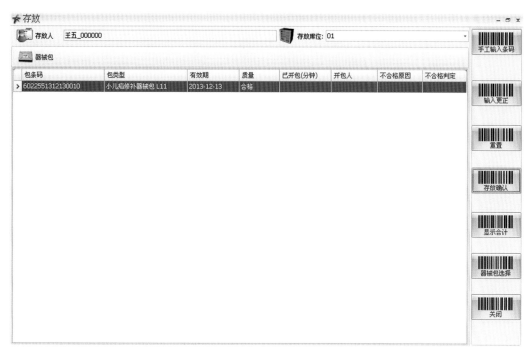

图9-15　存放操作流程界面

八、发放操作基本内容及流程

该流程主要在 PDA 上完成，部分在 PC 机上完成，二者流程操作方式一样。发放过的包不可重复发放，过期包和不合格包不能进行发放。进入发放流程操作界面，选择以下内容。

（一）发放操作流程

1.PDA 发放　打开 PDA，进入管理系统登录界面→扫描员工条码，进入管理系统→选择"发放"，进入发放流程操作界面→扫描手术间标签条码→扫描发放至该手术间的所有器械包上的标签条码→点击"发放"，即可完成发放流程操作。

2.PC 机发放　见图 9-16，打开 PC 机，双击桌面可执行快捷图标→扫描员工条码，进入管理系统，发放区系统默认进入发放流程操作界面→在"库位"中选择需要发放的

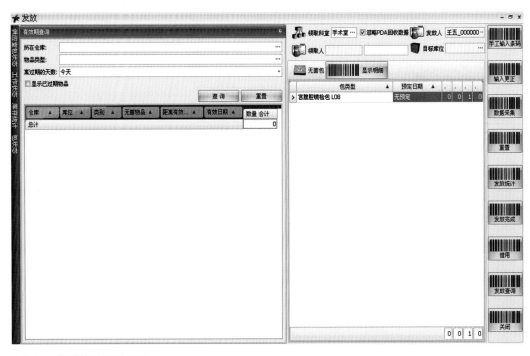

图9-16　发放操作流程界面

手术间→扫描发放至该手术间的所有器械包条码→点击"发放完成"，即可完成发放流程操作。

（二）重打发放单

在发放操作界面单击"关闭"→单击"退出"菜单→主界面单击"无菌包发放"→查询需要重打发放单的历史信息→单击"打印"。

九、领取操作基本内容及流程

过期包和灭菌不合格包不能领取。

1. 领取流程操作　见图9-17，扫描器械包条码→扫描领取人条码→点击"领取确认"。

2. 领取库位　流程选项中勾选必须输入库位时，点击"领取确认"前必须扫描库位条码。

3. 领取统计查询　退出流程操作界面，进入主程序界面→点击"临床医疗科室"→点击"领取"→点击"查询"→输入相关查询条件后点击"查询"。

十、交接操作基本内容及流程

1. 交接流程操作　见图9-18，扫描器械包条码→扫描交接人条码→点击"交接确认"。

2. 更换交接操作人　点击"更换操作人"→扫描新操作人条码。

3. 交接统计查询　退出流程操作界面，进入主程序界面→点击"临床医疗科室"→点击"交接"→点击"查询"→输入相关查询条件后点击"查询"。

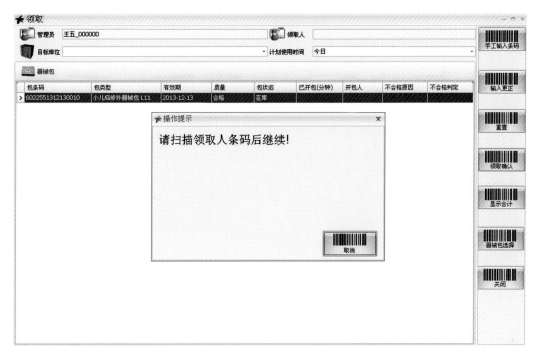

图9-17　领取操作流程界面

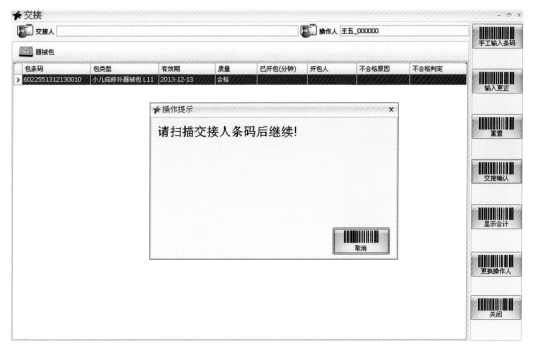

图9-18　交接操作流程界面

十一、使用操作基本内容及流程

1. 使用流程操作　见图9-19，输入患者ID并按"确认"键→显示患者相关信息→扫描器械包条码→进行灭菌合格判定，点击"合格"→进行配包合格判定，点击"合格"→点击"确认包使用"。

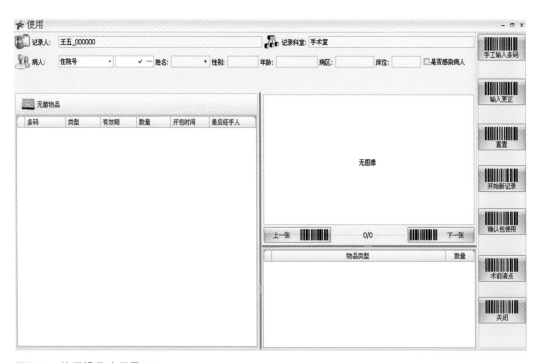

图9-19　使用操作流程界面

2. 清点　见图9-20、图9-21、图9-22，点击"术前清点"→扫描清点人条码→点击"术中清点"→扫描清点人条码→点击"术后清点"→扫描清点人条码。

3. 新增器械包　在未进行术后清点操作前，直接扫描新增器械包条码→点击"确认包使用"。

4. 不能使用的包　可在流程选项中限定某种状态下的器械包不能使用。

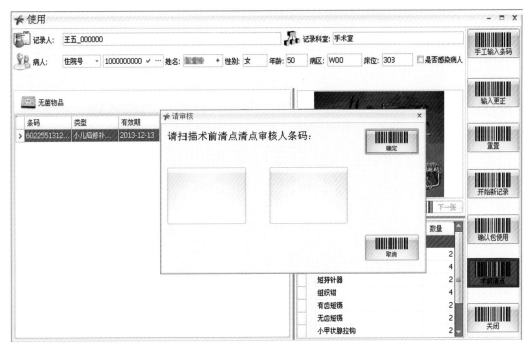

图9-20　术前清点操作界面

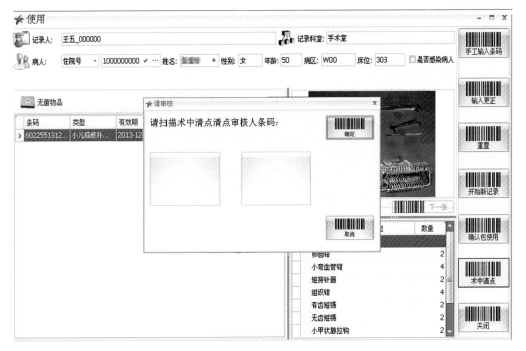

图9-21 术中清点操作界面

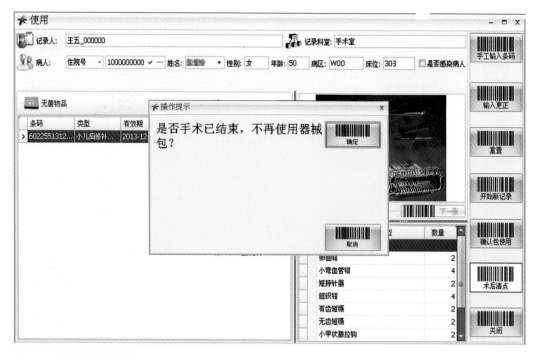

图9-22 术后清点操作界面

十二、外来器械管理操作

外来器械管理流程操作：进入回收操作流程界面→侧边栏点击"外来包登记"→录入器械包的各项信息（器械包名称，厂家信息，医师姓名，患者姓名等信息）→选择灭菌方式→点击"打印标签"。

第二节　档案维护操作

一般情况下，科室部门与产品类别无须再添加，若需要专门新建某个产品类别，并属于某个科室专有，则需要在"新建产品类别"里选择专属科室；科室部门、产品类别信息如需修改，只需双击"查询"，弹出对话框后进行相应修改并保存。"外部科室""发放至该科室需确认"功能应根据实际情况进行勾选；"无菌物品""一次性物品"根据实际情况进行添加，也可不进行操作。

1. 网篮维护　主界面单击"档案维护"→单击"周转网篮"→如网篮编号不够则新增网篮（手术室1为L，手术室2为W）。

2. 产品维护　新建手术器械包且需进行网篮绑定时在"产品新建"窗口中勾选"包单独回收"，需要绑定的手术器械包统一归纳在"手术室"类别中，小件器械归纳在"特殊器械"类别中。在新建、修改手术器械包信息之前，可参考类似其他器械包设置，若需要添加某种器械，如剪刀、镊子等只需在"产品新建"窗口的"种类"中选择"器械"即可。

主程序界面单击"档案维护"→单击"产品"→选择所需"类别"→点击"新建"→输入产品详细信息→选择包装属性→点击"完成"。

（1）包装属性类型：决定产品包装以及打印出来相应包装有效期。

（2）手术器械包需勾选右下角包单独回收、固定绑定网篮、回收器械清点选项。

（3）外来器械包只勾选右下角"外来器械包"选项。

（4）设置单个器械数量：双击 PC 机桌面管理系统图标→在登录界面输入用户名及密码或扫描个人条码进入系统→退出流程操作界面，进入主程序界面，点击"档案维护"→点击"产品"，操作栏显示各项操作选项→点击"新建"，在弹出的"产品新建"窗口中，选择种类、产品类别、包装属性、设置器械包名称、配包审核状态→点击"器械" "添加"，通过简拼，查找到器械名称→设置单个器械数量→设置完毕，点击"保存"即可。

（5）修改器械包：点击"查询"，在"类型"选项里面，通过简拼，查找需要进行修改的器械包→双击查询到的"器械包"，即可弹出"产品修改"窗口，在该窗口中即可进行相应修改。

（6）添加器械包或者单个器件的图片：右键点击"产品修改"窗口右边空白处→选择"读取"→找到相应图片。图片大小建议控制在 100KB 以内。

3. 产品类别维护　主界面单击"档案维护"→单击"产品类别"→选中类别（包、器械、辅助材料等）→点击"新建"→输入产品类别的基本信息（专属科室需选择对应大科室）→点击"完成"。

4. 所有包装有效期维护　主界面单击"档案维护"→单击"包装属性"→点击"新建"→输入包装属性名称→输入有效期。

5. 科室维护　主界面单击"档案维护"→单击"科室部门"→点击"新建"→输入科室名称、上级科室→勾选"临床科室"和"可入库"操作选项→点击"保存"。

6. 用户信息维护　主界面单击"档案维护"→单击"用户管理"→新员工入职单击"新建"→基本信息内录入用户名、账号、所属供应室、科室部门→单击"角色信息"，勾选"1～6"，资料管理员只需勾选"系统管理员"。

第三节　器械包与网篮绑定

1. 手术器械包需要进行包与网篮绑定操作（图 9-23），在进行网篮绑定时，可参考其他已做好绑定的网篮，每次进行绑定操作只能绑定 1 个器械包。在"包固定组成新建"窗口中，输入固定组成器械包名称时，建议与网篮名称一致，设置完毕后，首次需要通过无条码登记找到该器械包，再扫描绑定的网篮条码，完成回收－清洗－配包流程，打印出包条码后，即完成包与网篮的绑定。一般情况下，特殊器械包与厂家器械包无须做包与网篮绑定。

2. 双击 PC 机桌面管理系统图标→在登录界面输入"用户名"及"密码"或扫描个人条码进入系统→在主程序界面单击"档案维护"→单击"周转网篮"→在"网篮新建"窗口中，输入网篮名称并保存→查询到新添加的网篮，点击"打印"，通过打印机打印出网篮标签→点击"档案维护"中的"包固定组成"→点击"新建"，弹出"包固定组成新建"窗口→在"包类型"中通过简码找到需要绑定的器械包信息→输入固定组成包名称，在网篮处通过简码找到该包对应的绑定网篮→点击"保存"→打印出该网篮条码→进行一次无条码登记回收并进行清洗、配包、打印出包条码。

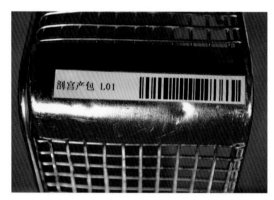

图9-23　器械包与网篮绑定

第四节　系统设置与PDA操作

一、系统设置

1. 打印机的绑定　系统设置→选项→本机设置→点击各个打印机的"下拉框"选项→选择各项功能的"打印机"→点击"保存设置"。

2. 打印机的使用　打印标签时，如未吐出标签：

（1）检查打印机的指示灯是否在闪烁，若在闪烁请将指示灯旁的按钮按一下。

（2）将打印机盒盖揭开，看是否标签纸充足，如不够打印，换上新的标签纸后按出纸按钮即可。

（3）若出现标签上无黑色字体，但有打印的模糊字样，请更换打印碳带。

3. 扫描枪的使用　扫描时发现扫描枪无光线射出，请检查扫描枪是否插好，扫描枪顶部是否有红光在闪烁，若红光一直闪烁，请将扫描枪换一个 USB 口或者将电脑重启一次（扫描枪插拔时请先将程序关闭，避免扫描枪还原后无法读取程序条码）。

4.防水标签打印机 打印防水标签时需更换系统默认的条码打印机为 P-Touch 打印机，打印网篮标签时，单击"打印"→选择"是"，打印 P-Touch→选择"否"，不打印"90mm"格式。

二、PDA操作

1.PDA 的作用 手持移动设备，包含台式机客户端的供应室所有流程操作，包括回收、清洗、清洗审核、配包、灭菌、灭菌审核、发放。

2.PDA 网络设置 如操作时屏幕左上角显示脱机模式，点击屏幕最上方的"网络天线"图标→无线网管理→单击"WLAN"选择"关闭"或者"开启"。

3.PDA 登录与操作 点击左下角"DOS"图标进入 PDA 桌面，找到"追溯"图标，点击一次后等待系统响应，弹出"请扫描人员条码"后，扫描操作者条码后便可正常操作。

第五节 科室信息及用户管理操作

一、科室信息管理

添加手术间前，可通过"查询"，查找到已添加好的手术间并查看相应设置，添加手术间时，一定要选择"手术室"下面的"OP 无菌库"。

双击 PC 机桌面管理系统图标，在登录界面，输入用户名及密码或扫描个人条码进入系统→退出流程操作界面，进入主程序界面，点击"档案维护"→点击"库位"，操作栏显示各项操作选项→点击"新建"，弹出"库位新建"窗口→输入"库位名称"，科室选择"手术室"，仓库选择"OP 无菌库"→ 点击"保存"即可。

二、用户管理

一般情况下，普通用户只需标有 01 ～ 06 的权限，若有特殊用户，可根据备注栏标明信息再分配相应权限。在新建或修改用户信息时，必须输入账号，即用户编号，在新建或修改用户信息时建议先参考其他已添加的用户信息设置。

双击 PC 机桌面管理系统图标，在登录界面，输入用户名及密码或扫描个人条码进入系统→退出流程操作界面，进入主程序界面，点击"档案维护"→点击"用户管理"→点击"新建"，弹出"用户新建"窗口，输入用户名、账号、科室部门→点击"角色信息"，选择序号为"01、02、03、04、05、06"→点击"保存"即可。

第六节　器械追溯与报表

一、器械追溯

1. 器械包追溯

双击 PC 机桌面管理系统图标，在登录界面，输入用户名及密码或扫描个人条码进入系统→退出流程操作界面，进入主程序界面→点击"追溯"菜单下的"包"，弹出"包追溯"窗口→在"包编码"输入框中输入包条码→点击"查询"或者用扫描枪扫描包条码即可查询到"器械包"所经过的所有流程。

器械包追溯可以通过包追溯侧边栏的"历史记录"中的"配包时间"或者"包筛选"中的"包类型"及"包名称"来筛选器械包信息。

2. 病人追溯

双击 PC 机桌面管理系统图标，在登录界面，输入用户名及密码或扫描个人条码进入系统→退出流程操作界面，进入主程序界面→点击"追溯"菜单下的"病人"， 弹出"病人追溯"窗口→在"病人"输入框中输入病人编码→点击"√"按钮或者点击"…"，弹出"病人"姓名简拼，筛选"病人"选择框，输入病人姓名简拼筛选"病人"→双击该"病人"，显示框内即显示病人所使用过的器械包→双击显示框内的某一个包，将转到"包筛选"界面，并显示此"器械包"所经过的流程。

3. 设备追溯

双击 PC 机桌面管理系统图标，在登录界面，输入用户名及密码或扫描个人条码进入系统→退出流程操作界面，进入主程序界面→点击"追溯"菜单下的"设备"，弹出"设备追溯"窗口→在"设备"界面的"查询条件"侧边栏可通过"清洗设备"及"灭菌设备"中的筛选条件来筛选包信息，输入相应的查询条件→点击"查询"，右边的显示框内即显示查询到的回收信息→双击显示框内的某一个包,将转到"包筛选"界面，并显示此"器械包"所经过的流程。

二、工作量统计及报表

在报表下统计各种查询到的数据，都可以进行打印导出的操作。

（一）常规包统计及报表

1. 回收

（1）回收统计：双击 PC 机桌面管理系统图标，在登录界面，输入用户名及密码或扫描个人条码进入系统→退出流程操作界面,进入主程序界面→点击"报表"菜单下的"工作统计"→点击"工作统计"下拉框中的"回收统计"→在"回收统计"侧边栏的"查询条件"中输入相应的查询条件→点击"查询"，在右边的显示框内即显示查询到的回收统计信息。

（2）回收报表：双击 PC 机桌面管理系统图标，在登录界面，输入用户名及密码或扫描个人条码进入系统→退出流程操作界面，进入主程序界面→点击"报表"菜单下的"工作统计"→点击"工作统计"下拉框中的"回收报表"→在"回收报表"侧边栏的"查询条件"中筛选回收信息，输入相应的查询条件→点击"查询"，在右边的显示框内即显示查询到的回收报表信息。

2. 清洗　双击 PC 机桌面管理系统图标，在登录界面，输入用户名及密码或扫描个人条码进入系统→退出流程操作界面，进入主程序界面→点击"报表"菜单下的"工作统计"→点击"工作统计"下拉框中的"清洗统计"→在"清洗统计"侧边栏的"查询条件"中筛选清洗信息，输入相应的查询条件→点击"查询"，在右边的显示框内即显示查询到的清洗信息。

3. 配包　双击 PC 机桌面管理系统图标，在登录界面，输入用户名及密码或扫描个人条码进入系统→退出流程操作界面，进入主程序界面→点击"报表"菜单下的"工作统计"→点击"工作统计"下拉框中的"配包统计"→在"配包统计"侧边栏的"查询条件"中筛选配包信息，输入相应的查询条件→点击"查询"，在右边的显示框内即显示查询到的配包信息。

4. 配包检包　双击 PC 机桌面管理系统图标，在登录界面，输入用户名及密码或扫描个人条码进入系统→退出流程操作界面，进入主程序界面→点击"报表"菜单下的"工作统计"→点击"工作统计"下拉框中的 "配包检包统计"→在"配包检包统计"侧边栏的"查询条件"中筛选配包检包信息，输入相应的查询条件→点击"查询"，在右边的显示框内即显示查询到的配包检包信息。

5. 灭菌

（1）双击 PC 机桌面管理系统图标，在登录界面，输入用户名及密码或扫描个人条码进入系统→退出流程操作界面，进入主程序界面→点击"报表"菜单下的"工作统计"→点击"工作统计"下拉框中的 "灭菌统计"，在"灭菌统计"侧边栏的"查询条件"中筛选灭菌信息，输入相应的查询条件→点击"查询"，在右边的显示框内即显示查询到的灭菌信息。

（2）灭菌明细统计：双击 PC 机桌面管理系统图标，在登录界面，输入用户名及密码或扫描个人条码进入系统→退出流程操作界面，进入主程序界面→点击"报表"菜单下的"工作统计"→点击"工作统计"下拉框中的"灭菌明细统计"→在"灭菌明细统计"侧边栏的"查询条件"中筛选灭菌信息，输入相应的查询条件→点击"查询"，在右边的显示框内即显示查询到的灭菌明细信息。

6. 入库　双击 PC 机桌面管理系统图标，在登录界面，输入用户名及密码或扫描个人条码进入系统→退出流程操作界面，进入主程序界面→点击"报表"菜单下的"工作统计"→点击"工作统计"下拉框中的"入库报表"，在"入库报表"侧边栏的"查询条件"中筛选入库信息，输入相应的查询条件→点击"查询"，在右边的显示框内即显示查询到的入库信息。

7. 发放

（1）发放统计：双击 PC 机桌面管理系统图标，在登录界面，输入用户名及密码或扫描个人条码进入系统→退出流程操作界面，进入主程序界面→点击"报表"菜单下的"工作统计"→点击"工作统计"下拉框中的"发放统计"→在"发放统计"侧边栏的"查询条件"中筛选发放信息，输入相应的查询条件→点击"查询"，在右边的显示框内即显示查询到的发放信息。

（2）发放报表：双击 PC 机桌面管理系统图标，在登录界面，输入用户名及密码或扫描个人条码进入系统→退出流程操作界面，进入主程序界面→点击"报表"菜单下的"工作统计"→点击"工作统计"下拉框中的"发放报表"→在"发放报表"侧边栏的"查询条件"中筛选发放信息，输入相应的查询条件→点击"查询"，在右边的显示框内即显示查询到的发放信息。

（3）无菌包发放：双击 PC 机桌面管理系统图标，在登录界面，输入用户名及密码或扫描个人条码进入系统→退出流程操作界面，进入主程序界面→点击"报表"菜单下的"工作统计"→点击"工作统计"下拉框中的"无菌包发放"→在"无菌包发放"侧边栏的"查询条件"中筛选无菌包的发放信息，输入相应的查询条件→点击"查询"，在右边的显示框内即显示查询到的无菌包发放信息。

（4）发放统计报表：双击 PC 机桌面管理系统图标，在登录界面，输入用户名及密码或扫描个人条码进入系统→退出流程操作界面，进入主程序界面→点击"报表"菜单下的"工作统计"→点击"工作统计"下拉框中的"发放统计报表"→在"发放统计报表"侧边栏的"查询条件"中筛选发放信息，输入相应的查询条件→点击"查询"，在右边的显示框内即显示查询到的发放信息。

8. 使用　双击 PC 机桌面管理系统图标，在登录界面，输入用户名及密码或扫描个人条码进入系统→退出流程操作界面，进入主程序界面→点击"报表"菜单下的"使用统计"，输入相应的查询条件→点击"查询"，在右边的显示框内即显示查询到的使用信息。

（二）外来包统计

1. 外来包　双击 PC 机桌面管理系统图标，在登录界面，输入用户名及密码或扫描个人条码进入系统→退出流程操作界面，进入主程序界面→点击"报表"菜单下的"外来包统计"，通过"外来包统计"侧边栏的"查询条件"来筛选外来包信息，输入相应的查询条件→点击"查询"，在右边的显示框内即显示查询到的外来包信息。

2. 使用统计　双击 PC 机桌面管理系统图标，在登录界面，输入用户名及密码或扫描个人条码进入系统→退出流程操作界面，进入主程序界面→点击"报表"菜单下的"使用统计"，在"使用统计"侧边栏的"查询条件"中筛选使用信息，输入相应的查询条件→点击"查询"，在右边的显示框内即显示查询到的使用信息。

（王春娥　吴波　曾静文）

第 10 章

手术器械的管理与工作人员岗位职责

第一节 手术器械的管理

一、手术器械的常态管理

手术器械是手术操作的基本工具，器械性能的好坏直接影响手术操作乃至手术的成败，不同的手术部位对手术器械的要求不同，不同种类器械的价格、用途也不同，为满足手术需要，确保手术器械够用、好用、耐用，充分发挥器械的效用，手术室、供应部门必须做好器械的管理。

1. 常规手术器械由手术室进行需求调查，制定领取种类及数量，由手术室负责申请、领取、保管及统一使用；特殊手术器械征求手术科室教授意见，由手术科室提出申请，与手术室共同商议后再行购买。手术器械由医院器材管理科负责统一购置，以免造成不必要的浪费。

2. 手术室建立器械专柜，按手术专科进行分类放置，专人管理。做到标签醒目、摆放有序、建账立册、账物相符。专管人员每周清洁整理柜内卫生，每月对器械进行保养，每半年对器械进行清点、整理。

3. 手术器械包按手术所需组合使用，设器械名称、数量基数卡或录入追溯系统，便于各环节清点，避免丢失。

4. 择期手术的器械，手术前 1d 由器械供应护士根据手术需要准备；特殊专用手术器械，手术者需告知器械供应护士所需特殊器械的名称、用途、型号及配件，必要时亲自到手术室器械柜内挑选。根据所属医院手术室急诊手术患者的情况，备有一定数量的急诊手术器械包，以满足急诊手术的需要。

5. 严禁将手术器械拿出手术室挪作他用，本院医师、实习生、进修医师不得自带手术器械在手术室使用。

6. 对于一些价格昂贵、精密、锐利、尖细、易损的特殊器械，如心血管手术器械、血管吻合器械、显微外科手术器械、移植手术器械及各种腔镜手术器械，建立特殊器械使用登记本，做好使用登记。

7. 特殊器械在使用时应与普通器械分开放置以免损坏，使用后与普通器械分开清洗、保养、灭菌与存放。

8.手术器械使用后,经过彻底去污、清洗、检查、保养、包装、灭菌后才能再次使用。

9.器械发生损坏与丢失时应及时报告手术室负责人,按相关制度进行补充与赔偿。手术室人员每月底对更换出的器械进行检查、确认,可维修的器械通知相关人员维修;对无法维修的器械统计后进行统一报废处理。

二、手术器械的术中管理

1.合理选用手术器械包。在手术开始前,洗手护士与巡回护士共同清点手术台上的器械、纱布、纱布垫、缝针的数目,包括器械的螺帽等,检查手术器械的完整性,同时登记在手术护理记录单上。

2.手术进行中洗手护士应及时、正确传递手术所需器械。取用手术器械时轻拿轻放,尖端锐利部分应加防护套;禁止将手术器械浸泡在生理盐水中;禁止用手术钳、持针器、剪刀拧剪钢丝、搅拌骨水泥等;不得随意投掷、搬弄手术器械;精细、贵重器械应与其他器械分开放置,避免被碰触、受挤压。术中应保持器械清洁,使用后及时用无菌湿纱布除去器械表面的污渍、血迹,防止污物残留。经常整理手术台,保持手术台清洁、整齐,摆放有序。

3.在手术进行中临时补充的缝针、器械及特殊器械等物品,巡回护士应与洗手护士共同清点并登记在手术护理记录单上;手术台上掉下的器械应及时拾起放在固定的地方,不得拿出手术室,以便清点、核对;如果术中有器械使用性能出现异常,应及时更换,确保手术正常进行,并将该器械交给相关人员维修或报废。

4.在关闭体腔之前,洗手护士与巡回护士共同清点器械、纱布、纱布垫及缝针、螺帽的数目,核实其数目与术前完全一致且器械每个部分完好无损,告知手术医师关闭体腔。体腔关闭完毕,再次清点核实上述各项器械、敷料等物品数目,确认无误后,洗手护士和巡回护士在护理记录单上签名。

5.术毕,将术中使用过的器械、器材等可追溯标识条码粘贴在手术护理记录单上,完善手术护理记录单。手术护理记录单随病历存档。

6.手术结束后应及时收集各种器械及布巾钳等,以免损坏或丢失;精细、贵重器械术后应用专用油保养。

三、外来手术器械(包括置入物)的管理

1.准入制度　外来器械(包括置入物)必须是经过医院严格监控,器械科或采购中心查看有关资料,符合《医疗器械监督管理条例》第26条的规定,医疗器械经营企业和医疗机构从取得《医疗器械生产许可证》的生产企业或取得《医疗器械经营许可证》的经营企业购进合格的医疗器械,并验明产品合格证、进口注册证、准销证等卫生权威机构的认可证明,不得使用未经注册、过期失效或淘汰的医疗器械。医院管理委员会对

外来器械采取公开招标的方法，比较后确定相对固定的厂家和代理商，与其合作。

2. 告知程序　术前 1 ～ 2d 由主管医师根据手术方案，告知患者或家属可供选择的置入物种类及收费标准，让患者或家属根据自身经济状况自主选择，并在使用置入物知情同意书上签字；主管医师报告科主任或主管教授，通知器械代理商送器械，主管医师确认后，代理商将所需置入物器械送器械科验货，登记备案，包括产品厂家、名称、规格、型号、批号、数量等，器械科通知供应室接收器械。

3. 接收及核对　供应室设专科护士，建立外来器械登记本。代理商于术前 1d 15: 00 前将需灭菌的置入物和器械送供应室，专科护士与代理商对照供货单认真清点并检查器械质量，无误后双方签字；填写器械交接卡，内容包括器械数目、置入物型号和数目，一式两份，一份代理商保留，做取货依据；另一份放入器械包内，供器械护士术中清点和术后与供应室交接用，或者录入追溯系统，进行追溯管理。

4. 器械的清洗及灭菌　所有外来器械均视为污染物。供应室护士应严格按规范要求对外来器械进行彻底的清洗，将清洗合格的器械放入器械盒内打包，包装体积不得超过 30 cm×30 cm×50 cm，重量不得超过 7 kg，器械过多或同一患者使用 2 种不同的器械，应分盒包装。器械盒外放填好的器械交接卡，灭菌置入性器械每批次需进行生物监测，生物监测结果为阴性方可放行使用。紧急情况下灭菌时应在生物 PCD 中放入 5 类化学指示物，结果合格可提前放行，并将生物监测结果告知手术室。包外粘贴 3M 指示胶带，并有标签注明器械包名称、消毒锅号、锅次、灭菌日期、有效期、包装者和灭菌者姓名、术者姓名、患者姓名，最后将包装好的器械包进行灭菌处理。灭菌合格的器械包放入无菌间备用。有相应的记录或者追溯记录。

5. 术中使用　手术患者入手术室前，器械室护士查对生物监测结果，合格后将外来器械包交给该台手术的巡回护士，双方共同检查包的完整性，仔细核对包外标签；如使用爬行卡提前放行，则应认真判读包内爬行卡，待生物监测结果出来后，两者再次进行比对。器械护士提前 15min 洗手与巡回护士对照器械交接卡或者进行扫描追溯，清点数目，并登记在护理记录单上。包外 3M 胶带或者追溯标签粘贴于护理记录单上。手术室建立外来器械和置入物登记本，内容包括手术日期、患者姓名及手术名称、外来器械名称及数目、置入物名称及数目、术前和术后处理方法、术者姓名、巡回护士姓名、生物监测及爬行卡结果等。巡回护士要认真填写，并将生物监测结果及爬行卡粘贴在登记本上。

6. 术后处理　手术室不负责保存外来器械。手术结束后，器械护士初步清洗，去除血污，交供应室严格按消毒规范彻底清洗、消毒。供应室专科护士与供应商对照器械交接卡共同清点无误后，双方签字，方可取走，避免外来器械在运输中造成环境污染和疾病传播。

7. 加强工作人员专业培训　邀请手术医师和厂家业务员给手术室护士和供应室护士讲课，介绍各类手术器械的结构、功能及处理过程中的注意事项，提高手术室护士的专业水平和手术配合能力，保证器械清洗、消毒、灭菌合格和术中顺利配合手术。

8.加强对厂家技术员的培训　器械供应者原则上不允许进入手术室，如为技术人员必须现场指导器械使用时应事先经过手术室安排进行培训，初步了解手术室环境和无菌要求后方可申请，并征得手术室护士长同意后进入，每次限一人进入，尽量固定技术员，减少频繁更换带来的不便。

第二节　工作人员岗位职责

根据手术开始、结束时间及手术量，确定器械供应岗位人员数量及班次。医疗器械供应中心工作岗位的人员由护士、助理护士、灭菌员和其他工作人员组成，采用弹性排班，制定相应岗位职责及流程，在护士长指导下开展日常工作。在去污区设置回收、接收分类、清洗消毒岗位；在检包及配包区设置清洗质检、检查组装、包装复核岗位；在灭菌区设置灭菌岗位；在无菌物品存放区设置管理及发放、下送岗位。

一、去污区工作人员岗位职责

1.回收岗位工作人员职责

（1）按时回收重复使用的手术器械和器皿，正确使用回收容器，回收时遵循标准预防要求，数量准确，不发生丢失和损坏事件，不污染医院科室的环境。

（2）回收时做到过期物品、污染物品分类放置。

（3）回收容器及推车及时清洗消毒，保持清洁。

2.接收分类工作人员岗位职责

（1）负责接收清点已回收的污染物品及器械，当发现回收的器械物品数量与功能异常时，应及时与相关科室人员沟通或报告相关科室负责人。

（2）严格执行个人防护和消毒隔离制度，正确识别、清点回收器械物品的名称和数量，根据清洗方法进行分类，将锐器、精细器械放入专用的篮筐或容器。

（3）按相关规定接收外来器械，做好清点与登记。

3.清洗消毒工作人员岗位职责

（1）严格执行个人防护和消毒隔离制度，正确配制清洗液、消毒液、除锈剂，掌握有效浓度、浸泡时间及影响因素。

（2）评估器械污染的种类或程度，根据污染情况正确选择清洗工具和方法，正确使用清洗设施与设备。使用清洗消毒机时，正确装载，准确记录清洗运行参数。

（3）定期检查工作流程执行效果，评估器械清洗质量，不断提高清洗质量，使器械清洗质量达到合格标准。

二、检包及配包区工作人员岗位职责

1. 掌握清洗消毒机的使用原理、清洗运行参数、正确装载，评估清洗消毒机的运行状态。

2. 掌握各种清洗质量检测方法及各种物品清洗合格标准，正确评估器械清洗质量，检查器械清洗消毒后存在的问题，及时与污染区清洗消毒岗位沟通，提出改进措施，不断提高清洗质量。

3. 重点检查专科器械、精密手术器械、外来器械等关键部位清洗质量。

三、检查组装工作人员岗位职责

1. 检查核对各类器械功能，确保每件器械功能达到标准。

2. 手术包内器械数量准确，摆放顺序符合灭菌和手术使用需求。

3. 严格执行各类器械包装操作规程，保证包装材料符合质量要求，维持包装过程环境清洁，器械不被污染，每件器械包的闭合及密封符合要求，包内指示卡、包外指示物及包外标识准确，符合要求。

4. 具有评价包装质量的能力，不断改进，提高包装质量。

四、灭菌区灭菌工作人员岗位职责

1. 落实每天灭菌器工作前的准备工作，如水、电和蒸汽等各项技术参数符合灭菌工作要求。具有市级以上的压力容器上岗证，正确执行灭菌器的操作规程，安全操作各类灭菌器，能判断灭菌器的常见故障，进行日常维护，保证灭菌器正常运行。

2. 做好灭菌器运行过程的物理、化学及生物监测，并做好记录。

3. 正确装载和卸载灭菌物品，评估灭菌效果，不合格物品不得发放，并报告护士长。

4. 有紧急预案，遇到突发事件时，能正确处理，确保安全。

五、无菌物品存放区工作人员岗位职责

1. 保持无菌物品存放环境清洁，对进入无菌物品存放区的灭菌物品进行质量确认，合格后方可存放，并将无菌物品分类放置，标识清楚，物品数量准确。

2. 保持双手的卫生，根据手术需要及时发放无菌物品，发放物品的记录具有可追溯性。

3. 下送容器及推车及时清洁，保持干燥。按时将手术需要的无菌物品安全送达，确保运送过程不污染、无菌物品数量种类准确无误。

（王春娥　何丽　高焕新）

第 11 章

眼科手术器械的管理与应用

第一节　眼科特殊手术器械的名称、用途、配图

一、开睑器

1.儿童开睑器(eye speculum for baby）　用于儿童眼科手术撑开眼睑,暴露手术区(图11-1）。

2.成年人开睑器（ eye speculum）　用于成年人眼科手术撑开眼睑,暴露手术区（图11-2）。

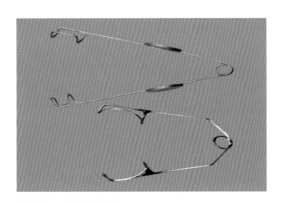
图11-1　儿童开睑器

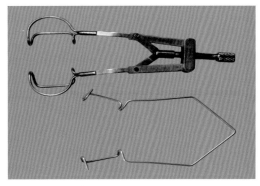
图11-2　成年人开睑器

二、眼用镊

1.缝线结扎镊（suture ligation tweezers）　供眼科显微手术时抓取较坚硬的组织,如角膜、巩膜、小梁组织等（图 11-3）。

2.系结镊（tying tweezers）　供眼科显微手术时打结,或夹持脆弱娇嫩的组织、软组织（图11-4）。

3.撕囊镊（capsulorhexis forceps）　用于白内障手术撕开囊膜（图 11-5）。

4.夹钉镊（反力式 nail clamp forceps）　用于玻切手术时夹取巩膜塞（图 11-6）。

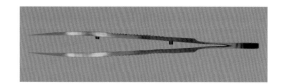

图11-3　缝线结扎镊

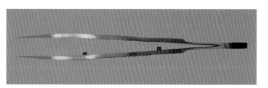

图11-4　系结镊

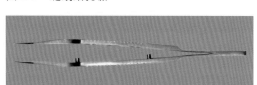

图11-5　撕囊镊

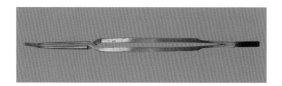

图11-6　夹钉镊

5. 人工晶体折叠镊（artificial lens folding tweezers）　用于人工晶体置入手术时置入人工晶体（图 11-7）。

6. 人工晶体置入镊（鸭嘴式 duckbill style）　用于人工晶体置入手术时置入人工晶体（图 11-7）。

7. 人工晶体置入镊（镊式 forceps style）　用于人工晶体置入手术时置入人工晶体（图 11-7）。

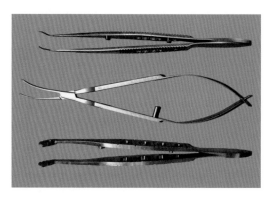

图11-7　晶体置入镊

8. 眼科镊（ophthalmology forceps）　用于眼科手术夹持巩膜等软组织（图 11-8）。

9. 固定镊（fixation forceps）　用于眼科外眼手术夹持，固定肌肉、筋膜等组织（图 11-9）。

10. 斜视镊（strabismus forceps）　用于眼科外眼手术中夹持眼外肌（图 11-10）。

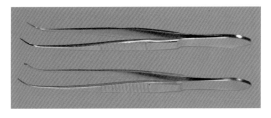

图11-8　眼科镊

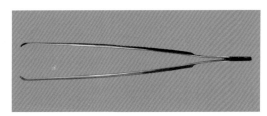

图11-9　固定镊

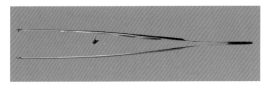

图11-10　斜视镊

三、眼用持针器

1. 显微持针器（micro-needle holder）　用于显微手术各种缝合针类的夹持，或用于器械打结（图 11-11）。

2. 眼用持针器（needle holder）　用于外眼手术各种缝合针类的夹持，或用于器械打结（图 11-12）。

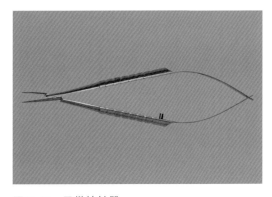

图11-11　显微持针器

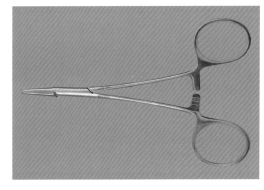

图11-12　眼用持针器

四、眼用剪刀

1. 眼科剪（ophthalmology scissors）　用于眼科外眼手术剪开组织（图 11-13）。

2. 角膜剪（corneal scissors）　用于显微手术时角膜或角膜缘的剪开，弯曲度不同可用于不同的角膜区（图 11-14）。

3.膜状内障剪（cataract capsulotomy scissors）   用于白内障手术剪开囊膜等（图11-15）。

4.维纳斯剪（vannas scissors）   用于切除虹膜组织（图11-16）。

5.视神经剪（the optic nerve scissors）   用于眼球摘除手术时剪断视神经（图11-17）。

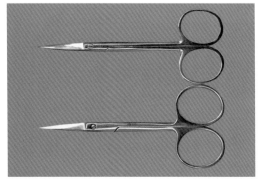

图11-13   眼科剪

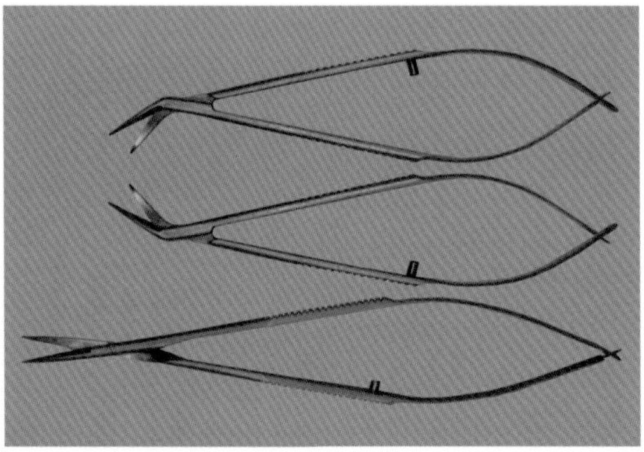

图11-14   角膜剪

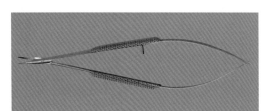

图11-15   膜状内障剪

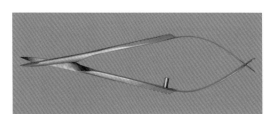

图11-16   维纳斯剪

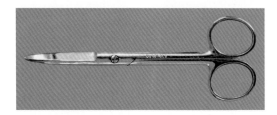

图11-17   视神经剪

五、眼内器械

1.眼内剪（intraocular scissors）   用于玻切手术中剪除眼内组织（图11-18）。

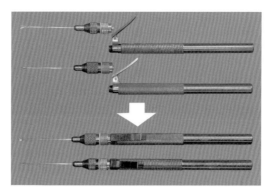

图11-18　眼内剪

2. 眼内镊（intraocular forceps）　用于玻切手术中夹取眼内组织（图 11-19）。

3. 镜片固定环（the lens retaining ring）　用于固定角膜接触镜（图 11-20）。

4. 巩膜塞（scleral plug）　用于玻切手术临时关闭填塞巩膜切口（图 11-21）。

5. 灌注头（infusion cannulas）　用于玻切手术中向眼内灌注液体（图 11-22）。

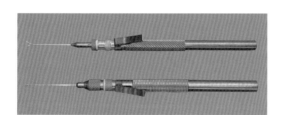

图11-19　眼内镊

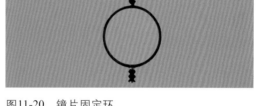

图11-20　镜片固定环

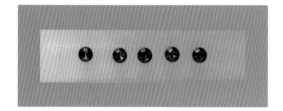

图11-21　巩膜塞

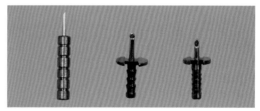

图11-22　灌注头

6. 笛针（aspiration needle）　用于玻切手术中吸除眼底少量的液体、气体等（图 11-23）。

7. 巩膜压迫器（scleral depressor）　用于玻切手术中顶压巩膜，帮助显露蛛网膜（图 11-24）。

8. 蛛网膜钩（retinal hook）　用于玻切手术中剥离蛛网膜、增殖膜等（图 11-25）。

9. 硅油推注器（push silicone oil injection device）　用于玻切手术中向玻璃体腔推注硅油（图 11-26）。

10. 眼内吸铁器（eye ophthalmic magnet） 用于取球内异物时吸出眼内异物（图 11-27）。

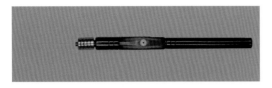

图11-23 笛针

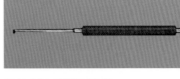

图11-24 巩膜压迫器

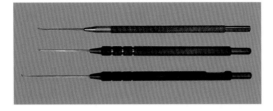

图11-25 蛛网膜钩

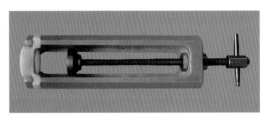

图11-26 硅油推注器

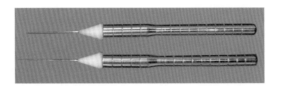

图11-27 眼内吸铁器

六、超乳、青光眼手术器械

1. 人工晶体定位钩（artificial crystal orientation hook） 用于白内障手术置入人工晶体时调节晶体位置（图 11-28）。

2. 劈核刀（cystotome） 用于超声乳化白内障手术劈裂晶体核（图 11-29）。

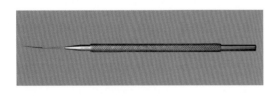

图11-28 人工晶体定位钩

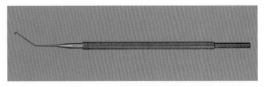

图11-29 劈核刀

3. 虹膜恢复器（irisrepositor） 用于眼科手术恢复虹膜等组织（图 11-30）。

4. 烧灼止血器（cautery） 用于内眼手术中巩膜表面区域的热止血（图 11-31）。

5. 白内障匙（lens spoon） 用于刮除组织等（图 11-32）。

6. 晶体圈套器（lens loop） 用于白内障摘除手术娩出晶状体核块（图 11-33）。

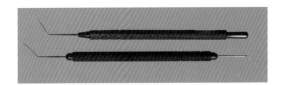

图11-30　虹膜恢复器

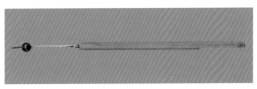

图11-31　烧灼止血器

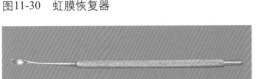

图11-32　白内障匙

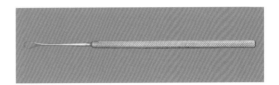

图11-33　晶体圈套器

7. 小梁切开刀（trabeculotome set）　用于小梁手术切开小梁网（图 11-34）。

8. 晶体推注器（crystal push note）　用于人工晶体置入术时置入人工晶体（图 11-35）。

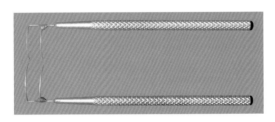

图11-34　小梁切开刀

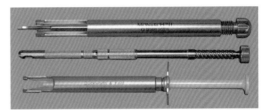

图11-35　晶体推注器

七、角膜移植器械

1. 角膜环（corneal annulus）　用于角膜移植手术时固定眼球形状（图 11-36）。

2. 角膜移植片铲（corneal spoon）　用于角膜移植手术时装载角膜植片（图 11-37）。

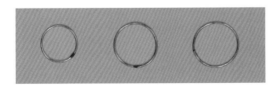

图11-36　角膜环

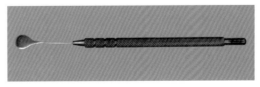

图11-37　角膜移植片铲

3. 角膜印模（corneal optical zone marker）　用于角膜移植手术时角膜径线标记（图 11-38）。

4. 角膜负压环钻（corneal negative pressure trephine）　用于带负压的环钻（图 11-39）。

5. 角膜环钻（corneal trephines）　用于角膜移植手术取角膜植片及植床（图 11-40）。

6. 角膜投影器（corneal proiector）　用于角膜移植手术时计算角膜曲光率（图 11-41）。

7. 角膜移植钻台（corneal trunsplantation rig）　用于角膜移植手术时修整植片（图 11-42）。

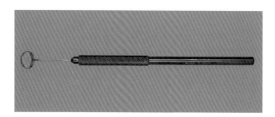

图11-38　角膜印模

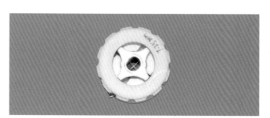

图11-39　角膜负压环钻

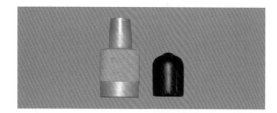

图11-40　角膜环钻

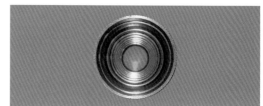

图11-41　角膜投影器

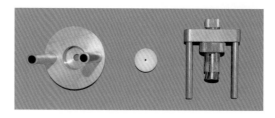

图11-42　角膜移植钻台

八、眼眶泪囊器械

1. 眼用规（eye ophthalmic gauge）　用于眼科手术测量肌肉长度及巩膜表面距离（图 11-43）。

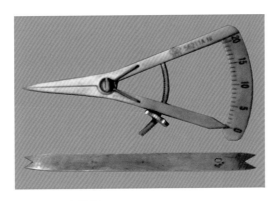

图11-43　眼用规

2. 泪囊牵开器（lacrimal sac retractor）　用于泪道手术时撑开泪囊（图 11-44）。

3. 泪点扩张器（punctum dilator）　用于泪道手术时扩张泪点（图 11-45）。

4. 泪道探针（bowman lacrimal probe mallerble）　用于泪道手术时探测及探通泪道（图 11-46）。

5. 眼深部拉钩（deep eyes retractor）　用于网脱手术时拉开眼球（图 11-47）。

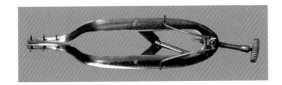

图11-44　泪囊牵开器

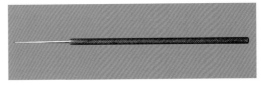

图11-45　泪点扩张器

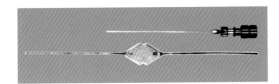

图11-46　泪道探针

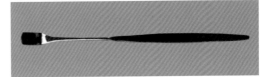

图11-47　眼深部拉钩

6. 斜视钩（squint hook）　用于眼科手术时牵拉、固定眼外肌（图 11-48）。

7. 眼睑拉钩（eyelid retractor）　用于外眼手术时拉开眼睑，暴露手术区（图 11-49）。

8. 眼睑板（eyelid palte）　用于眼睑手术时支撑眼睑板，保护眼球（图 11-50）。

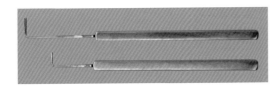

图11-48　斜视钩

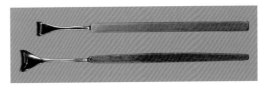

图11-49　眼睑拉钩

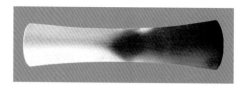

图11-50　眼睑板

第二节　眼科常用仪器的使用与保养

一、冷冻机

冷冻机及配件、连接（图11-51）。

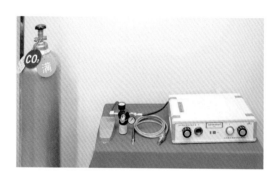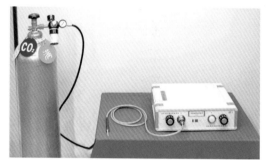

图11-51　冷冻机及配件、连接

（一）操作流程

1. 将减压阀接头旋紧在液态二氧化碳钢瓶接口上（不可采用虹吸式结构的气瓶和使气瓶平卧工作），输气导管分别旋紧在减压阀输出接头和仪器后面板的"气源输入"输入接口上。

2. 调节减压阀输出压力。调节减压阀"工作压力调节螺栓"正常调节在 5.4MPa（顺时针压力增大，逆时针压力减小）。

3. 将消毒后的冷疗笔接插在插座体上并旋紧。

4. "电源输入"端接入 ac 220V / 50Hz 电源（必须带有安全接地端），打开"power"电源开关（"1"为通，"0"为断）；温度指示灯黄灯亮，计时器"Time"为"0 00"，左一位为 min，后两位为 s。

5. 打开气瓶开关。

6. 打开"switch"气源开关（顺时针"on"为开，逆时针"off"为关）。

7. 制冷。踩下脚踏开关，仪器应处于以下正常制冷工作状态。

（1）有轻微流畅的排气声。

（2）冷疗笔探头制冷（在空气中应结霜或在水中迅速结成冰球）。

（3）温度显示：由发光二极管矩阵指示（φ1.5 探头因无传感器，故无显示）。

（4）时钟开始计时（以 s 为单位）。

8. 解冻。松开脚踏开关，探头解冻时间应不超过 6s（正确踩动脚踏开关方式为慢踩、快松，方向垂直），计时器置于自动 "0"。

9. 停机。先关紧气瓶开关，关闭电源。反复旋动 "switch" 气源开关旋钮，直至机内气体排完为止。

（二）维护和保养

1. 制冷源选用液化二氧化碳（纯度为 99.9%），压力为 5.3 ～ 6.5MPa，环境温度为 25℃ ±5℃。

2. 与主机连接的脚踏开关、冷疗笔软管，如经常打结弯折会影响气体的通路或发生导管爆裂，使用和存放时应加以注意。

3. 冷疗笔探头使用时要注意保护，如已损坏主要表现探头漏气松动，应立即停止使用，否则会引起严重后果。

4. 输气导管若发生漏气应更换密封圈（10×2）。

5. 若排气声很大且探头不制冷，试更换冷疗笔插头端部密封圈（20.8×2.8）。

6. 电源无显示，应更换保险丝（座内有备用），但不影响制冷和解冻。

7. 冷疗笔消毒，应采用低温灭菌法。

8. 仪器应避免阳光正面直射，不要在高温潮湿多尘的环境中使用，应存放在干燥、无化学气体、物理辐射的环境里。

二、玻切机

玻切机及配件、连接（图 11-52）。

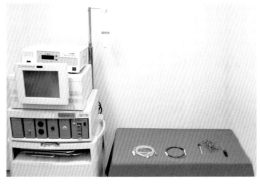
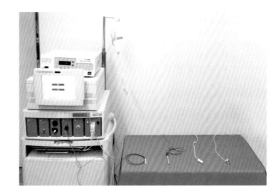

图11-52　玻切机及配件、连接

（一）操作流程（以博士伦玻切机为例）

1. 开机前准备及开机

（1）接通电源。

（2）接通气源：压缩空气或氮气，0.7MPa（0.55～0.79MPa）钢瓶出气总阀门要充分打开。

（3）检查电源电缆，通信电缆及脚踏均已连接好。

（4）开机：启动机器开关，需要等候机器自检 1～2min，此间不允许关机和进行其他操作，除非确认机器发生故障。

2. 界面 1

（1）前节（anterior）。

（2）后节（posterior）。

（3）程序设定（programming）。

（4）关机（shutdown）。

选择"后节"。

3. 界面 2

（1）选择文丘里模式（venturi）。

（2）选择事先设定并存储好的某医师文件。

（3）选择"是"（yes）。

4. 界面 3（主要工作界面）　进入本界面后，医师即可使用已设定的参数进行手术了。

5. 关机前准备及关机

（1）关闭气源总阀门。

（2）排除管路中的余气，再取下气源接头。

（3）按界面提示操作关闭电源。

（二）维护和保养

1. 使用空气压缩机作为气源时，每次使用后要放掉压缩机内的残留气体，同时还要排水。任何含有油、水的气体进入仪器都可能引起设备的严重损坏。如发现此类问题，请立即停止压缩机的使用，并与其销售商联系维修和保养，期间改用压缩气瓶。

2. 连接仪器的各个接头要按规定的方向和方式插入和拔出，切忌用力牵拉电缆线，特别要保护接头处的电缆线，以防内部断线，插入时要确保接头处已干燥，防止电气短路或接头腐蚀。

3. 仪器上和仪器旁禁止放置任何装有液体的容器，以防不慎流入机内（灌注管也不要经过仪器上方）。

4. 升降杆可同时吊挂 500ml 灌注液 2 瓶。其升降完全由内部马达驱动自动完成，禁止用任何外力强迫升高或降低。

三 、激光机

激光机及配件、连接（图 11-53）。

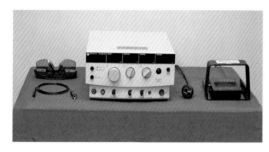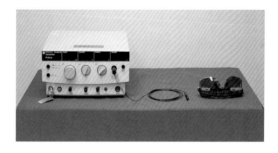

图11-53　激光机及配件、连接

（一）操作流程（以美国Iris公司GI532眼底激光为例）

1. 开机前准备与开机

（1）将电源线连接好，确信遥控内锁电路被连接到遥控内锁的开关关闭。

（2）连接脚踏。

（3）如果正使用一个 iris Endoprobe，安装一个 iris 保护滤光片，确信其保护范围为 532nm，并进入操作手术显微镜的观察路径。

（4）去掉盖于光缆口的保护帽，并将激光探头连入连接口，插入光缆输入连接器，用手指顺时针紧固连接器，注意不要过紧。

（5）插入钥匙到 key 口，并顺时针旋转到 ON 的位置，系统将执行自检程序，持续大约 3s。

（6）成功自检后，黄色 standby 灯将点亮，此时用户显示屏幕将识别在使用中的反射装置，用能量旋钮设置能量，用脉冲宽度旋钮选择脉冲宽度，用重复间隔旋钮设置脉冲重复间隔，并将反射计数器归零。

2. 系统使用

（1）通过按下"standby/treat"按钮选择治疗模式，绿色灯亮。

（2）通过旋转"瞄准光旋"钮，调节红色瞄准光亮度。

（3）治疗目标组织。

（4）踩下脚踏反射治疗脉冲，当重复间隔显示空白时，每次踩下脚踏系统仅反射单一脉冲，若反射多脉冲，旋转重复间隔旋钮至两个脉冲之间的理想时间间隔，脉冲将连续反射，直到脚踏抬起才中止。

（5）要调整激光发射的提示音量，仅需旋转在仪器前面板上的旋钮，为安全起见，此音量不能被完全关闭。

（6）当不需要治疗光时，设置仪器在"standby"模式。

3. 系统关闭

（1）当完成激光治疗时，将仪器设置在"standby"模式。

（2）如果有必要可从计数器上记录发射激光脉冲数。

（3）关闭"key"开关，将钥匙保存好。

（4）移走激光发射装置，将保护帽盖回连接口和发射装置的输入口。

（5）拔下电源线。

4. 注意事项

（1）不要直视激光源。

（2）不要看从反射性表面发射回的明亮光线，避免将治疗光打到高反射性表面，如金属仪器。

（3）当不使用仪器时，保持保护帽盖于激光口，如果摘掉保护帽，可能将自己及其他人暴露在危险性光线和致命电压中。

（二）维护和保养

1. 用湿软布清洁仪器外部，避免使用研磨粉或有腐蚀性的清洁剂。

2. 不要将光缆线折成死角，将其盘好并放在水平表面，注意不要随便放置。

3. 光缆采用低温灭菌。

四、超乳机

超乳机及配件、连接（图11-54）。

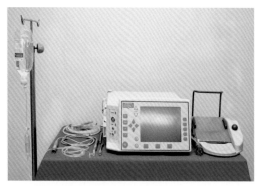
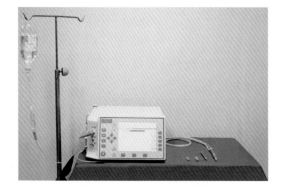

图11-54 超乳机及配件、连接

（一）操作流程（以眼力健compact为例）

1. 接通电源，开机

（1）屏幕显示 start-up，机器进行自检，完成自检后，进入默认主菜单。

（2）屏幕显示 amo defaults 及所有医师的程序，使用导航键（箭头），选择医师姓名。

2. 术前设置步骤

（1）将超乳针头装在手柄上，注意拧紧，把灌注套装在针头上。

（2）连接超乳手柄与灌注、抽吸管道。

（3）连接超乳手柄与机器。

（4）将灌注管插入导向槽中，关闭锁。牵拉管道绕在泵上，关闭泵锁。管道上的环口应当完全嵌入。

（5）眼内灌注液挂到升降杆上，废液袋挂在悬挂装置上。

3. 术前系统检测

（1）按下"prime/tune"软键。

（2）选择需要的"prime/tune"模式，将测试腔积满灌注液，套在超乳头上。

（3）系统开始"I/A 测试"，随后是"超乳测试"。

（4）完成后，系统自动进入"phaco1"，开始手术操作。

4. 手术结束

（1）选择需要的操作，选择"next case"。

（2）全天最后一个手术病例后，选择"end case"。

（3）选择"shutdown"，然后是"confirm"，出现提示字幕，即可关机。

（二）维护和保养

1. 严禁任何将弯曲的针头拉直的动作，这将导致在应用超声乳化装置时针头发生破损。

2. 使用无菌蒸馏水清洗操作头及配件，超声手柄上仍带有灌注套和超声针头 tip 时，经注入管道向超声手柄注入 60ml 的蒸馏水，然后用空气。

3. 应用注射器向超声检测腔内注入蒸馏水进行清洁，排空，重复 3～4 次。

4. 清洗 tip 时，先通过针头向注射器内回抽蒸馏水，这样可以除去针头内的组织碎片，防止抽吸口堵塞。

5. 以浸过蒸馏水的纱布擦拭操作头的电源线。

6. 超乳手柄采用高压灭菌。

第三节　眼科手术器械包的配置、配图、数量

1.眼科基本包　见图 11-55、表 11-1。

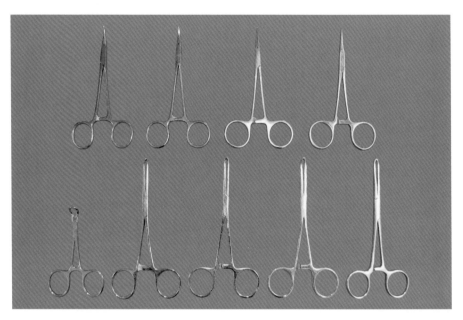

图11-55　眼科基本包

表11-1　眼科基本包

中文名称	英文名称	数量	中文名称	英文名称	数量
组织钳	tissue forceps	4	直蚊式血管钳	straight mosquito-type	2
布巾钳	towel clamp	1	弯蚊式血管钳	curved hemostatic forceps	2

2. 白内障包　见图 11-56、表 11-2。

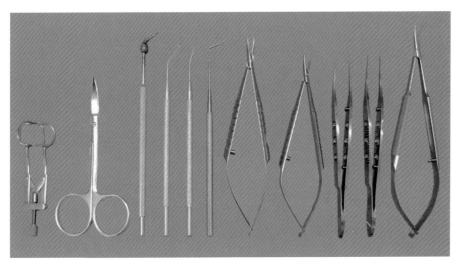

图11-56　白内障包

表11-2　白内障包

中文名称	英文名称	数量	中文名称	英文名称	数量
角膜剪	corneal scissors	1	人工晶体定位钩	artificial crystal orientation hook	1
系结镊	tying tweezers	1	劈核刀	cystotome	1
缝线结扎镊	suture ligation tweezers	1	烧灼止血器	cautery	1
显微持针器	micro-needle holder	2	眼科剪	ophthalmology scissors	1
虹膜恢复器	iris repositor	1	开睑器	eye speculum	1

3. 小梁切除包   见图 11-57、表 11-3。

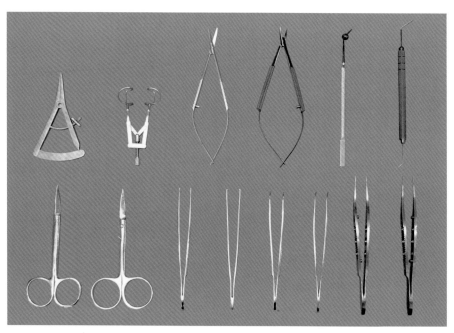

图11-57   小梁切除包

表11-3   小梁切除包

中文名称	英文名称	数量	中文名称	英文名称	数量
缝线结扎镊	suture ligation tweezers	1	开睑器	eye speculum	1
系结镊	tying tweezers	1	角膜剪	corneal scissors	1
眼科镊(直、弯)	ophthalmology forceps	4	显微持针器	micro-needle holder	1
眼科剪(直、弯)	ophthalmology scissors	2	烧灼止血器	cautery	1
眼用规	eye ophthalmic gauge	1	虹膜恢复器	iris repositor	1

4. 玻切包　见图 11-58、表 11-4。

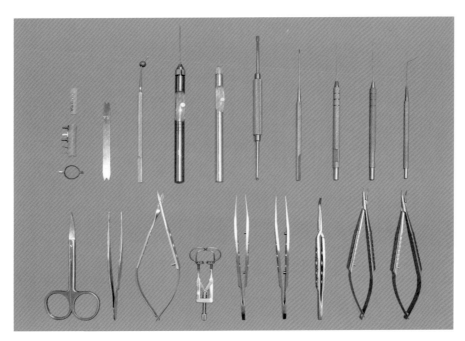

图11-58　玻切包

表11-4　玻切包

中文名称	英文名称	数量	中文名称	英文名称	数量
显微持针器	micro-needle holder	2	灌注头	infusion cannulas	5
夹钉镊	nail clamp forceps	1	镜片固定环	the lens retaining ring	1
系结镊	tying tweezers	1	眼用规	eye ophthalmic gauge	1
缝线结扎镊	suture ligation tweezers	1	烧灼止血器	cautery	1
开睑器	eye speculum	1	笛针	aspiration needle	2
角膜剪	corneal scissors	1	巩膜压迫器	scleral depressor	1
眼科镊	ophthalmology forceps	1	蛛网膜钩	retinal hook	3
眼科剪	ophthalmology scissors	1	虹膜恢复器	iris repositor	1
巩膜塞	scleral plug	5			

5. 角膜移植包　见图 11-59、表 11-5。

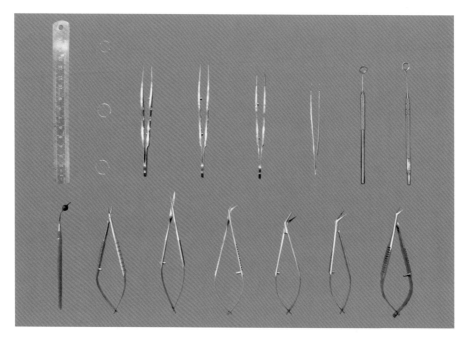

图11-59　角膜移植包

表11-5　角膜移植包

中文名称	英文名称	数量	中文名称	英文名称	数量
角膜剪	corneal scissors	5	系结镊	tying tweezers	1
显微持针器	micro-needle holder	1	角膜移植镊	corneal transplantation tweezers	1
烧灼止血器	cautery	1	眼科镊	ophthalmology forceps	1
直尺	ruler	1	角膜印模	corneal optical zone marker	1
角膜环	corneal annulus	3	角膜移植片铲	corneal spoon	1
缝线结扎镊	suture ligation tweezers	1			

6.眼科急诊（网脱）包　见图 11-60、表 11-6。

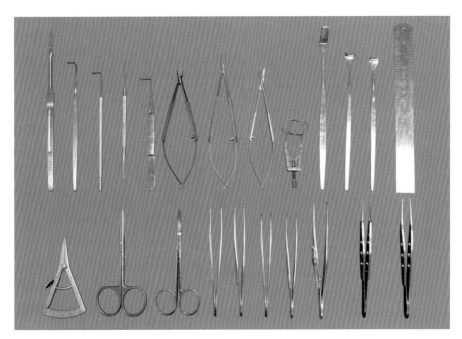

图11-60　眼科急诊（网脱）包

表11-6　眼科急诊（网脱）包

中文名称	英文名称	数量	中文名称	英文名称	数量
缝线结扎镊	suture ligation tweezers	1	虹膜恢复器	iris repositor	1
系结镊	tying tweezers	1	斜视镊	strabismus forceps	1
固定镊	fixation forceps	1	显微持针器	micro-needle holder	2
眼科镊	ophthalmology forceps	4	角膜剪	corneal scissors	1
眼科剪(直、弯)	ophthalmology scissors	2	开睑器	eye speculum	1
眼用规	eye ophthalmic gauge	1	眼深部拉钩	deep eyes retractor	1
刀柄（7号）	handle（7号）	1	眼睑拉钩	eyelid retractor	2
斜视钩	squint hook	2	直尺	ruler	1

7. 上睑下垂包　见图 11-61、表 11-7。

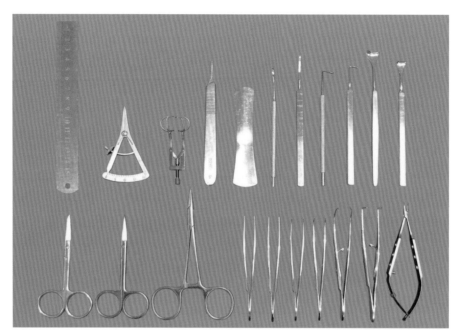

图11-61　上睑下垂包

表11-7　上睑下垂包

中文名称	英文名称	数量	中文名称	英文名称	数量
显微持针器	micro-needle holder	1	开睑器	eye speculum	1
斜视镊	strabismus forceps	1	刀柄（7号）	handle（7号）	1
固定镊	fixation forceps	1	眼睑板	eyelid palte	1
眼科镊(直、弯)	ophthalmology forceps	4	白内障匙	lens spoon	1
眼用持针器	needle holder	1	虹膜恢复器	iris repositor	1
眼科剪(直、弯)	ophthalmology scissors	2	斜视钩	squint hook	2
直尺	ruler	1	眼睑拉钩	eyelid retractor	2
眼用规	eye ophthalmic gauge	1			

8. 斜视矫正包　见图 11-62、表 11-8。

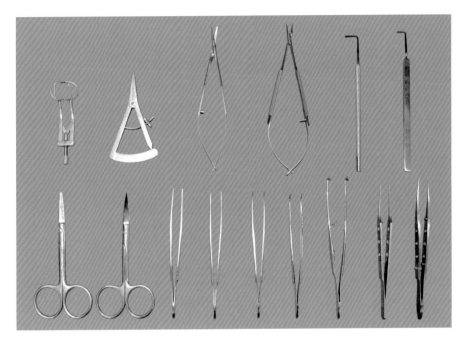

图11-62　斜视矫正包

表11-8　斜视矫正包

中文名称	英文名称	数量	中文名称	英文名称	数量
缝线结扎镊	suture ligation tweezers	1	开睑器	eye speculum	1
系结镊	tying tweezers	1	眼用规	eye ophthalmic gauge	1
斜视镊	strabismus forceps	1	显微持针器	micro-needle holder	1
眼科镊(直、弯)	ophthalmology forceps	4	角膜剪	corneal scissors	1
眼科剪(直、弯)	ophthalmology scissors	2	斜视钩	squint hook	2

9. 眶肿瘤包　见图 11-63、表 11-9。

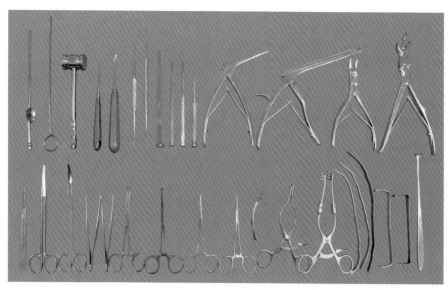

图11-63　眶肿瘤包

表11-9　眶肿瘤包

中文名称	英文名称	数量	中文名称	英文名称	数量
眼睑拉钩	eyelid retractor	1	扁桃体剪	tonsil scissors	1
甲状腺拉钩	thyroid retractors	2	刀柄（4号）	handle（4号）	1
脑压板	brain spatula	3	吸引器头及通条	suction head	2
乳突撑开器	mastoid retractor	2	骨锤	bone mallet	1
开睑器	eye speculum	1	刮匙	curettes	2
血管钳	clamp	2	剥离器	dissector	2
组织钳	allis tissue forceps	2	骨刀	bone knife	2
短无齿镊	teeth short forceps	1	骨凿	bone chisel	2
短有齿镊	no teeth short forceps	1	咬骨钳（枪状）	rongeur forceps	2
直组织剪	straight tissue scissors	1	咬骨钳	rongeur forceps	2

10. 鼻腔泪囊吻合包　见图 11-64、表 11-10。

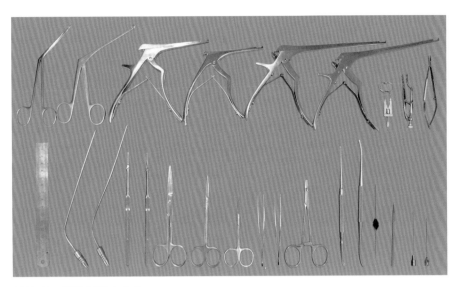

图11-64　鼻腔泪囊吻合包

表11-10　鼻腔泪囊吻合包

中文名称	英文名称	数量	中文名称	英文名称	数量
泪道探针(针、通管针)	lacrimal probe	2	吸引器头	suction head	2
泪点扩张器	punctum dilator	1	直尺	ruler	1
泪道探针	lacrimal probe	1	鼻筛窦开放钳	nasal ethmoidal sinus forceps	1
鼻中隔黏膜剥离器	septum mucosa raspatory	2	鼻腔填塞钳	nasal dressing forceps	1
眼科持针器	needle holder	1	咬骨钳(枪状）	rongeur forceps	4
眼科镊	ophthalmology forceps	2	开睑器	eye speculum	1
眼科剪	ophthalmology scissors	1	泪囊牵开器	lacrimal sac retractor	1
直组织剪	straight tissue scissors	2	显微持针器	micro-needle holder	1
刀柄（7号）	handle（7号）	2			

第四节　眼科手术器械的配套使用、摆放及布局

一、眼科手术名称与器械的配套使用

1. 眼前节手术　见表11-11。

表11-11　眼前节手术名称与器械的配套使用

手术名称	器械包	特殊用物
phaco+人工晶体置入术	眼科基本包、白内障包	撕囊镊、晶体推注器、小白星phaco手柄
晶体摘除术 小梁切除术	眼科基本包、白内障包 眼科基本包、小梁切除包	晶体圈套器
小梁切开术	眼科基本包、小梁切除包	小梁切开刀
虹膜周切术	眼科基本包、白内障包	
青光眼引流阀置入术	眼科基本包、小梁切除包	

2. 眼后节手术　见表11-12。

表11-12　眼后节手术名称与器械的配套使用

手术名称	器械包	特殊用物
玻切+剥膜术	眼科基本包、玻切包	膜镊、膜剪
玻切+phaco+人工晶体置入术	眼科基本包、玻切包、白内障包	撕囊镊、晶体推注器、小白星phaco手柄
玻切+光凝+冷凝+硅油填充（气体填充）术	眼科基本包、玻切包	激光线、冷冻线、硅油推注器
眼内窥镜辅助玻切术	眼科基本包、玻切包	眼内窥镜
取硅油+phaco术	眼科基本包、玻切包、白内障包	撕囊镊、晶体推注器、小白星phaco手柄
取硅油术	眼科基本包、玻切包	
巩膜扣带术	眼科基本包、网脱包	

3. 外眼手术　见表11-13。

表11-13　外眼手术名称与器械的配套使用

手术名称	器械包	特殊用物
斜视矫正术	眼科基本包、斜视矫正包	
上睑下垂矫正术、眼睑包块切除术、睑内翻矫正术	眼科基本包、上睑下垂包	
眼球摘除术+义眼台置入术	眼科基本包、上睑下垂包	视神经剪
眶肿瘤切除术	眼科基本包、眶肿瘤包	摆锯
结膜囊成形术（取口腔黏膜）	眼科基本包、上睑下垂包	开口器、22号刀柄

4.泪道手术　见表11-14。

表11-14　泪道手术名称与器械的配套使用

手术名称	器械包	特殊用物
外路DCR	眼科基本包、鼻腔泪囊吻合包	
经鼻内镜DCR	眼科基本包、鼻腔泪囊吻合包	鼻内窥镜光缆、鼻内窥镜镜头
泪道探查+置管术	眼科基本包、泪道套包	

5.其他手术　见表11-15。

表11-15　其他手术名称与器械的配套使用

手术名称	器械包	特殊用物
眼球穿通伤清创缝合术	眼科基本包、眼科急诊包	
角膜移植术	眼科基本包、小梁切除包、角膜移植包	角膜移植钻台、角膜环钻
翼状胬肉切除术	眼科基本包、小梁切除包	

二、手术器械的摆放及布局

1.玻切手术器械的摆放及布局　患者在仰卧位局麻下行右眼玻切手术。玻切机置于患者右侧，显微镜置于患者左侧，器械台与玻切机垂直，位于器械护士右侧，器械护士位于主刀医师右手边，如图11-65、图11-66所示。此图示摆位同时适用于所有眼科内眼显微手术。此手术器械配套使用如表11-12所示，术后器械由消毒供应中心统一处理。仪器设备使用、维护及保养见本章第二节。

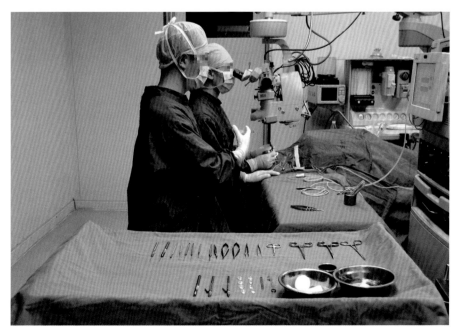

图11-65　玻切术手术器械的摆放及布局

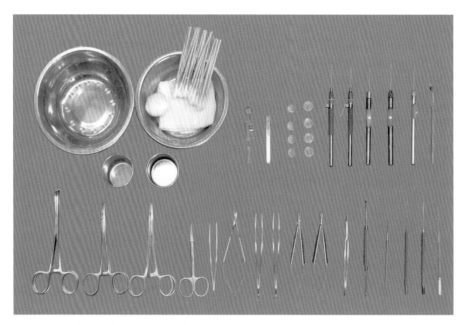

图11-66　玻切术手术器械台的摆放

2. 鼻内镜下鼻腔泪囊吻合术手术器械的摆放及布局　患者在仰卧位全麻下行右眼鼻内镜下鼻腔泪囊吻合术。鼻内镜机器置于患者头侧偏左，器械台置于患者头侧，位于器械护士左侧，器械护士位于主刀医师左手边，面向内镜显示器，如图11-67、图11-68所示。此手术器械配套使用如表11-14所示。术后器械由消毒供应中心统一处理。仪器设备使用、维护及保养见本章第二节。

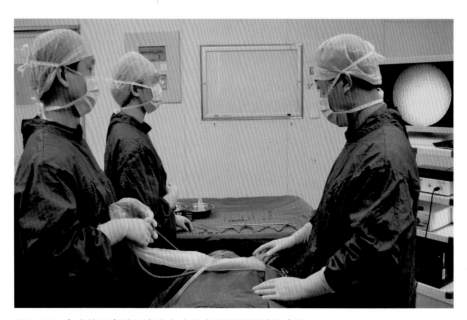

图11-67　鼻内镜下鼻腔泪囊吻合术手术器械的摆放及布局

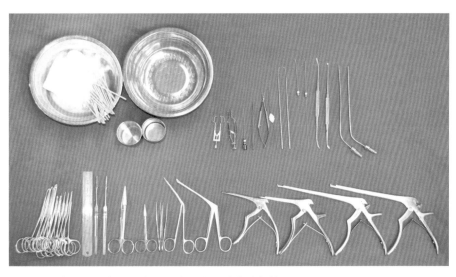

图11-68　鼻内镜下鼻腔泪囊吻合术手术器械台的摆放

3. 上睑下垂术手术器械的摆放及布局　患者在仰卧位全麻下行右眼上睑下垂矫正手术。手术医师分别坐于患者头侧两端,器械台位于患者头侧,如图 11-69、图 11-70 所示。此图示的摆放及布局同时适用于所有眼科外眼手术。此手术器械配套使用如表 11-13 所示。术后器械由消毒供应中心统一处理。

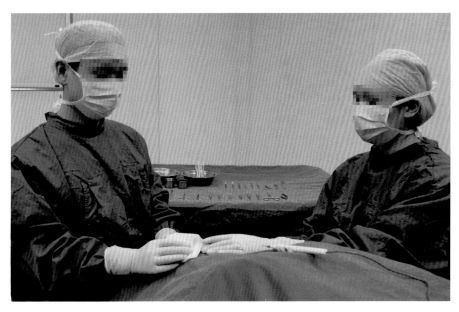

图11-69　上睑下垂术手术器械的摆放及布局

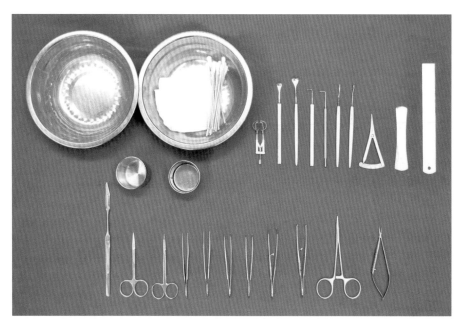

图11-70　上睑下垂术手术器械的摆放

（陈敏　刘心　何丽）

第 12 章

耳鼻咽喉科手术器械的管理与应用

耳鼻咽喉科学（otolaryngology，otorhinolaryngology）是研究听觉、平衡、嗅觉诸感官与呼吸、吞咽、发音、语言诸运动器官的解剖、生理和疾病现象的一门科学。耳鼻咽喉科是诊断治疗耳、鼻、咽喉及其相关头颈区域疾病的外科学科。随着科技的进步与发展，医学各科相互渗透和促进，拓展了耳鼻咽喉科的范畴，耳显微外科，侧颅底外科，听力学及平衡科学，鼻内镜外科，鼻神经外科，头颈外科，喉显微外科，嗓音与言语疾病科，小儿耳鼻咽喉科等的出现，大大丰富了耳鼻咽喉科的内容。

第一节　耳鼻咽喉科特殊手术器械的名称、用途、配图

一、耳科特殊手术器械的名称、用途、配图

1. 耳开窗匙（fenestrated ear curette）　用于耳科鼓膜穿刺或切开（图 12-1）。

2. 镫骨足弓剪（stapes scissors）　用于耳显微手术中，剪断镫骨足弓颈（图 12-2）。

3. 锤骨咬骨剪（bone nippers）　用于耳显微手术中，剪断锤骨头或砧骨长突（图 12-3）。

4. 镫骨安装钳（stapes applying forceps）　用于安装人工镫骨（图 12-4）。

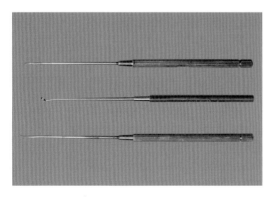

图12-1　耳开窗匙

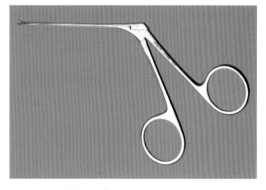

图12-2　镫骨足弓剪

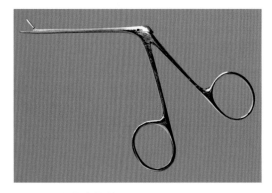

图12-3　锤骨咬骨剪

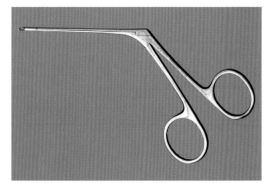

图12-4　镫骨安装钳

5. 乳突吸引管（mastoid suction tube）　用于乳突手术时吸引血液、冲洗液（图12-5）。

6. 耳用吸引管（ear suction tube）　用于耳科手术时吸引血液、冲洗液（图12-6）。

7. 耳道皮瓣刀（ear flap knife）　用于切割和剥离外耳道皮瓣，鼓膜上皮和鼓室黏膜（图12-7）。

8. 耳剥离子（ear raspatory）　用于剥离外耳道皮瓣鼓环及镫骨足板开窗处的上皮（图12-8）。

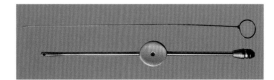

图12-5　乳突吸引管

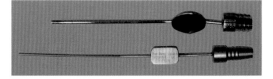

图12-6　耳用吸引管

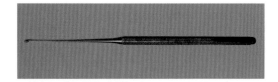

图12-7　耳道皮瓣刀

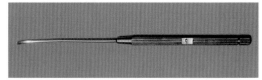

图12-8　耳剥离子

9. 耳刮匙（ear curette）　用于刮除外耳道骨质（图12-9）。

10. 耳异物钳（ear foreign body forceps）　用于钳取外耳道异物（图12-10）。

11. 乳突刮匙（mastoid curette）　用于刮除瘤或病理组织（图12-11）。

12. 耳用环状刮匙（ear loop）　用于刮除瘤或病理组织（图12-12）。

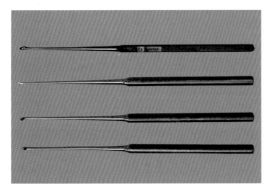

图12-9　耳刮匙（直头、侧弯）

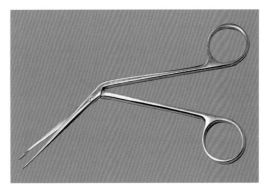

图12-10　耳异物钳

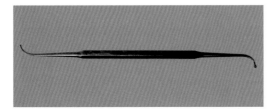

图12-11　乳突刮匙

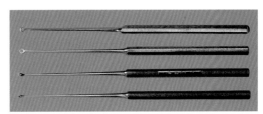

图12-12　耳用环状刮匙（直头、侧弯）

13. 中耳息肉钳（ear polypus forceps）　用于钳取或咬除中耳息肉或肉芽（图12-13）。

14. 显微耳钳（ear micro forceps）　用于耳显微手术中，夹持咬切病变黏膜、肉芽（图12-14）。

15. 显微耳剪（ear micro scissors）　用于耳显微手术中剪切病变黏膜、肉芽（图12-15）。

16. 显微耳针（ear micro needle）　用于分离听骨周围或鼓室的粘连镫骨足板开窗（图12-16）。

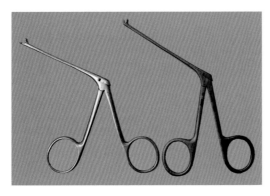

图12-13　中耳息肉钳（直、角弯）

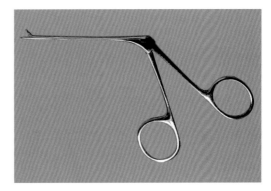

图12-14　显微耳钳

17. 显微耳钩（ear micro hook） 用于分离听骨周围或鼓室的粘连镫骨足板开窗（图12-17）。

18. 耳镜（ear mirror） 用于耳科手术及检查（图12-18）。

19. 压迫器（compressor） 用于压迫筋膜，使其均匀（图12-19）。

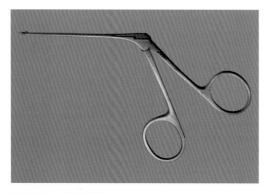

图12-15 显微耳剪

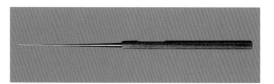

图12-16 显微耳针

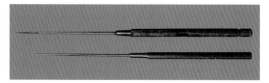

图12-17 显微耳钩（锐、钝）

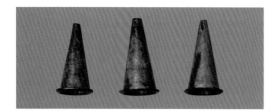

图12-18 耳镜

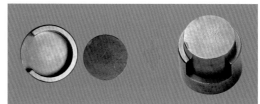

图12-19 压迫器

二、鼻科特殊手术器械的名称、用途、配图

1. 鼻中隔圆凿（nasal septum round chisel） 用于鼻腔手术时凿除部分骨骼（图12-20）。

2. 鼻中隔鱼尾凿（nasal septum gouge） 用于五官科手术时凿除部分骨骼（图12-21）。

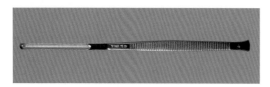

图12-20 鼻中隔圆凿

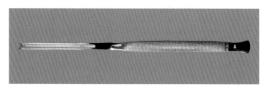

图12-21 鼻中隔鱼尾凿

3. 鼻骨锤（nasal bone mallet） 用于颜面整形手术时敲击鼻骨凿（图 12-22）。

4. 鼻腔吸引管（nasal sution tube） 用于鼻腔手术时吸引脓血（图 12-23）。

5. 筛窦刮匙（antrum curette） 用于刮除筛窦小房及病变部位黏膜（图 12-24）。

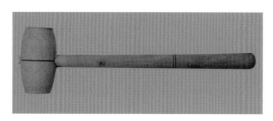

图12-22　鼻骨锤

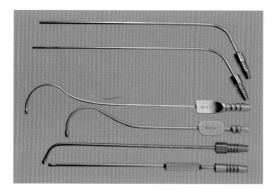

图12-23　鼻腔吸引管

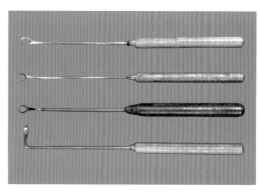

图12-24　筛窦刮匙

6. 鼻增殖体刮匙（nasal adenoid curettes） 用于刮除鼻咽内鼻增殖体（图 12-25）。

7. 鼻（蝶）窦刮匙（nasal sinus curettes） 用于鼻科手术时刮除病变部位黏膜（图 12-26）。

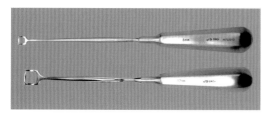

图12-25　鼻增殖体刮匙（大、小）

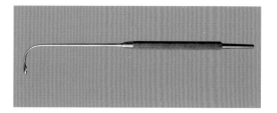

图12-26　鼻（蝶）窦刮匙

8. 鼻取样钳（nasal biopsy forceps） 用于咬切鼻咽组织微量增生物（图 12-27）。

9. 鼻中隔咬骨钳（nasal septum rongeurs） 用于咬除鼻中隔软骨或骨皮质（图 12-28）。

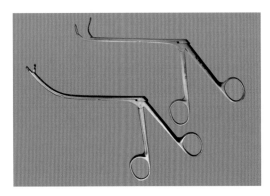

图12-27 鼻取样钳（管式、盖板式）

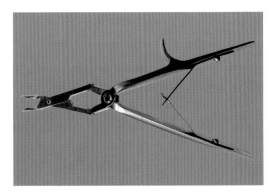

图12-28 鼻中隔咬骨钳

10. 鼻窦咬骨钳（nasal sinus rongeurs） 用于咬除蝶窦骨、筛窦骨或上颌窦骨（图12-29）。

11. 上颌窦咬骨钳（maxillary sinus rongeurs） 用于咬除上颌窦骨（图12-30）。

12. 鼻咬切钳（nasal punch forceps） 用于咬切鼻内软骨或脆弱之骨质（图12-31）。

13. 鼻组织钳（nasal tissue forceps） 用于咬除鼻息肉及软组织（图12-32）。

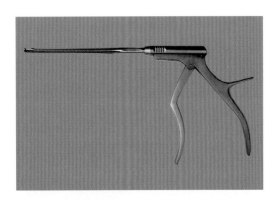

图12-29 鼻窦咬骨钳

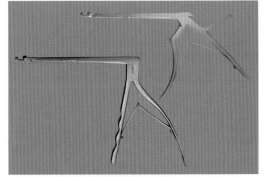

图12-30 上颌窦咬骨钳（上切）

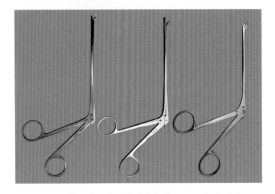

图12-31 鼻咬切钳（前咬/尖头0°、尖头45°）

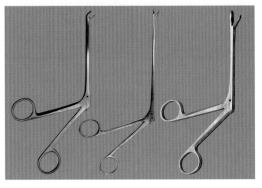

图12-32 鼻组织钳（尖头45°、尖头0°、圆头）

14. 鼻中隔旋转刀（nasal swive knives）　用于鼻中隔弯曲矫正手术时切除鼻中隔软骨（图 12-33）。

15. 鼻剪（nasal scissors）　用于剪切鼻腔组织（图 12-34）。

16. 鼻黏膜刀（nasal mucosa knives）　用于剥离及切开鼻黏膜组织（图 12-35）。

17. 鼻骨复位钳（nasal repositioned）　鼻骨骨折时用来复位固定鼻骨（图 12-36）。

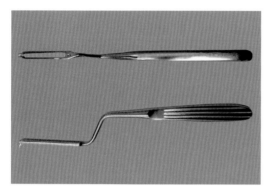

图12-33　鼻中隔旋转刀

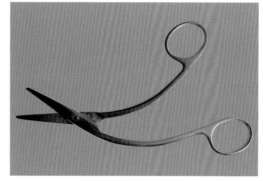

图12-34　鼻剪

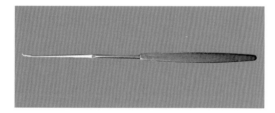

图12-35　鼻黏膜刀

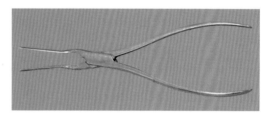

图12-36　鼻骨复位钳

18. 鼻镜（nasoscope）　用于鼻腔手术及检查（图 12-37）。

19. 鼻撑开器（nasal mouth gag）　用于撑开鼻腔（图 12-38）。

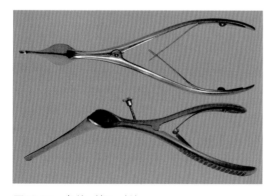

图12-37　鼻镜（短、长）

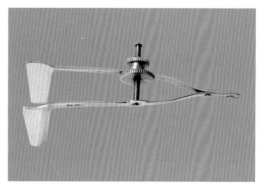

图12-38　鼻撑开器

三、咽喉科特殊手术器械的名称、用途、配图

1. 直达喉镜（direct laryngoscope） 用于插入咽喉暴露声门（图 12-39）。

2. 支撑喉镜（supporting laryngoscopes） 用于喉部检查和手术（图 12-40）。

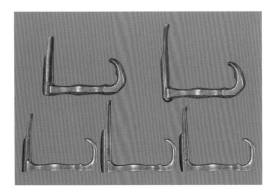

图12-39 直达喉镜（大、中、小）

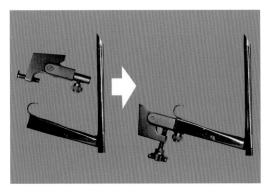

图12-40 支撑喉镜

3. 喉钳（laryngeal forceps） 用于喉部咬切软组织或钳取异物（图 12-41）。

4. 显微喉钳（microlaryngeal forceps） 用于声带广基性息肉及小结摘除声带粘连、肥厚、声带囊肿及早期肿瘤等喉部显微手术。喉钳头部有多种形式，在通常情况下，碗形口、三角形口、圆形口、长圆匙形口、腰形口、咬切型头适用于咬切喉咽部的活体、声带息肉、舌根及会厌囊肿等。鳄形口、麦粒形口适用于钳取针类、骨片、鱼脊骨、蚕豆、花生等异物。瓜子形口适用于儿童，做钳取异物用（图 12-42）。

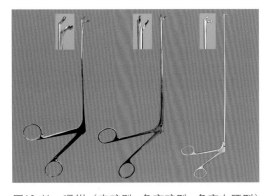

图12-41 喉钳（直碗型、角弯碗型、角弯左腰型）

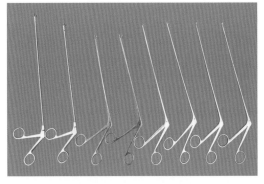

图12-42 显微喉钳（直碗型、弯碗型、麦粒型、左开腰型、右开腰型、左角弯、右角弯）

5. 显微喉剪（micro laryngeal scissors） 用于剪切声带息肉、小结或囊肿、早期肿瘤等喉部显微手术（图 12-43）。

6. 气管异物钳（tracheal foreign body forceps）　用于支气管镜下钳取异物和组织（图12-44）。

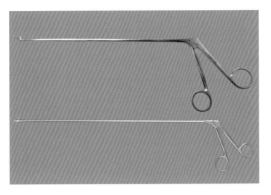

图12-43　显微喉剪（直、角弯）

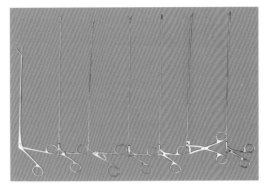

图12-44　气管异物钳（鳄嘴头、锯齿头、花生米头、取笔套式、圆口、三爪式、麦粒头）

7. 食道异物钳（esophagus foreign body forceps）　用于食道镜下钳取异物和组织（图12-45）。

8. 喉用冲洗吸引管（laryngeal suction tubes）　用于冲洗、吸引喉部血液及分泌液等（图 12-46）。

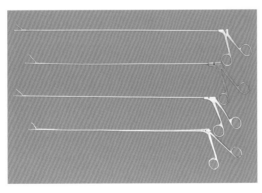

图12-45　食道异物钳（鳄嘴头、倒齿头、抱合头）

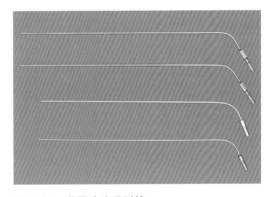

图12-46　喉用冲洗吸引管

9. 气管拉钩（tracheal hook）　用于手术时牵拉气管（图 12-47）。

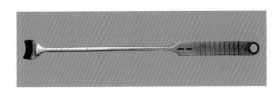

图12-47　气管拉钩

10. 气管套管（tracheal tubes） 用于喉梗阻及影响呼吸通畅的病变在施行气管切开手术时，插入气管维持患者的呼吸（图 12-48）。

11. 压舌板（tongue depressor） 用于口腔检查时压舌（图 12-49）。

12. 支撑架（support frame） 用于衔接喉镜，其末端支撑在患者胸前或特制的垫板上（图 12-50）。

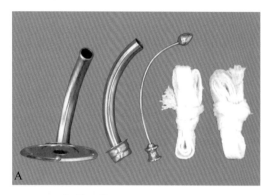
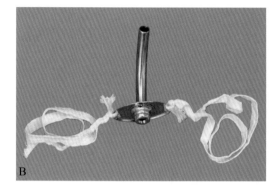

图12-48　气管套管

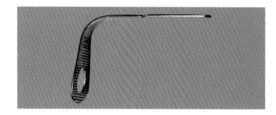

图12-49　压舌板

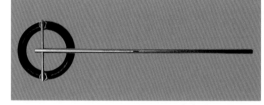

图12-50　支撑架

13. 三翼气管扩张钳（tracheal dilating forceps） 用于切开时作扩张气管（图 12-51）。

14. 扁桃体剥离子（tonsil dissectors） 用于剥离扁桃体及牵拉咽前柱（图 12-52）。

15. 扁桃体夹持钳（tonsil holding forceps） 用于扁桃体切除手术时夹持扁桃体（图 12-53）。

16. 扁桃体止血钳（tonsil hemostatic forceps） 用于夹持扁桃体做止血或分离组织（图 12-54）。

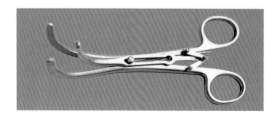
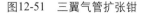

图12-51　三翼气管扩张钳

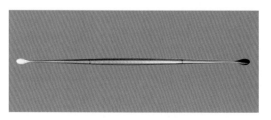

图12-52　扁桃体剥离子

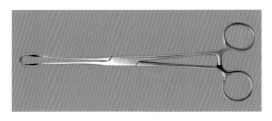

图12-53　扁桃体夹持钳

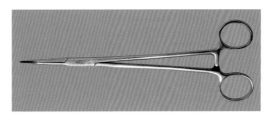

图12-54　扁桃体止血钳

17. 食道镜（esophagoscope tube）　用于直接观察食道，进行相应的检查和治疗（图12-55）。

18. 小儿支气管镜（pediatric bronchoscope tube）　用于直接观察气管和支气管的病变，并根据病变进行相应的检查和治疗（图 12-56）。

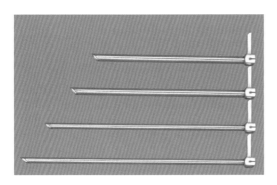

图12-55　食道镜（大、中、小）

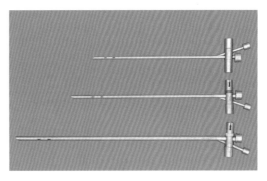

图12-56　小儿支气管镜（大、中、小）

第二节　耳鼻咽喉科常用仪器的使用与保养

一、彼岸耳钻的使用与保养

彼岸耳钻及配件、连接（图 12-57）。

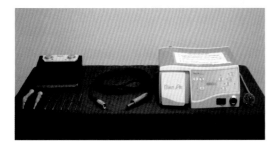

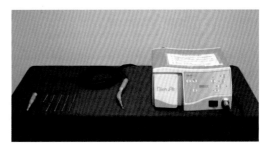

图12-57　彼岸耳钻及配件、连接

（一）操作流程

1. 将手柄与电机连接。

2. 松开手柄的钻头卡口。

3. 贴着钻头接口的一侧完全推到底。

4. 旋紧手柄的钻头卡口。

（二）维护和保养

1. 安装钻头时一定要插到手柄底部，否则既影响性能又容易损坏手柄。

2. 依靠钻头轻轻打磨切割骨质，不要过侧向用力压迫钻头，可能造成内部轴承承受力不均导致损坏。注意及时更换钻头，减少手柄和电机负担。

3. 在没有安装钻头的情况下，不要接通主机空转，此时电机负载很小，容易转速过高而损坏电机。

4. 每次使用后注意手柄及电机的润滑保养。

5. 拆解　将耳钻手柄与马达分开，卸下钻头和冲洗管。

6. 刷洗　先在流水下用毛刷清理手柄，然后用毛刷蘸多酶洗液刷洗手柄。

7. 冲洗　流水冲洗 3 遍，每次 1 min。

8. 干燥　用软布擦干手柄，不要使用压缩空气，以免将微小异物（骨粉）吹入手柄内部。

9. 润滑　将润滑油从手柄后部喷入。

10. 灭菌　预真空灭菌，低温等离子，环氧乙烷。

二、NIM 3.0神经监护仪的使用与保养

神经监护仪及配件、连接（图 12-58）。

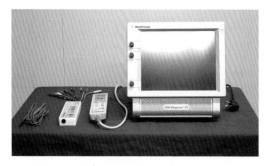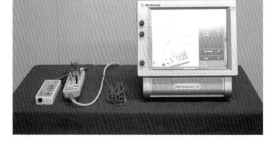

图12-58　神经监护仪及配件、连接

（一）操作流程

1. 将主机放置于手术间中远离其他电子设备的地方，并通知麻醉师使用肌松剂。

2. 在铺手术消毒巾前将成对的记录电极插入相应的肌肉群。

3. 记录电极的另外一端插入患者界面盒中相应的颜色插口。

4. 将电源线插入专用插座，打开主机界面的电源开关。

5. 将抗干扰探头夹在单极电刀的输出线上，另一头插入主机背面"MUTE"中。

6. 在主机通过自检后选择相应的手术类型。

7. 然后主机进入自检状态，确保刺激电极和接地回路状态为"√"。如果显示为"×"，请根据实际情况重新调试电极。

8. 进入"监视"界面，如果肌电图有反应，说明 NIM 机器设置正常。

9. 开始检测。

（二）维护和保养

1. 从监护仪背面断开全部电缆。

2. 不要浸泡或对设备进行灭菌处理。

3. 使用中性酶洗涤剂（pH6.0 ～ 8.0）或酚基消毒剂湿润的布擦拭设备。

4. 不要使用乙醇、其他溶剂或腐蚀性清洁剂。

5. 使用干净的非腐蚀性布弄干。

6. 让 NIM 3.0 系统及附件彻底风干，然后存放在阴凉干燥的地方。

7. 建议每年进行一次预防性维护和校准屏幕。

三、鼻动力系统仪器的使用与保养

鼻动力系统仪器及配件、连接（图 12-59）。

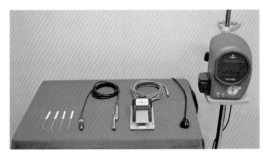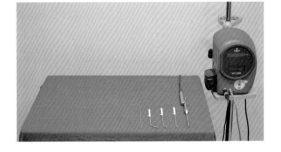

图12-59　鼻动力系统仪器及配件、连接

（一）操作流程

1. 连接电源线。

2. 打开电源开关（显示 NO HP）。

3. 将手柄插入相应接口。

4. 将脚踏与主机接口相连。

5.将输液瓶用注水管路与鼻科刀头相连接,并将注水管路(注意方向)卡在注水泵中。

6.将吸引管与手柄的吸引口相连接。

(二) 维护和保养

1.手术结束时,保持手柄的工作连接状态,使用一盘清水冲洗切削物的排出通道,使管道内基本无阻塞物或血渍,然后冲洗管路,若观察到吸引器的接口处还有残留血渍时,请将手柄开口端(接刀头的那一端)向下,用注射器灌注清水进行冲洗(如用高压水枪则效果更佳),直到通道干净为止,再将水甩干(如用高压气枪则效果更佳),清洁手柄外部,包装后送消毒。

2.更换弯刀头时,切记要先使脚离开动力系统及吸引器的脚踏开关,拔掉吸引管,否则容易将刀头内、外刀拉坏(请在每次手术结束之后检查刀头,若内、外刀的白色卡口之间在自然状态下较新刀头有较大空隙时,此刀头需报废)。

3.弯刀头内刀不能拔出。

4.刀头、钻头原则为一次性使用,刀头、钻头建议使用5次后更换,过度使用的旧刀头、钻头对附件和手柄的损伤很大。

5.严禁浸泡主机、脚踏、手柄。

6.严禁用超声清洗器清洗手柄。

7.严禁高温高压消毒主机和脚踏。

8.严禁使用戊二醛浸泡手柄,不可用福尔马林熏蒸。

9.消毒前必须完全干燥。

四、显微镜、CO_2激光机的使用与保养

显微镜、CO_2激光机及配件、连接(图12-60)。

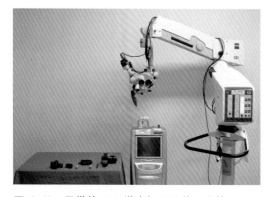
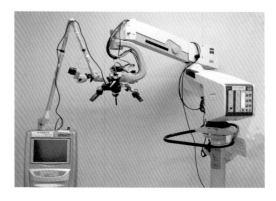

图12-60　显微镜、CO_2激光机及配件、连接

（一）操作流程

1. 开机　连接电源线至墙面或 UPS；连接电源线，按下绿色电源开关按钮，机器自动上电，根据显示 "登录"界面，输入密码，点击显示屏右上角的 "登录 login"键，自检程序即开始自检，如果顺利完成自检程序，系统可以开始使用并且在显示屏上显示主页面（如果检测到错误，系统将提示该错误的相应信息，此时请将错误信息代码通知维修工程师处理）。

2. 选择工作模式

（1） Manual 手动治疗。

（2） Surgitouch（智能扫描）治疗。

3. 选择激光模式

（1） 激光发射模式 ——选择 CW（连续波），Superpulse 或 Pulser 作为发射模式。选中模式显示为粉色边框高亮区。

（2） 激光发射类型——选择所需的激光束激光发射类型：重复、单次或连续。选中模式显示为粉色边框高亮区。

4. 设置能量　选择所需的激光功率，单位为瓦特，选中功率条中的任意一点进行功率能量设置。

5. 设置激光发射形式　在 CW 模式下，选择 CONT，按 ENTER 确认。在两种激光模式下，可以设定脉冲的脉宽和脉冲间隔。

（1）选择 SINGL（踩下脚踏开关发射一个脉冲）或 REPT（踩住脚踏不放，连续发射脉冲激光），按 ENTER 确认。

（2）设定脉冲宽度。①持续时间。选择需要的激光光束发射的持续时间；在可选择的控制区通过 "＋"或 "－"键选择需要的持续时间（连续发射模式除外）。②时间间隔。选择需要的激光光束发射的时间间隔；在可选择的控制区通过 "＋"或 "－"键选择需要的时间间隔（单次发射模式和连续发射模式除外）。

6. 发射激光　按 READY 键，等待机器顶部黄色指示灯闪烁，并听到"嘀"一声提示后，就可以踩脚踏开关，激光输出口有激光输出。松开脚踏后激光停止发射。

按 STBY 键，恢复到待机状态，此时踩脚踏没有激光输出。

7. 关机

（1）机器关机前确认在 STBY 状态下，点击操作系统任何界面的左下角 "HOME"键返回主页面。

（2）点击 "Logoff"退出登录键断开操作系统。按下系统控制台的绿色电源开关，关闭系统。

（二）维护和保养

1. 手术室保持洁净，恒温（室温 20 ～ 25℃），恒湿度（＜ 50%）。

2. 手术室消毒避免使用熏蒸等有挥发物的方式。

3. 手术室内所有人员必须佩戴 CO_2 激光防护眼镜。

4. 激光发射时注意激光的指向，避免误伤。

5. 激光停止发射后，及时按 STBY 键，确保安全。

6. 机器设备专人专管，做好设备运行的情况记录。

7. 在移动设备时，请尽量做到轻推，减少震动对机器造成的影响。

8. 在开启和压下导光臂时，请先压下导光臂根部的黑色锁扣点，然后轻轻压下；如果遇到较大阻力时，请先复位，再重复以上操作，将导光臂压下，并推入固定槽扣好。此时，方可将机器归位。

9. 每年由专业技术人员对整个设备进行一次全面检查。

第三节　耳鼻咽喉科手术器械包的配置、配图、数量

1. 鼻内镜 8 件　见图 12-61、表 12-1。

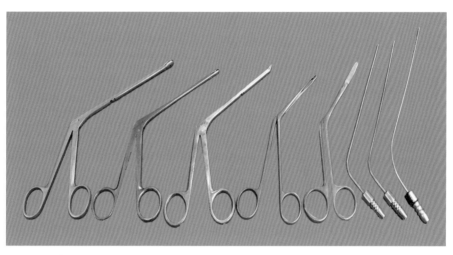

图12-61　鼻内镜8件

表12-1　鼻内镜8件

中文名称	英文名称	数量	中文名称	英文名称	数量
鼻腔吸引管	nasal sution tube	3	鼻腔填塞钳	nasal tampon forceps	1
鼻剪	nasal scissors	1	鼻筛窦开放钳	nasal ethmoidal sinus forceps	3

2. 鼻中隔 6 件　见图 12-62、表 12-2。

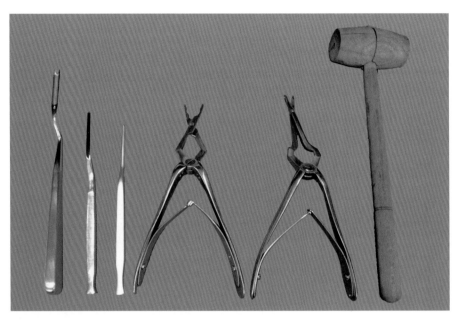

图12-62　鼻中隔6件

表12-2　鼻中隔6件

中文名称	英文名称	数量	中文名称	英文名称	数量
鼻骨锤	nasal bone mallet	1	鼻中隔鱼尾凿	nasal septum gouge	1
鼻中隔咬骨钳	nasal septum rongeurs	2	鼻中隔旋转刀	nasal swive knife	1
鼻中隔圆凿	nasal septum round chisel	1			

3. 鼻内镜器械包　见图 12-63、表 12-3。

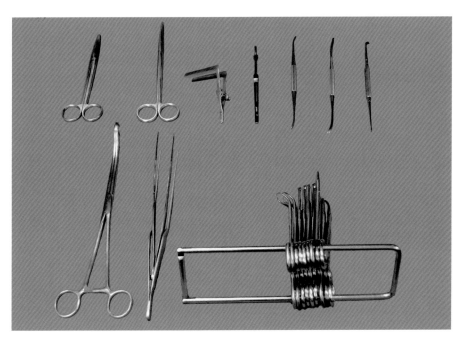

图12-63　鼻内镜器械包

表12-3　鼻内镜器械包

中文名称	英文名称	数量	中文名称	英文名称	数量
扁桃体止血钳	tonsil hemostatic forceps	1	剪刀	surgical scissors	2
直血管钳	straight clamp	1	鼻撑开器	nasal mouth gag	1
持针器	needle holder	1	刀柄（7号）	handle（7号）	1
组织钳	tissue forceps	4	鼻剥离器	nasal stripping device	2
布巾钳	towel clamp	2	鼻黏膜刀	nasal mucosa knife	1
枪状镊	dissecting forceps	2	卵圆钳	sponge forceps	1

4. 腺样体刮匙 12 件　见图 12-64、表 12-4。

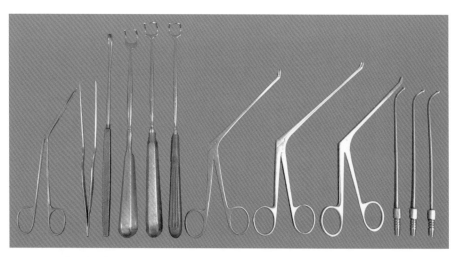

图12-64　腺样体刮匙12件

表12-4　腺样体刮匙12件

中文名称	英文名称	数量	中文名称	英文名称	数量
鼻腔吸引管	nasal suction tube	3	鼻剥离器	nasal elevator	1
鼻筛窦开放钳	nasal ethmoidal sinus forceps	3	枪状镊	dissecting forceps	1
鼻增殖体刮匙	nasal adenoid curettes	3	鼻腔填塞钳	nasal tampon forceps	1

5. 鼻侧切开包　见图 12-65、表 12-5。

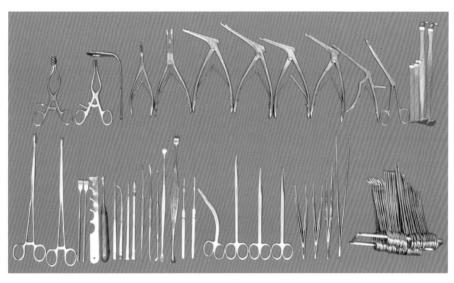

图12-65　鼻侧切开包

表12-5　鼻侧切开包

中文名称	英文名称	数量	中文名称	英文名称	数量
直蚊式血管钳	straight mosquito-type hemostatic forceps	2	鼻黏膜刀	nasal mucosa knives	1
弯蚊式血管钳	curved mosquito-type hemostatic forceps	2	鼻剥离器	nasal elevators	2
弯血管钳	curved clamp	4	鼻中隔鱼尾凿	nasal septum gouge	2
中弯血管钳	medium curved clamp	4	鼻中隔平凿	septum chisel	2
持针器	needle holder	2	刮匙	curettes	1
组织钳	tissue forceps	6	钢尺	ruler	1
布巾钳	towel clamp	6	扁桃体拉钩	tonsil retractors	2
无齿长镊	smooth long forceps	1	乳突牵开器	mastoid retractors	2
枪状镊	dissecting forceps	2	压舌板	tongue depressor	1
无齿短镊	smooth short forceps	2	鼻镜	nasal speculum	1
有齿短镊	toothed short forceps	2	咬骨钳	rongeurs	1
直组织剪	straight tissue scissors	1	乳突咬骨钳	mastoid cutting forceps	1
弯组织剪	curved tissue scissors	1	鼻窦咬骨钳	nasal sinus rongeurs	3
甲状腺剪	thyroid scissors	1	上颌窦咬骨钳	maxillary sinus rongeurs	1
鼻剪	nasal scissors	1	鼻息肉钳	nasal polypus forceps	1
刀柄（3号）	handle（3号）	1	小甲状腺拉钩	small thyroid retractors	2
刀柄（7号）	handle（7号）	1	甲状腺拉钩	thyroid retractors	2
骨膜剥离器	periosteum elevators	1	卵圆钳	sponge clamp	2
扁桃体剥离子	tonsil dissectors	1			

6. 小儿气管异物钳 19 件　见图 12-66、表 12-6。

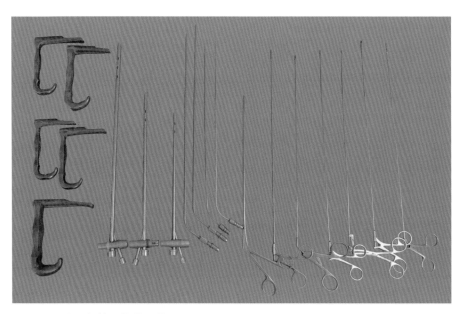

图12-66　小儿气管异物钳19件

表12-6　小儿气管异物钳19件

中文名称	英文名称	数量	中文名称	英文名称	数量
气管异物钳	tracheal foreign body forceps	7	小儿支气管镜	pediatric bronchoscope tubes	3
喉用冲洗吸引管	laryngeal suction tubes	4	咽喉镜	laryngoscope	5

7. 食道异物钳 23 件　　见图 12-67、表 12-7。

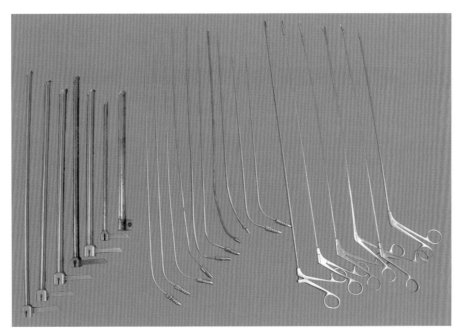

图12-67　食道异物钳23件

表12-7　食道异物钳23件

中文名称	英文名称	数量	中文名称	英文名称	数量
食道异物钳	esophagus foreign body forceps	6	食道镜	esophagoscope tubes	7
喉用冲洗吸引管	laryngeal suction tubes	10			

8. 支撑喉镜器械包　见图 12-68、表 12-8。

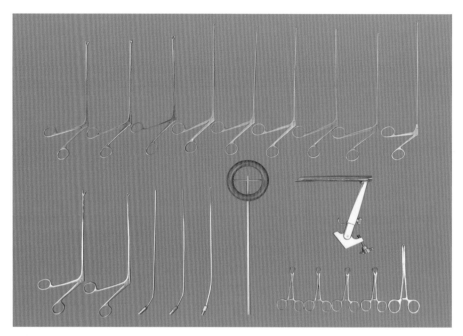

图12-68　支撑喉镜器械包

表12-8　支撑喉镜器械包

中文名称	英文名称	数量	中文名称	英文名称	数量
组织钳	tissue forceps	1	喉用冲洗吸引管	laryngeal suction tubes	3
布巾钳	towel clamp	4	喉钳	laryngeal forceps	2
支撑架	support frame	1	显微喉钳	micro-laryngeal forceps	9
支撑喉镜	laryngoscope holder	1			

9. 全麻扁桃体包　见图 12-69、表 12-9。

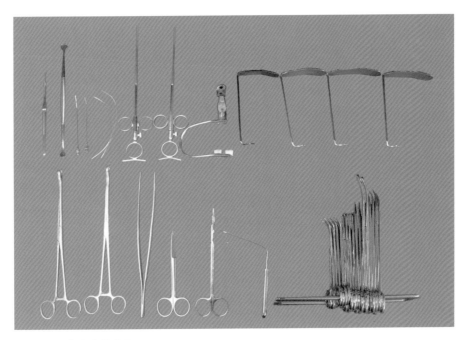

图12-69　全麻扁桃体包

表12-9　全麻扁桃体包

中文名称	英文名称	数量	中文名称	英文名称	数量
扁桃体止血钳	tonsil hemostatic forceps	4	扁桃体海绵钳	tonsil sponge forceps	2
扁桃体夹持钳	tonsil holding forceps	2	刀柄（7号）	handle（7号）	1
持针器	needle holder	2	扁桃体剥离子	tonsil dissectors	1
组织钳	tissue forceps	4	扁桃体针头	tonsil needle	2
布巾钳	towel clamp	4	扁桃体钢丝	tonsil wire	2
压舌板	tongue depressor	1	扁桃体圈断器	tonsil snare	2
扁桃体剪	tonsil scissors	1	扁桃体开口器	mouth gag	1
线剪	stitch scissors	1	拉钩	retractor	4
无齿长镊	smooth long forceps	1			

10. 气管切开包　见图 12-70、表 12-10。

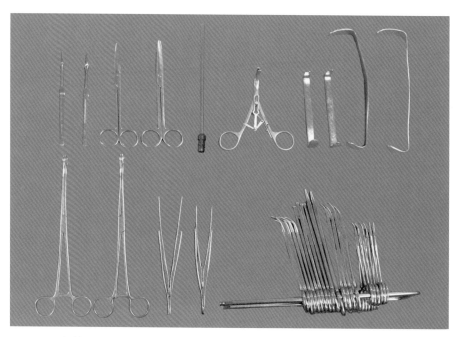

图12-70　气管切开包

表12-10　气管切开包

中文名称	英文名称	数量	中文名称	英文名称	数量
直蚊式血管钳	straight mosquito-type hemostatic forceps	2	刀柄（7号）	handle（7号）	1
弯蚊式血管钳	curved mosquito-type hemostatic forceps	4	直组织剪	straight tissue scissors	1
中弯血管钳	medium curved clamp	4	弯组织剪	curved tissue scissors	1
持针器	needle holder	2	喉用冲洗吸引管	laryngeal suction tubes	1
组织钳	tissue forceps	4	气管扩张钳	tracheal dilating forceps	1
布巾钳	towel clamp	4	小甲状腺拉钩	small thyroid retractor	2
无齿短镊	smooth short forceps	2	甲状腺拉钩	thyroid retractor	2
有齿短镊	toothed short forceps	2	卵圆钳	sponge clamp	2
刀柄（7号）	handle（7号）	1			

11. 全喉器械包　见图 12-71、表 12-11。

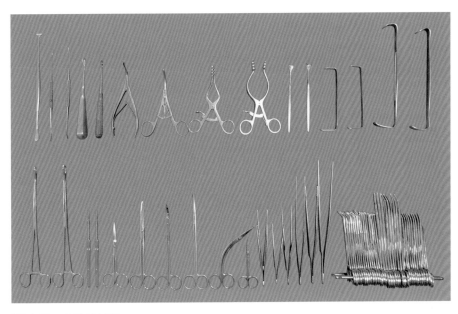

图12-71　全喉器械包

表12-11　全喉器械包

中文名称	英文名称	数量	中文名称	英文名称	数量
弯蚊式血管钳	curved mosquito-type hemostatic forceps	2	直组织剪	straight tissue scissors	1
弯血管钳	curved clamp	10	线剪	stitch scissors	1
中弯血管钳	medium curved clamp	6	刀柄（3号）	handle（3号）	1
持针器	needle holder	3	刀柄（7号）	handle（7号）	1
组织钳	tissue forceps	8	扁桃体剥离子	tonsil dissectors	1
布巾钳	towel clamp	8	鼻剥离器	nasal elevators	2
无齿长镊	smooth long forceps	1	刮匙	curettes	2
胸科无损伤镊	thoracic no damage forceps	1	鼻镜	nasal speculum	1
枪状镊	dissecting forceps	2	气管扩张钳	tracheal dilating forceps	1
无齿短镊	smooth short forceps	2	乳突牵开器	mastoid retractors	2
有齿短镊	toothed short forceps	2	气管拉钩	tracheal hook	2
弯眼科剪	curved eye scissors	1	小甲状腺拉钩	small thyroid retractor	2
鼻剪	nasal scissors	1	甲状腺拉钩	thyroid retractor	2
扁桃体剪	tonsil scissors	1	卵圆钳	sponge clamp	2
甲状腺剪	thyroid scissors	1			

12. 甲舌囊肿包　见图 12-72、表 12-12。

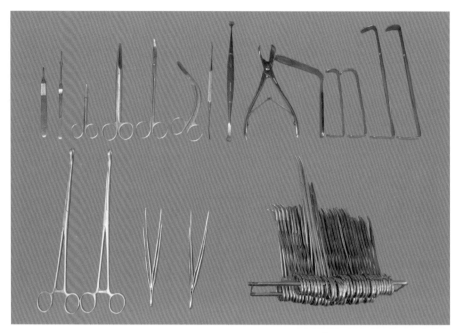

图12-72　甲舌囊肿包

表12-12　甲舌囊肿包

中文名称	英文名称	数量	中文名称	英文名称	数量
弯蚊式血管钳	curved mosquito-type hemostatic forceps	6	直组织剪	straight tissue scissors	1
弯血管钳	curved clamp	12	扁桃体剪	tonsil scissors	1
长弯血管钳	long curved clamp	2	鼻剪	nasal scissors	1
持针器	needle holder	2	鼻剥离器	nasal stripping device	1
组织钳	tissue forceps	4	扁桃体剥离子	tonsil dissectors	1
布巾钳	towel clamp	4	骨剪	bone scissors	1
无齿短镊	smooth short forceps	2	压舌板	tongue depressor	1
有齿短镊	toothed short forceps	2	小甲状腺拉钩	small thyroid retractor	2
刀柄（3号）	handle（3号）	1	甲状腺拉钩	thyroid retractor	2
刀柄（7号）	handle（7号）	1	卵圆钳	sponge clamp	2
弯眼科剪	curved eye scissors	1			

13. 中耳置管包　见图 12-73、表 12-13。

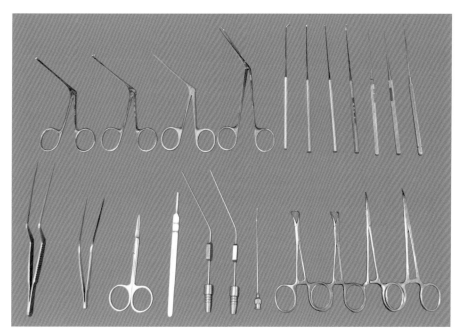

图12-73　中耳置管包

表12-13　中耳置管包

中文名称	英文名称	数量	中文名称	英文名称	数量
弯血管钳	curved clamp	2	枪状镊	dissecting forceps	1
布巾钳	towel clamp	2	中耳息肉钳	ear polypus forceps	2
耳注射针头	ear needle	1	显微耳剪	ear micro scissors	1
耳用吸引管	ear suction tube	2	耳异物钳	ear foreign body forceps	1
刀柄（7号）	handle（7号）	1	耳刮匙	ear curette	4
直眼科剪	straight eye scissors	1	小镰状刀	ear knife	1
耳用膝状镊	ear angled forceps	1	耳钩	ear hook	2

14. 耳显微器械包　见图 12-74、表 12-14。

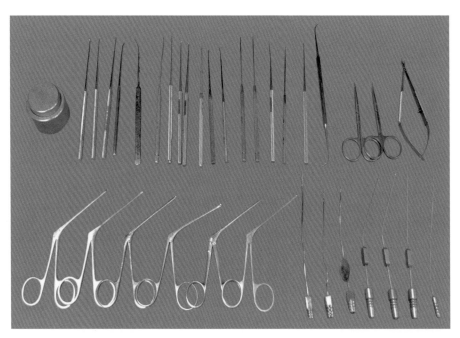

图12-74　耳显微器械包

表12-14　耳显微器械包

中文名称	英文名称	数量	中文名称	英文名称	数量
耳用吸引管	ear suction tube	4	耳道皮瓣刀	ear flap knife	2
乳突吸引管	mastoid suction tube	3	耳撬	ear pry	1
镫骨头剪	stapes applying forceps	1	耵聍钳	cerumen forceps	1
显微耳剪	ear micro scissors	1	耳开窗匙	fenestrated ear curette	1
中耳息肉钳	ear polypus forceps	4	显微耳针	ear micro needle	3
压迫器	compressor	1	显微耳钩	ear micro hook	2
耳刮匙	ear curette	4	乳突刮匙	mastoid curette	1
耳剥离子	ear raspatory	1	直眼科剪	straight eye scissors	1
小镰状刀	ear knife	1	弯眼科剪	curved eye scissors	1
耳用探针	ear probes	1	虹膜剪	iris scissors	1

第四节　耳鼻咽喉科手术器械的配套使用、摆放及布局

一、耳鼻咽喉科手术与器械的配套使用

1. 耳科手术　见表 12-15。

表12-15　耳科手术与器械的配套使用

	手术名称	普通、特殊器械	特殊仪器
耳	中耳置管术	中耳置管器械包	美敦力T管
	鼓膜修补术	乳突根治器械包 耳显微器械35件	ENT鼻内窥镜 ENT耳内窥镜镜头（0°） 冷光源线+转接头 显微镜
	鼓室成形术	乳突根治器械包 耳显微器械35件	ENT耳动力系统 电钻机器、电钻线+电钻头 　面神经监测仪、面神经监测 　仪导线 显微镜
	耳前瘘管切除术	耳前瘘管器械包	
	镫骨手术	乳突根治器械包 耳显微器械35件 镫骨器械	YAG激光机 显微镜

2. 鼻科手术　见表 12-16。

表12-16　鼻科手术与器械的配套使用

	手术名称	普通、特殊器械	特殊仪器
鼻	鼻中隔偏曲矫正术	鼻内窥镜器械包 　鼻内窥镜8件 　鼻中隔6件	ENT鼻内窥镜 ENT鼻内窥镜镜头（0°） 冷光源线+转接头
	鼻窦手术	鼻内窥镜器械包 鼻内窥镜特殊器械 鼻动力系统	ENT鼻内窥镜 ENT鼻内窥镜镜头（0°、 　30°、45°） 冷光源线+转接头 鼻动力系统手柄及刀头
	鼻骨骨折复位术	鼻内窥镜器械包 鼻内窥镜8件 鼻骨复位钳	ENT鼻内窥镜 ENT鼻内窥镜镜头（0°） 　冷光源线+转接头

3. 咽喉科手术　见表 12-17。

表12-17　咽喉科手术与器械的配套使用

	手术名称	普通、特殊器械	特殊仪器
咽喉	扁桃体摘除术	全麻扁桃体器械包	头灯
	扁桃体、腺样体手术	全麻扁桃体包 ENT腺样体刮匙12件 鼻动力系统手柄	头灯 ENT鼻内窥镜镜头（45°） 冷光源机器、冷光源线 鼻动力系统手柄及刀头
	支撑喉镜喉显微术	支撑喉镜器械包 支撑喉刀12件	冷光源机器、冷光源线（带灯芯） 显微镜 激光机
	半喉切除术	全喉器械包 气管切开包	气管套管
	食道异物取出术	喉镜包	食道异物钳23件
	气管异物取出术	喉镜包	气管异物钳19件

二、耳鼻咽喉科常用物品

耳鼻咽喉科常用物品，见图 12-75。

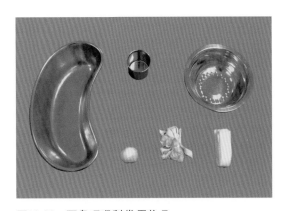

图12-75　耳鼻咽喉科常用物品

三、耳鼻咽喉科手术器械的摆放及布局

1. 耳科手术器械的摆放及布局　患者在仰卧位（头偏向健侧）全身麻醉下行中耳手术。器械护士和手术器械台置于患者健侧，术者站于患者患侧，如图 12-76 所示。此图示适用于鼓膜修补术、鼓室成形术、镫骨手术等。器械配套使用见表 12-15。术后器械由消毒供应中心统一处理。仪器设备使用、维护及保养见本章第二节。

2. 鼻科手术器械的摆放及布局　患者在仰卧位全身麻醉下行鼻内镜手术。鼻内窥镜系统和手术器械台置于患者头端，术者分别站于患者头端两侧，如图 12-77 所示。此

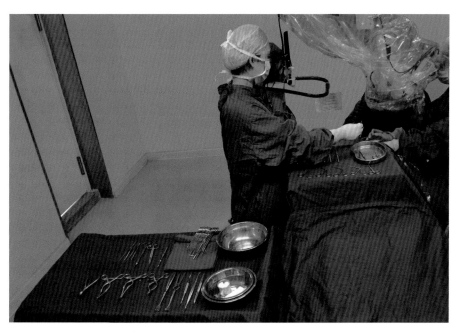

图12-76　耳科手术器械的摆放及布局

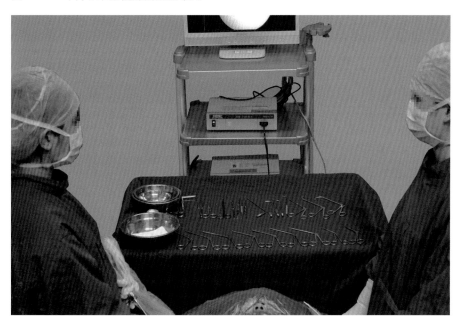

图12-77　鼻科手术器械的摆放及布局

图示适用于鼻内镜下鼻窦手术、鼻中隔矫正术、鼻骨骨折复位术等。器械配套使用见表12-16。术后器械由消毒供应中心统一处理。仪器设备使用、维护及保养见本章第二节。

3. 咽喉科手术器械的摆放及布局　患者在仰卧位全身麻醉下行咽喉部手术。器械护士和手术器械台置于患者右侧，术者分别站于患者头端，如图12-78 所示。此图示适用于支撑喉镜喉显微术、扁桃体摘除术、半喉切除术等。器械配套使用见表 12-17。术后器械由消毒供应中心统一处理。仪器设备使用、维护及保养见本章第二节。

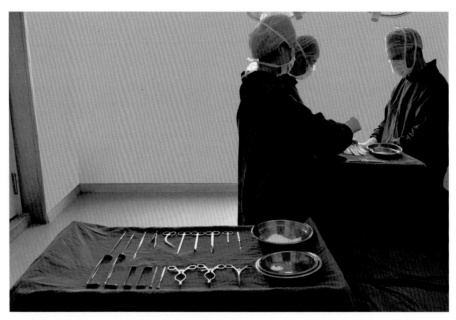

图12-78　咽喉科手术器械的摆放及布局

（刘心　陈敏　高焕新）

第 13 章

口腔颌面外科手术器械的管理与应用

第一节　口腔颌面外科特殊手术器械的名称、用途、配图

1. 开口器（mouth gag）　用于撑开口腔，暴露口咽部组织和手术野（图 13-1）。

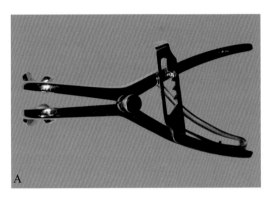
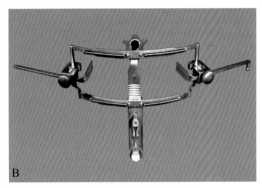

图13-1　开口器

2. 颌面深部拉钩（maxillofacial deep retractors）　用于牵拉颌面深部的软组织（图 13-2）。

3. 下颌骨升支拉钩（mandibular litres retractors）　用于牵拉下颌骨升支周围的软组织（图 13-3）。

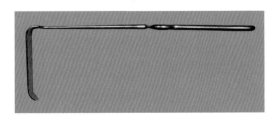
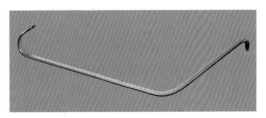

图13-2　颌面深部拉钩

图13-3　下颌骨升支拉钩

4. 侧弯拉钩（lateral retractors）　用于正颌外科手术，牵拉软组织，暴露手术野（图 13-4）。

5. 单齿钩（single tooth hook）　用于牵拉颌面部神经和软组织，暴露手术野（图

13-5）。

6. 双齿钩（bidentate hook） 用于牵拉暴露腭部软组织（图 13-6）。

7. 下颌升支双齿拉钩（the jaw rises bidentate retractors） 用于下颌骨矢状劈开时固定并暴露下颌骨升支部手术野（图 13-7）。

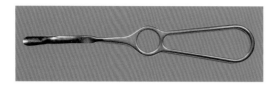

图13-4　侧弯拉钩

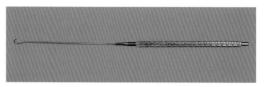

图13-5　单齿钩

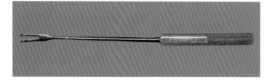

图13-6　双齿钩

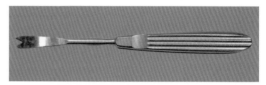

图13-7　下颌升支双齿拉钩

8. 颏部拉钩（chin retractos） 用于下颌骨骨折手术颏部复位固定（图 13-8）。

9. 解剖剪（dissecting scissors） 用于颌面部手术中解剖分离组织（图 13-9）。

10. 下颌升支骨膜剥离器（mandibular ramus periosteal detacher） 用于剥离下颌骨升支骨面和软组织（图 13-10）。

11. 鼻中隔凿（nasal septum chisel） 用于凿断鼻中隔软骨（图 13-11）。

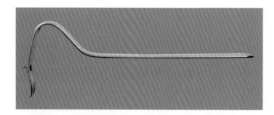

图13-8　颏部拉钩

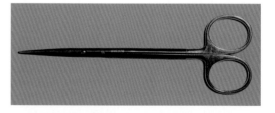

图13-9　解剖剪

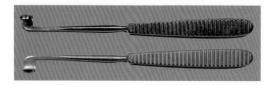

图13-10　下颌升支骨膜剥离器

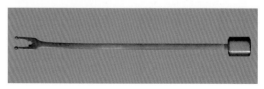

图13-11　鼻中隔凿

12. 鼻腔黏膜剥离器（nasal mucosa stripper）　用于正颌外科手术剥离梨状孔表面附着的鼻腔黏膜（图 13-12）。

13. 颌孔神经剥离器（jaw hole nerve detacher）　用于腭裂修复术剥离硬腭软组织，暴露腭孔部位的神经组织（图 13-13）。

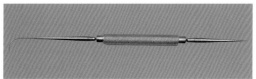

图13-12　鼻腔黏膜剥离器

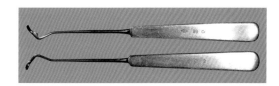

图13-13　颌孔神经剥离器

14. 颌骨骨膜剥离器 (jaw bone periosteum stripping device)　用于腭裂手术剥离骨面和软组织（图 13-14）。

15. 骨刀（bone knife）　分为宽骨刀、窄骨刀、弯骨刀，用于剥离颌面部骨组织（图 13-15）。

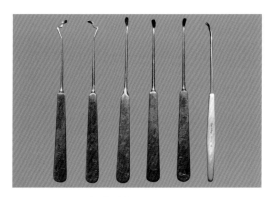

图13-14　颌骨骨膜剥离器

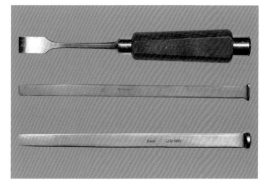

图13-15　骨刀

16. 钢丝扭转钳（wire twisting pliers）　用于钳夹并拧紧钢丝（图 13-16）。

17. 上颌骨把持钳（maxilla grip pliers）　用于钳夹，分离上颌骨（图 13-17）。

18. 腭裂手术刀柄（cleft palate surgery handle）　用于腭裂手术时，切开裂隙的黏膜组织。术中使用时安装 11 号手术刀片（图 13-18）。

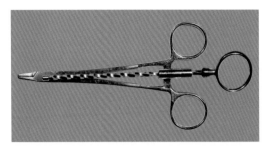

图13-16　钢丝扭转钳

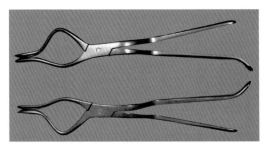

图13-17　上颌骨把持钳

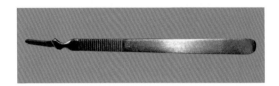

图13-18　腭裂手术刀柄

第二节　口腔颌面外科常用仪器的使用与保养

一、显微镜

见第 19 章第二节。

二、微型动力系统

见第 18 章第二节。

第三节　口腔颌面外科手术器械包的配置、配图、数量

1. 口腔器械包　见图 13-19、表 13-1。

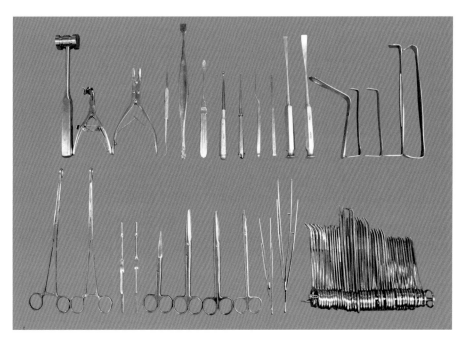

图13-19　口腔器械包

表13-1　口腔器械包

中文名称	英文名称	数量	中文名称	英文名称	数量
弯蚊式血管钳	curved mosquito clamp	12	线剪	stitch scissors	1
弯血管钳	curved clamp	12	刀柄（7号）	handle（7号）	2
直角钳	right angle clamp	2	骨锤	bone hammer	1
持针器	needle holder	2	开口器	mouth gag	1
组织钳	tissue forceps	6	咬骨钳	rongeur	1
布巾钳	towel clamp	6	骨膜剥离器	periosteal stripping device	3
无齿长镊	toothless long tweezers	1	刮匙	curettes	2
有齿长镊	toothed long tweezers	1	骨凿	osteotome	2
无齿短镊	short toothless tweezers	1	骨刀	bone knives	2
有齿短镊	short toothed tweezers	1	压舌板	tongue depressor	1
解剖剪	dissecting scissors	1	小甲状腺拉钩	small thyroid retractor	2
弯组织剪	curved tissue scissors	1	甲状腺拉钩	thyroid retractor	2
直组织剪	straight tissue scissors	1	卵圆钳	oval clamp	2

2. 拔牙包　见图 13-20、表 13-2。

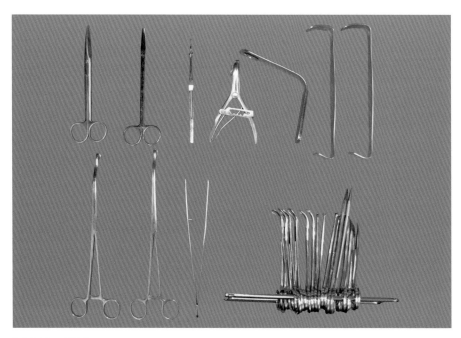

图13-20　拔牙包

表13-2　拔牙包

中文名称	英文名称	数量	中文名称	英文名称	数量
弯蚊式血管钳	curved mosquito clamp	2	扁桃体剪	tonsil scissors	1
小弯血管钳	small curved clamp	2	刀柄（7号）	handle（7号）	1
持针器	needle holder	2	开口器	mouth gag	1
组织钳	tissue forceps	4	压舌板	tongue depressor	1
布巾钳	towel clamp	6	甲状腺拉钩	thyroid retractor	2
无齿长镊	toothless long tweezers	1	卵圆钳	oval clamp	2
直组织剪	straight tissue scissors	1			

3. 腮腺器械包　见图 13-21、表 13-3。

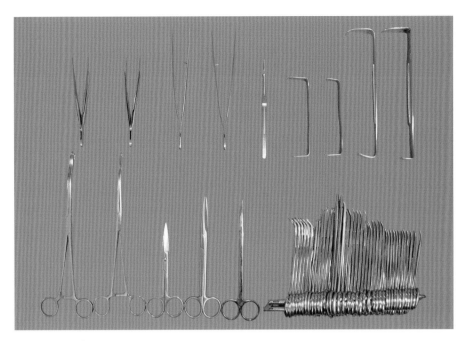

图13-21　腮腺器械包

表13-3　腮腺器械包

中文名称	英文名称	数量	中文名称	英文名称	数量
弯蚊式血管钳	curved mosquito clamp	12	线剪	stitch scissors	1
小弯血管钳	small curved clamp	6	有齿短镊	short toothed tweezers	2
中弯血管钳	medium curved clamp	6	无齿短镊	short toothless tweezers	2
直角钳	right angle clamp	1	无齿长镊	toothless long tweezers	2
持针器	needle holder	2	刀柄（7号）	handle（7号）	1
组织钳	tissue forceps	6	小甲状腺拉钩	small thyroid retractor	2
布巾钳	towel clamp	6	甲状腺拉钩	thyroid retractor	2
解剖剪	dissecting scissors	1	卵圆钳	oval clamp	2
直组织剪	straight tissue scissors	1			

4. 口腔皮瓣器械包　见图 13-22、表 13-4。

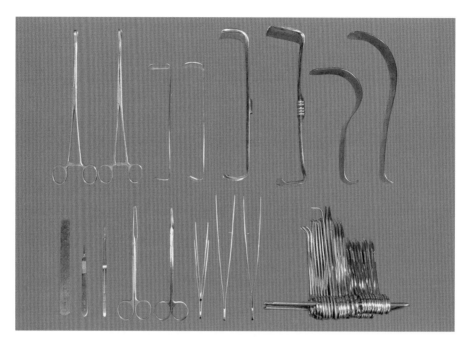

图13-22　口腔皮瓣器械包

表13-4　口腔皮瓣器械包

中文名称	英文名称	数量	中文名称	英文名称	数量
弯蚊式血管钳	curved mosquito clamp	12	解剖剪	dissecting scissors	1
长弯血管钳	long curved clamp	4	直组织剪	straight tissue scissors	1
持针器	needle holder	2	刀柄	handle	2
直角钳	right angle clamp	1	钢尺	steel ruler	1
组织钳	tissue forceps	6	甲状腺拉钩	thyroid retractor	2
布巾钳	towel clamp	2	方钩	square hook	2
无齿长镊	toothless long tweezers	2	小弯拉钩	little curved retractor	2
有齿短镊	short toothed tweezers	2	卵圆钳	oval clamp	2

5. 腭裂器械包 见图 13-23、表 13-5。

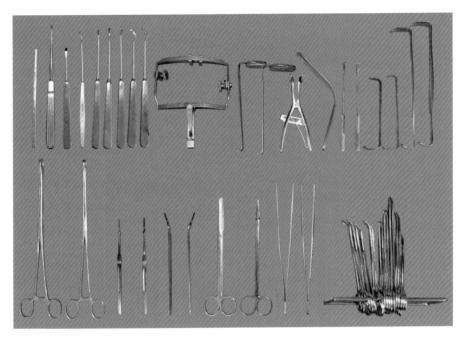

图13-23 腭裂器械包

表13-5 腭裂器械包

中文名称	英文名称	数量	中文名称	英文名称	数量
弯蚊式血管钳	curved mosquito clamp	2	平凿	flat chisel	1
长弯血管钳	long curved clamp	2	刮匙	curette	1
持针器	needle holder	2	牙用分离器	dental separator	7
组织钳	tissue forceps	4	开口器	mouth gag	2
布巾钳	towel clamp	6	压舌板	tongue depressor	1
无齿长镊	toothless long tweezers	1	神经拉钩	nerve hook	1
有齿长镊	toothed long tweezers	1	小甲状腺拉钩	small thyroid retractor	2
扁桃剪	tonsil scissors	1	甲状腺拉钩	thyroid retractor	2
直组织剪	straight tissue scissors	1	卵圆钳	oval clamp	2
刀柄	handle	4			

6. 拔牙器械包　见图 13-24、表 13-6。

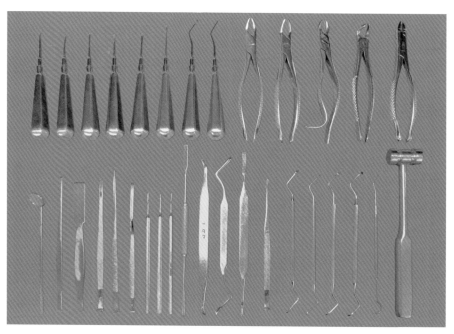

图13-24　拔牙器械包

表13-6　拔牙器械包

中文名称	英文名称	数量	中文名称	英文名称	数量
牙用锤	tooth with a hammer	1	骨凿	osteotome	8
剔刮器	take scaler	1	口镜	odontoscope	1
刮匙	curette	4	拔牙钳	dental forceps	5
牙锉	odontorine	2	牙挺	dental elevator	8
牙用分离器	dental separator	3			

第四节　口腔颌面外科手术器械的配套使用、摆放及布局

一、手术名称与器械的配套使用

1. 牙拔除术　见表 13-7。

表13-7　牙拔除术名称与器械的配套使用

手术名称	器械包	特殊用物
下颌第三磨牙拔除术	拔牙器械包、拔牙包	微型动力系统

2. 涎腺手术　见表 13-8。

表13-8　涎腺手术名称与器械的配套使用

手术名称	器械包	特殊用物
腮腺肿物切除术 面神经解剖术 颌下腺摘除术	腮腺器械包	解剖剪
舌下腺摘除术	口腔器械包	

3. 颌面部骨折手术　见表 13-9。

表13-9　颌面部骨折手术名称与器械的配套使用

手术名称	器械包	特殊用物
下颌骨髁状突骨折切开复位内固定术 下颌角及下颌骨前部骨折切开复位内固定术 上颌骨骨折切开复位内固定术 颧骨及颧弓骨折切开复位内固定术 眶周骨折切开复位内固定术 牙龈瘤切除术	口腔器械包	拔牙盒 微型动力系统 口腔正颌器械 结扎钢丝 钢丝扭转钳 钢丝剪

4. 唇、腭部手术　见表 13-10。

表13-10　唇、腭部手术名称与器械的配套使用

手术名称	器械包	特殊用物
腭部混合瘤切除术	腭裂器械包	
腭裂修复术		
唇裂修复术	口腔器械包	规尺

5. 颌面部肿瘤手术　　见表 13-11。

表13-11　颌面部肿瘤手术名称与器械的配套使用

手术名称	器械包	特殊用物
颌骨囊肿摘除术 上颌骨方块切除术 下颌骨方块切除术 颈淋巴结清扫术 颊颌颈联合根治术	口腔器械包	微型动力系统 拔牙盒
舌淋巴管瘤切除术		
鳃裂囊肿切除术	腮腺器械包	解剖剪
口底皮样囊肿切除术（口外型）		
口底皮样囊肿切除术（口内型）	口腔器械包	

二、手术器械的摆放及布局

1. 口腔颌面部骨折手术器械的摆放及布局

患者在仰卧位全麻下行颌面部骨折开放复位内固定术。器械护士位于主刀医师右侧，如图 13-25 所示。术中使用口腔器械包，器械台置于器械护士右侧，与手术床垂直。此图示摆位同时适用于所有口腔颌面部骨折手术。此手术器械配套使用见表 13-9。术后器械由消毒供应中心统一处理。仪器设备使用、维护及保养见第 18 章第二节。

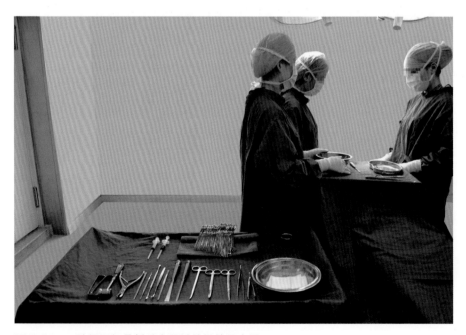

图13-25　口腔颌面部骨折手术器械的摆放及布局

2. 口腔颌面部肿瘤切除 + 同期行皮瓣转移修复重建手术器械的摆放及布局

患者在仰卧位全麻下行颌面部肿瘤切除 + 同期行皮瓣转移修复重建手术。术前准备两套口腔器械包,术中严格按照无菌操作原则,更替使用手术器械,准备一套皮瓣器械包,用于切取供区皮瓣组织。手术野分为颌面部肿瘤病灶切除区和皮瓣供应区,上下两个手术野同时进行手术。手术过程中,器械护士位于主刀医师右侧,口腔手术器械台行颌面部肿瘤病灶切除,置于患者头侧,以便于术中操作。口腔皮瓣手术器械台位于患者下肢区,供皮瓣手术时使用,如图 13-26 所示。此图示摆位同时适用于所有口腔颌面部肿瘤病灶切除同期修复重建手术。此手术器械配套使用,见表 13-11。术后器械由消毒供应中心统一处理。仪器设备使用、维护及保养见第 19 章第二节。

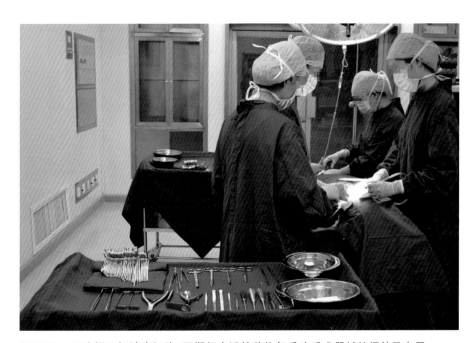

图13-26　口腔颌面部肿瘤切除+同期行皮瓣转移修复重建手术器械的摆放及布局

（曾静文）

第 14 章

神经外科手术器械的管理与应用

第一节　神经外科特殊手术器械的名称、用途、配图

1. 头皮夹（scalp clip）及头皮夹钳（scalp clip applying forceps）　用于夹持头皮止血（图14-1）。

2. 电动骨钻（electric bone drill）及钻头（drill tip）　用于骨组织钻孔（图 14-2）。

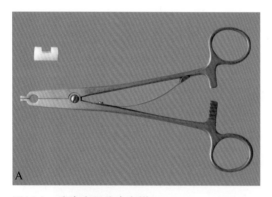
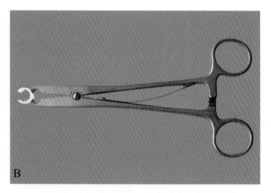

图14-1　头皮夹及头皮夹钳

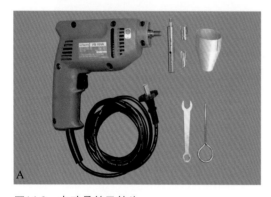
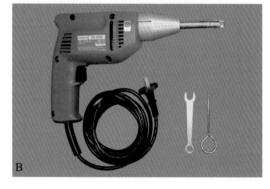

图14-2　电动骨钻及钻头

3. 双关节咬骨钳（biarticular bone cutting forceps）　用于咬除死骨或修整骨残端（图14-3）。

4. 椎板咬骨钳（laminectomy rongeur）　用于咬除椎板或颅骨（图 14-4）。

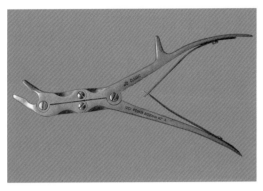

图14-3　双关节咬骨钳

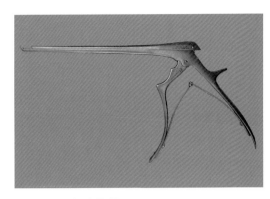

图14-4　椎板咬骨钳

5. 神经剥离子（nerve dissector）　用于神经探查、分离及保护神经（图 14-5）。

6. 骨刮匙（bone curette）　用于刮除骨组织或肉芽组织（图 14-6）。

7. 脑压板（brain spatulas）　用于牵拉脑组织，显露手术野（图 14-7）。

8. 冲洗针（rinse the needle）　用于探查冲洗（图 14-8）。

9. 线锯（fretsaw）、线锯手柄（wire saw handle）及线锯导引器（wire saw guide）　用线锯导引器引导线锯穿套骨组织，并用线锯手柄牵拉线锯两端，截锯骨骼，避免损伤硬脑膜（图 14-9）。

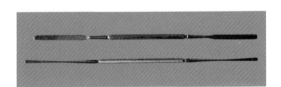

图14-5　神经剥离子

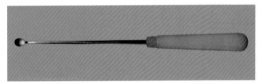

图14-6　骨刮匙

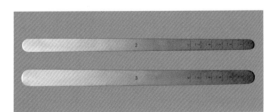

图14-7　脑压板

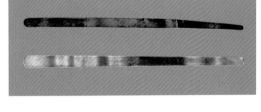

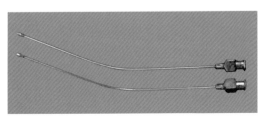

图14-8　冲洗针

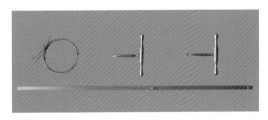

图14-9　线锯、线锯手柄及线锯导引器

10. 显微剪（microscopic scissors）　用于分离精细血管组织（图 14-10）。

11. 肿瘤镊（tumor forceps）　用于夹取肿瘤（图 14-11）。

12. 枪状显微剪（gun shape microsurgical scissors）　用于分离精细血管组织（图 14-12）。

13. 枪状肿瘤钳（gun shape tumor pliers）　用于钳取病检组织（图 14-13）。

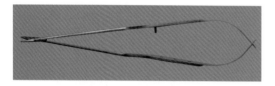

图14-10　显微剪

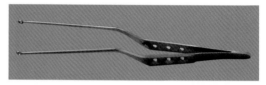

图14-11　肿瘤镊

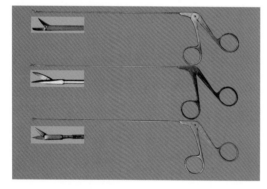

图14-12　枪状显微剪

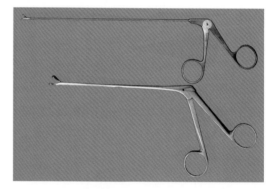

图14-13　枪状肿瘤钳

14. 枪状蛛网膜刀（spear arachnoid knife）　用于切开蛛网膜（图 14-14）。

15. 鼻窥器（nasal speculum）　用于显露鼻腔内组织（图 14-15）。

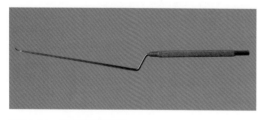

图14-14　枪状蛛网膜刀

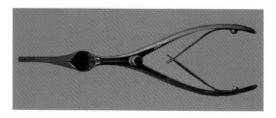

图14-15　鼻窥器

16. 枪状刮匙（gun shape curet）　用于刮取肿瘤组织（图 14-16）。

17. 垂体窥器（pituitary speculum）　用于撑开鼻腔，显露手术野（图 14-17）。

18. 显微神经拉钩（microscopic nerve hook）　用于分离和牵拉神经（图 14-18）。

19. 显微神经剥离器（microscopic nerve dissector）　用于分离神经（图 14-19）。

20. 脑室穿刺针（brain puncture needle）　用于脑室穿刺引流或活检（图 14-20）。

21. 吸引头（suction tip）及吸引头通条（suction cleaner）　用于抽吸血液、冲洗液等液体，吸引头通条使吸引头通畅（图 14-21）。

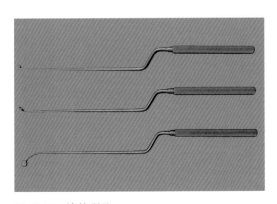

图14-16　枪状刮匙

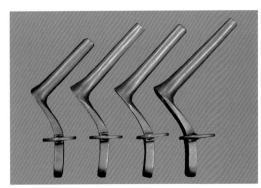

图14-17　垂体窥器

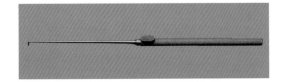

图14-18　显微神经拉钩

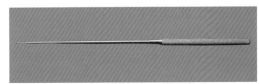

图14-19　显微神经剥离器

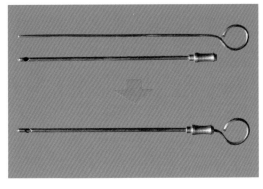

图14-20　脑室穿刺针

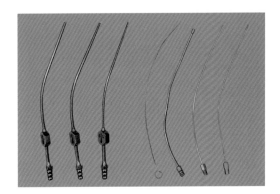

图14-21　吸引头及吸引头通条

22. 脑自动牵开器（self-retaining brain retractor automatically）　用于牵拉脑组织，显露脑组织手术部位（图 14-22）。

23. 持夹钳（clip applying forceps）　用于夹持动脉瘤夹，钳闭微小血管或动脉瘤血管（图 14-23）。

24. 电动磨钻（electric grinder）　用于手术中磨骨头（图 14-24）。

25. 电动铣刀（electric cutter）　用于切割颅骨（图 14-25）。

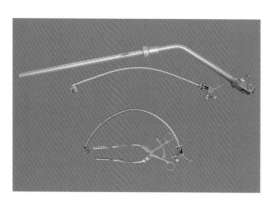

图14-22　脑自动牵开器

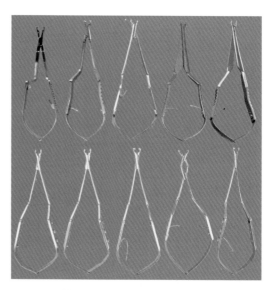

图14-23　持夹钳

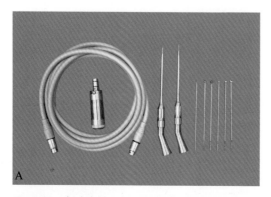

图14-24　电动磨钻

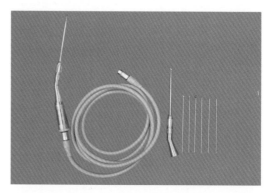

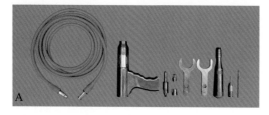

图14-25　电动铣刀

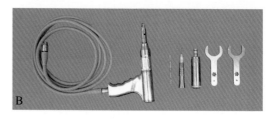

第二节　神经外科常用仪器的使用与保养

一、开颅电钻、铣刀

开颅电钻、铣刀仪器及配件、连接（图 14-26）。

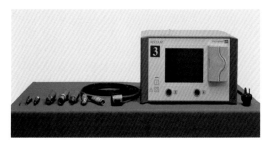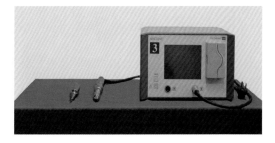

图14-26　开颅电钻、铣刀仪器及配件、连接

（一）开颅电钻、铣刀的操作流程

1. 电缆线尾端与主机连接，各部件连接好后，打开电源开关即可正常使用。

2. 根据手术需要调节转速，用脚踏可控制转速。

3. 根据手术需要连接各个部件，开颅电钻、铣刀的连接：脚踏＋主机＋电缆＋马达＋手柄＋电钻头或铣刀头。

4. 熟悉仪器的性能、原理，掌握使用方法，使用前应将各部件连接紧密，防止各部件碰撞变形，马达应点对点接于电缆线上，按压取出，轻拿轻放。

5. 使用后及时收回，防碰撞。

（二）开颅电钻、铣刀的维护和保养

1. 用完后立即保养，马达、手柄禁止任何液体进入，血液进入手柄内会损坏手柄。

2. 清洗前拔掉主机电源，清洗消毒中，必须防止各部件的碰撞变形，动作要轻柔。

3. 电缆线、马达、手柄等均应高温高压消毒，并进行干燥处理。

4. 将电钻头、铣刀头用清洗液仔细清洗、注意腔隙，清洗后擦干，轴节处涂保护油防锈。

5. 电缆线呈圆形盘曲，直径≥ 15cm 盘绕，避免折叠成角。取下电缆线禁止暴力拉扯。

6. 每次使用后用专用油喷入马达和手柄。

7. 手术使用完就保养加油，既润滑，又可冲出污物，千万不能等到手术完才保养。

8. 如果较长时间不使用，应再次加油保养。

9. 高温高压消毒后，一定自然冷却后才能使用。不能用盐水等冲淋降温。

10. 铣刀头使用变钝后，一定要及时更换，继续使用会损坏手柄。

二、电动磨钻

电动磨钻仪器及配件、连接（图 14-27）。

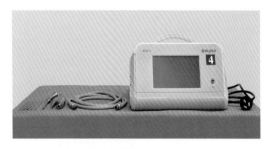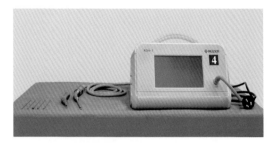

图14-27　电动磨钻仪器及配件、连接

（一）电动磨钻的操作流程

1. 电缆线尾端与主机连接，各部件连接好后，打开电源开关即可正常使用。

2. 根据手术需要调节转速，用脚踏可控制转速。

3. 根据手术需要连接各个部件，电动磨钻的连接：脚踏＋主机＋电缆＋马达＋成角手柄＋磨头。

4. 熟悉仪器的性能、原理，掌握使用方法，使用前应将各部件连接紧密，防止各部件碰撞变形，马达应点对点接于电缆线上，按压取出，轻拿轻放。

5. 使用后及时收回，防碰撞。

（二）电动磨钻的维护和保养

1. 用完后立即保养，马达、手柄禁止任何液体进入，血液进入手柄内会损坏手柄。

2. 清洗前拔掉主机电源，清洗消毒中，必须防止各部件的碰撞变形，动作要轻柔。

3. 电缆线、马达、手柄等均应高温高压消毒，并进行干燥处理。

4. 将磨钻用清洗液仔细清洗、注意腔隙，清洗后擦干，轴节处涂保护油防锈。

5. 电缆线呈圆形盘曲，直径≥ 15cm 盘绕，避免折叠成角。取下电缆线禁止暴力拉扯。

6. 每次使用后用专用油喷入马达和手柄。

7. 手术使用完就保养加油，既润滑，又可冲出污物，千万不能等到手术完才保养。

8. 如果较长时间不使用，应再次加油保养。

9. 高温高压消毒后，一定自然冷却后才能使用。不能用盐水等冲淋降温。

10. 磨钻头使用变钝后，一定要及时更换，继续使用会损坏手柄。

第三节　神经外科手术器械包的配置、配图、数量

1. 开颅包　见图 14-28、表 14-1。

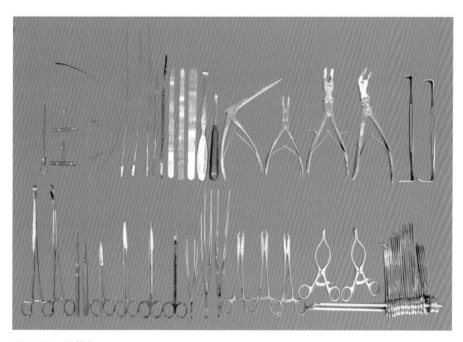

图14-28　开颅包

表14-1　开颅包

中文名称	英文名称	数量	中文名称	英文名称	数量
弯血管钳	curved clamp	6	7号刀柄	7 scalpel handle	1
直有齿血管钳	toothed clamp	2	脑室穿刺针	brain puncture needle	1
持针器	needle holder	4	线锯手柄	wire saw handle	2
组织钳	tissue forceps	6	线锯	fretsaw	2
布巾钳	towel clamp	4	线锯导引器	wire saw guide	1
乳突撑开器	open the mastoid device	2	吸引头	suction tip	3
头皮夹钳	scalp clip applying forceps	3	神经剥离子	nerve dissector	2
枪状镊	gun shape forceps	2	脑压板	brain spatulas	3
精细有齿镊	finely toothed tweezers	2	骨膜剥离子	periosteal elevator	1
有齿镊	toothed forceps	2	骨刮匙	bone curette	1
脑膜剪	meninges scissors	1	椎板咬骨钳	laminectomy rongeur	1
弯组织剪	curved tissue scissors	1	双关节咬骨钳	biarticular bone cutting forceps	3
直组织剪	straight tissue scissors	1	甲状腺拉钩	goitre retractor	2
线剪	stitch scissors	1	卵圆钳	sponge forceps	2
4号刀柄	4 scalpel handle	1			

2. 神经外科显微器械　见图 14-29、表 14-2。

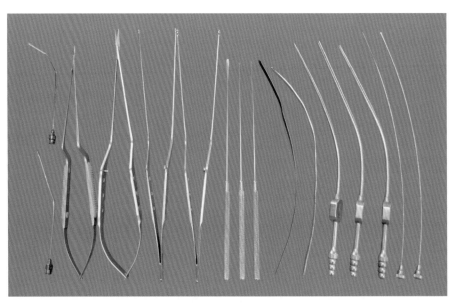

图14-29　神经外科显微器械

表14-2　神经外科显微器械

中文名称	英文名称	数量	中文名称	英文名称	数量
吸引头通条	suction cleaner	2	显微神经剥离子	microscopic nerve dissector	2
吸引头	suction tip	3	肿瘤镊	tumor forceps	2
显微脑压板	microscopic brain spatulas	2	显微剪	microscopic scissors	2
显微神经拉钩	microscopic nerve hook	1	冲洗针	rinse the needle	2

3. 经蝶垂体瘤特殊器械　见图 14-30、表 14-3。

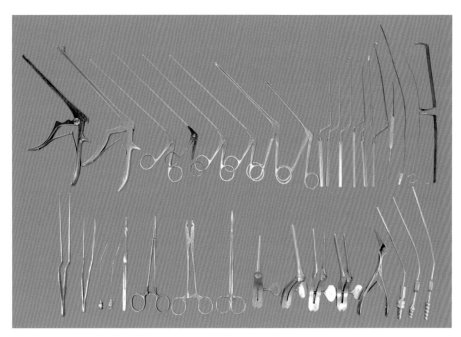

图14-30　经蝶垂体瘤特殊器械

表14-3　经蝶垂体瘤特殊器械

中文名称	英文名称	数量	中文名称	英文名称	数量
吸引头	suction tip	3	髓核钳	nucleus pulposus clamp	1
鼻窥器	nasal speculum	1	枪状肿瘤钳	gun shape tumor pliers	1
垂体窥器	pituitary speculum	4	枪状显微剪	gun shape micro surgical scissors	3
精细剪刀	delicate scissors	1	活检钳	biopsy forceps	2
头皮夹钳	scalp clip applying forceps	1	枪状刮匙	gun shape curet	3
持针器	needle holder	1	枪状蛛网膜刀	spear arachnoid knives	3
刀柄（7号）	handle（7号）	1	神经剥离子	nerve dissector	1
冲洗针	rinse the needle	2	吸引头	suction tip	3
枪状镊	gun shape forceps	2	吸引头通条	suction cleaner	1
椎板咬骨钳	laminectomy rongeur	1	小甲状腺拉钩	small thyroid retractor	2

4. 取筋膜器械包　见图 14-31、表 14-4。

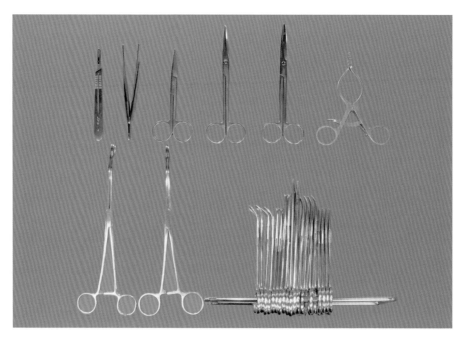

图14-31　取筋膜器械包

表14-4　取筋膜器械包

中文名称	英文名称	数量	中文名称	英文名称	数量
直血管钳	straight clamp	4	有齿镊	toothed forceps	2
弯血管钳	curved clamp	4	线剪	stitch scissors	1
持针器	needle holder	2	直组织剪	straight tissue scissors	1
组织钳	tissue forceps	4	弯组织剪	curved tissue scissors	1
布巾钳	towel clamp	4	乳突撑开器	open the mastoid device	1
4号刀柄	4 scalpel handle	1	卵圆钳	sponge forceps	2

第四节 神经外科手术器械的配套使用、摆放及布局

一、手术名称与器械的配套使用

手术名称与器械的配套使用，见表 14-5。

表14-5 神经外科手术名称与器械的配套使用

手术名称	器械包名称	特殊用物
颅骨修补术、颅骨凹陷复位	开颅包	电钻
颅骨钻孔引流术、脑室腹腔分流术	开颅包	电钻
颅骨去骨瓣减压、颅骨骨瘤切除术	开颅包	电钻+铣刀
第四脑室肿瘤、小脑半球病变、松果体肿瘤、桥小脑角肿瘤、斜坡肿瘤、颈静脉孔区肿瘤切除术、椎管内肿瘤切除术	开颅包	电钻+铣刀+自动牵开器+磨钻+显微器械
额、颞叶肿瘤切除术、顶叶肿瘤切除术、前颅窝底肿瘤切除术、鞍区肿瘤切除术	开颅包	电钻+铣刀+自动牵开器+磨钻+显微器械
经蝶垂体瘤切除术	经蝶垂体瘤器械	取筋膜器械包+磨钻
椎管内肿瘤切除术	开颅包	椎板牵开器+显微器械

二、手术器械的摆放及布局

1. 额叶、颞叶及顶叶开颅手术器械的摆放及布局 患者在仰卧位全麻下行开颅肿瘤切除手术，麻醉机置于患者右侧，术者分别站于患者正头侧及头侧偏左位置，洗手护士站于患者右侧，如图 14-32 所示，此图示适用于额叶、颞叶及顶叶等部位的开颅手术，器械配套使用见表 14-5。用后的电钻、铣刀由巡回护士按照本章第二节进行维护保养；显微器械由洗手护士在手术结束后预处理，再由消毒供应中心统一处理。

2. 后颅窝手术器械的摆放及布局 患者在坐位全麻下行后颅窝肿瘤切除手术，麻醉机置于患者左下方，显微镜置于患者头侧，于患者上肢行静脉留置针穿刺补充血容量。术者分别站于患者正头侧及头侧偏左位置，洗手护士站于患者头侧偏右位置，如图14-33所示，此图示适用于小脑半球病变切除术、桥小脑角肿瘤切除术及颈椎管内占位切除术，器械配套使用见表 14-5。用后的电钻、铣刀、磨钻由巡回护士按照本章第二节进行维护保养。显微器械由洗手护士在手术结束后预处理，再由消毒供应中心统一处理。术中巡回护士要密切观察患者生命体征变化，尤其是血压、血氧饱和度及二氧化碳分压的变化，以免术中颅内进气发生空气栓塞，一旦发生要由手术医师及巡回护士配合麻醉师及时处理。

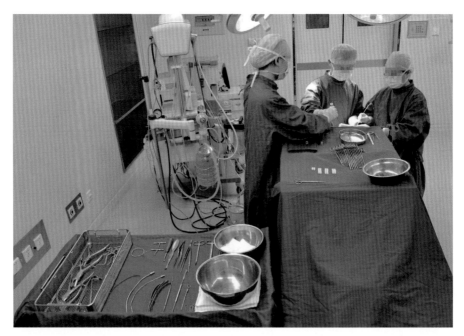

图14-32　额叶、颞叶及顶叶开颅手术器械的摆放及布局

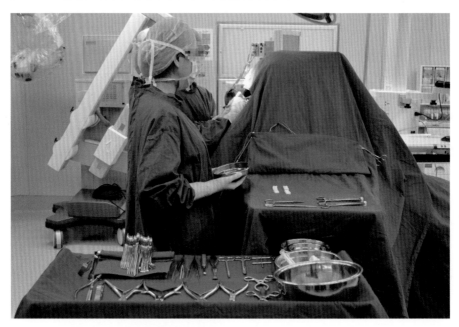

图14-33　后颅窝手术器械的摆放及布局

　　3. 经蝶垂体瘤切除手术器械的摆放及布局　患者在垂头仰卧位全麻下行经蝶垂体瘤切除手术，麻醉机置于患者左下方，显微镜置于患者头侧。术者分别站于患者正头侧及头侧偏左位置，洗手护士站于患者头侧偏右位置，如图 14-34 所示，此图示适用于经蝶垂体瘤切除术，器械配套使用见表 14-5。用后的经蝶垂体瘤特殊器械由洗手护士在手术

结束后预处理，再由消毒供应中心统一处理。根据术中情况，由一名术者准备取其中一侧大腿筋膜，若术中硬膜破坏无法修补，此时要取一侧大腿筋膜作为硬膜缝合修补，若无破坏，能够缝合，则不需要取大腿筋膜。

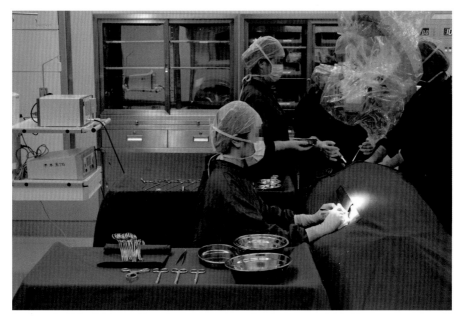

图14-34　经蝶垂体瘤切除手术器械的摆放及布局

（何国龙）

第 15 章

心脏大血管、胸外科手术器械的管理与应用

第一节　心脏大血管、胸外科特殊手术器械的名称、用途、配图

1. 肺门分离钳（hilum separating forceps）　用于游离肺门血管（图 15-1）。

2. 盆腔肠钳（pelvic intestinal forceps）　用于钳夹盆腔深部肠道组织（图 15-2）。

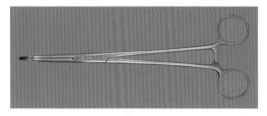

图15-1　肺门分离钳

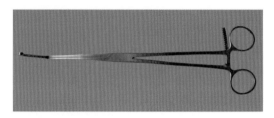

图15-2　盆腔肠钳

3. 心耳钳（auricular clamp）　用于心血手术时作腔静脉插管（图 15-3）。

4. 肠钳（intestinal clamp）　分为直长钳和弯长钳，用于夹闭肠道断端（图 15-4）。

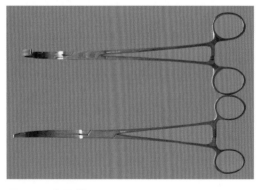

图15-3　心耳钳

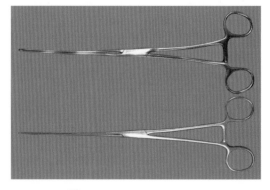

图15-4　肠钳

5. 沙氏钳（sand's forceps）　用于钳夹静脉，阻断血管（图 15-5）。

6. 肾蒂钳（kidney pedicle forceps）　用于腔静脉插管时引导索带（图 15-6）。

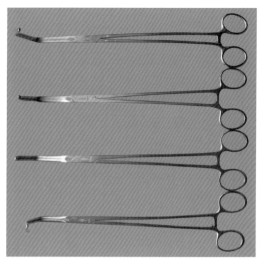

图15-5　沙氏钳

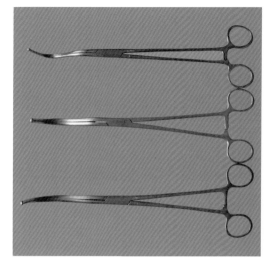

图15-6　肾蒂钳

7. 肺叶钳（lung forceps）　用于提拉 \ 牵引肺组织，以充分显露手术野（图15-7）。

8. 直角钳（right angled forceps）　用于游离血管胆管等组织，引导牵引物（图15-8）。

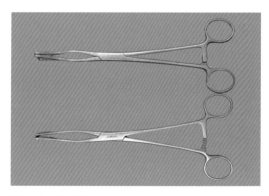

图15-7　肺叶钳

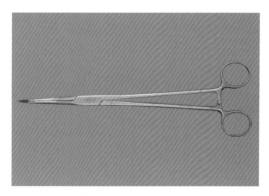

图15-8　直角钳

9. 荷包钳（purse string forceps）　用于消化道、阑尾等手术时做荷包线合成形（图15-9）。

10. 直角气管钳（right angled bronchus forceps）　用于食道上段根治时，夹持病变食管组织，分离时，防止滑脱（图15-10）。

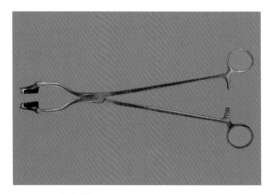

图15-9　荷包钳

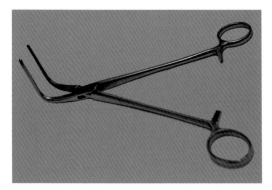

图15-10　直角气管钳

11. 骨膜剥离器（periosteal stripping device）　用于剥离肋骨膜（图 15-11）。

12. 胸腔吸引头（thoracis suction tip）　用于供心脏血管手术时吸引心脏内血液（图 15-12）。

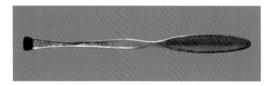

图15-11　骨膜剥离器

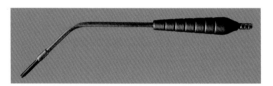

图15-12　胸腔吸引器头

13. 肋骨打孔器（rib punch）　用于胸外科手术时做肋骨打孔（图 15-13）。

14. 钢丝剪（wire scissors）　用于剪断钢丝（图 15-14）。

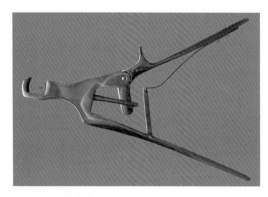

图15-13　肋骨打孔器

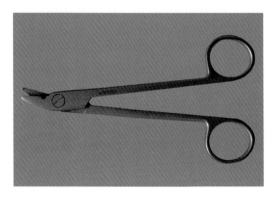

图15-14　钢丝剪

15. 钢丝持针器（wire neadle holder） 用于夹持钢丝，缝合胸骨（图 15-15）。

16. 二尖瓣夹持钳（mitral valve holding forceps） 用于二尖瓣换瓣时钳夹瓣膜（图 15-16）。

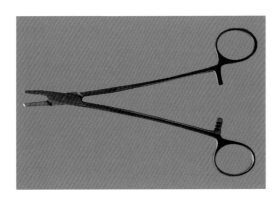

图15-15 钢丝持针器

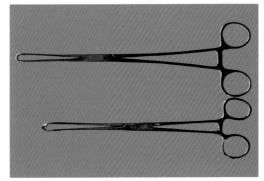

图15-16 二尖瓣夹持钳

17. 主动脉拉钩（aortic retractors） 用于牵拉心室组织或瓣膜腱索（图 15-17）。

18. 二尖瓣拉钩（mitral valve retractor） 用于牵拉二尖瓣组织（图 15-18）。

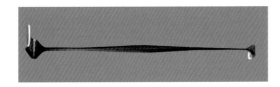

图15-17 主动脉拉钩

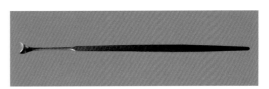

图15-18 二尖瓣拉钩

19. 心室拉钩（ventricular retractors） 用于牵拉心室组织或瓣膜腱索（图 15-19）。

20. 心房拉钩（atrium retractor） 用于牵拉心房组织（图 15-20）。

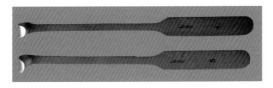

图15-19 心室拉钩

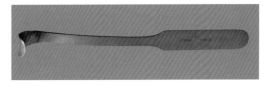

图15-20 心房拉钩

21. 止血夹（hemostatic clamps） 用于夹持血管止血（图 15-21）。

22. 肋骨剪（rib shears） 用于胸腔手术时剪断肋骨（图 15-22）。

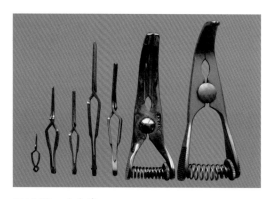

图15-21　止血夹

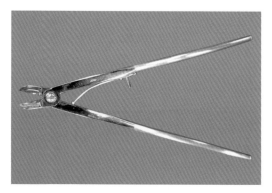

图15-22　肋骨剪

23. 肋骨合拢器（rib contractors）　用于胸外科手术时作肋骨合拢（图 15-23）。

24. 肋骨咬骨钳（bone rongeur）　用于胸科手术时咬齐肋骨残端（图 15-24）。

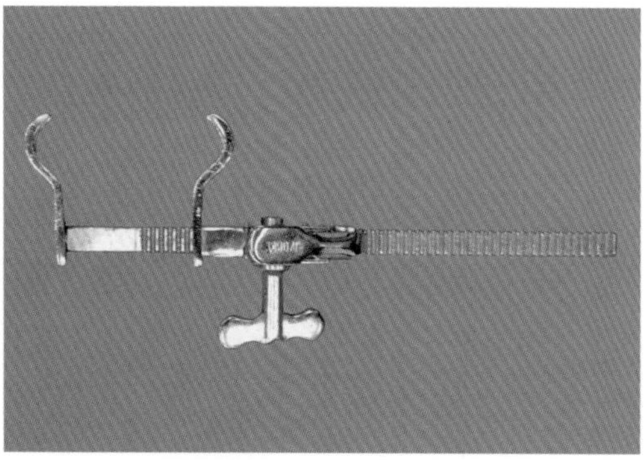

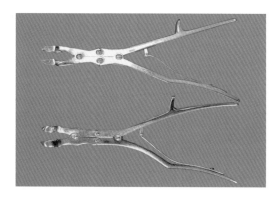

图15-23　肋骨合拢器

图15-24　肋骨咬骨钳

25. 管道钳（pipe clamp）　用于建立体外循环时夹闭管道（图 15-25）。

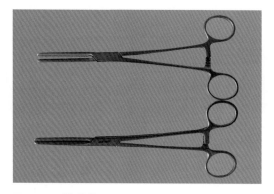

图15-25　管道钳

26. 瓣膜腱索拉钩（valvula chordae tendineae retractor）　用于心脏手术时作牵拉心脏瓣膜腱索（图 15-26）。

27. 神经拉钩（nerve hooklets）　用于牵拉神经、血管（图 15-27）。

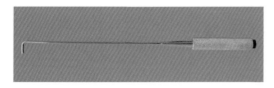

图15-26　瓣膜腱索拉钩

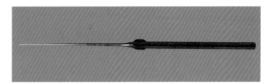

图15-27　神经拉钩

28. 无损伤阻断钳（atraunatic forceps）　用于心脏手术时阻断血管（图 15-28）。

29. 钛夹钳（titanium clamp）　用于钳夹金属钛夹快速闭合血管（图 15-29）。

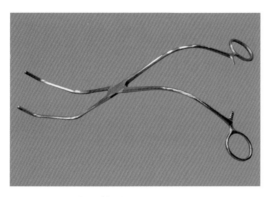

图15-28　无损伤阻断钳

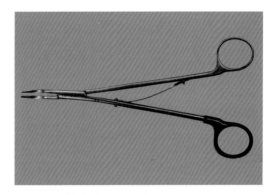

图15-29　钛夹钳

30. 侧壁钳（side wall forceps）　用于夹持血管，作止血（图 15-30）。

31. 心包剪（pericardial shears）　用于心脏手术时剪切心血管组织（图 15-31）。

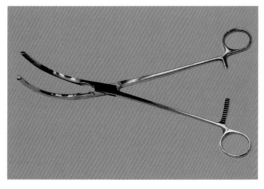

图15-30　侧壁钳

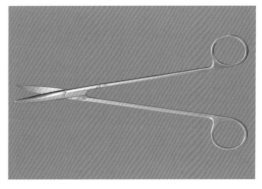

图15-31　心包剪

32. 精细持针器（micro needle holder） 用于血管吻合时，夹持血管缝针（图 15-32）。

33. 精细镊（fine forceps） 用于夹软组织或做小血管吻合（图 15-33）。

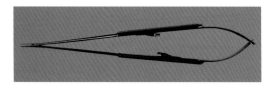

图15-32　精细持针器 　　　　　　　　　　　图15-33　精细镊

34. 精细剪（fine scissors） 用于精细血管，神经组织或分离组织间隙（图 15-34）。

35. 冠状动脉剪（coronary artery scissors） 用于心脏血管手术时剪切冠状动脉和瓣膜（图 15-35）。

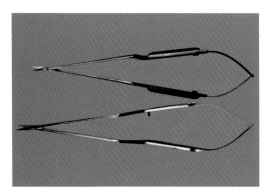
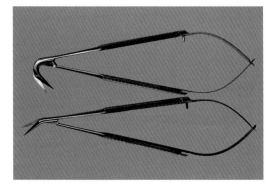

图15-34　精细剪 　　　　　　　　　　　图15-35　冠状动脉剪

36. 血管扩张器（vessel dilators） 用于胸外科手术时，扩张血管（图 15-36）。

37. 主动脉打孔器（aortic punches） 用于移植血管与主动脉吻合前，做主动脉壁打孔（图 15-37）。

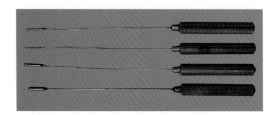
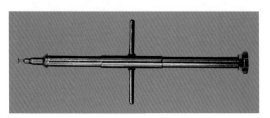

图15-36　血管扩张器 　　　　　　　　　　　图15-37　主动脉打孔器

38. 冠脉刀（coronary knife）　用于切开冠脉（图 15-38）。

39. 圆电刀头（circular electric knife head）　用于电凝止血（图 15-39）。

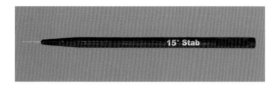
图15-38　冠脉刀

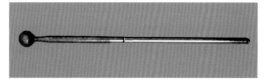
图15-39　圆电刀头

40. 胸骨牵开器（sternum retractor）　用于供胸腔手术牵开胸骨（图 15-40）。

41. 乳内牵开器（internal mammary retractor）　用于暴露胸腔，显露乳内动脉（图 15-41）。

42. 电动胸骨锯（sternum saw）　用于电动劈开胸骨（图 15-42）。

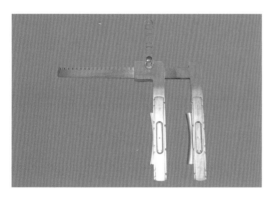
图15-40　胸骨牵开器

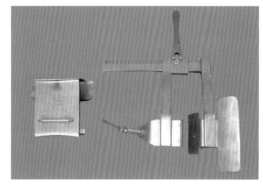
图15-41　乳内牵开器

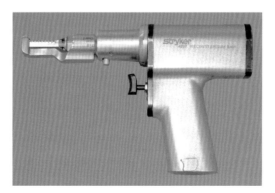
图15-42　电动胸骨锯

第二节　心脏大血管、胸外科常用仪器的使用与保养

一、高频电刀的使用与保养

高频电刀及配件、连接（图15-43）。

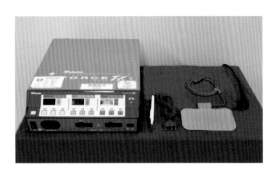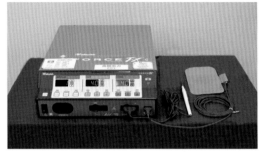

图15-43　高频电刀及配件、连接

（一）操作流程

1. 单极操作流程

（1）将电刀的电源线插入有接地端的墙壁插座。

（2）根据手术需要将脚踏开关及单极、双极手术器械连接到相应插座。

（3）打开电刀电源开关，确认电刀自检成功完成。

（4）连接负极板，将负极板完全贴在患者身上后，负极板为黄绿色，机器方可正常使用。

（5）根据手术需要选择合适的切割或凝血模式，设定各项参数，切割分 pure（纯切），blend（混切）；凝血分 desicate（点凝），fulgurate（喷凝），一般选择 blend（混切）。按下手控刀上黄色的"电切"（cut）按钮即可进行切割。调节所需的电凝功率和方式（"pin point"或"spray"），按下手控刀上蓝色的"电凝"coag（按钮）即可进行电凝。① pure（纯切）主要用于对任何组织的清晰、精确无损伤切割。② blend（混切）用于对任何组织的切割，同时具有很好的凝血作用。③ desicate（点凝）为低压接触式凝血，适用于腹腔镜手术和精细组织凝血。④ fulgurate（喷凝）用于大部分外科手术及氩气车使用。

（6）根据工作环境噪声大小，适当调节电刀的工作指示音量。

（7）使用完毕，关闭电源总开关，拆除有关连接电线和负极。

2. 双极操作流程

（1）连接电源线。

（2）打开电源开关，按下 bipolar 键，将脚踏放置于手术床旁适当处。

（3）根据手术要求调节电凝功率。

（4）手术开始，连接电凝线。

（5）术中注意保持电凝器放在安全位置。

（6）手术完毕，将电凝功率降至最低，按下 standby 键。

（7）关闭电源开关，拔下电源插头盘放好。

（8）将电箱还原至固定放置处。

（二）注意事项

1. 合理选用负极板，应放置在肌肉血管丰富、平坦且靠近手术区域及易于观察的部位，如臀部、大腿、小腿，勿放置在毛发、脂肪多及瘢痕、骨突出处，避开受压，远离心电监护的电极。

2. 负极板保持平整，禁止切割和折叠，同时避免重复使用，以防交叉感染和灼伤。

3. 手术台上应管理好电刀笔，固定于安全位置，勿放置于妨碍医师操作及患者暴露的体表。

4. 保持手术切口布巾的干燥，及时清除刀头上的焦痂，以免影响使用效果。

5. 注意防火安全，避免与易燃物接触，气道部位使用时，先暂时移开氧气。

6. 患者裸露的肢体应用布巾包好，避免与金属接触。若体内有金属置入物者，尽量避开金属置入体，装有心脏起搏器者，请心脏科医师会诊，并需在严密监视下使用。

（三）维护和保养

1. 避免剧烈振动，防止有害气体的腐蚀及液体流入。

2. 保持表面清洁。

3. 定期由专职人员检查高频电刀和所有的附件，使其处于完好状态。

4. 使用工具打开机壳前，必须拔出电源线插头。

二、温毯仪的使用与保养

（一）操作流程

1. 使用前检查温毯仪（图 15-44）是否处于备用状态，连接电源并打开温毯仪开关进行使用，并调节各档位风，评估风速及温度是否适宜。

2. 根据手术方式将暖风置于合适的位置，评估患者体温情况，根据患者体温情况调节到适宜的温度和风速。

3. 连接相应温毯被，切勿将温毯仪出风口直接接触患者皮肤，以免热灼伤。

4. 术中密切观察患者体温，患者体温恢复后，应间歇关闭温毯仪，以维持患者体温，防止术中温度过高灼伤患者。

5. 体温极低的患者，应逐渐复温。

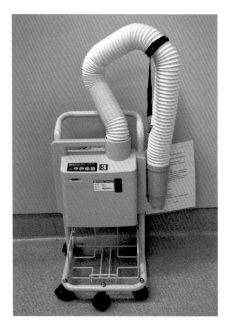

图15-44　温毯仪

（二）维护和保养

1. 清洁　清洁之前应确认设备已经断开电源，电源插头已经拔出。定期用湿抹布清洁设备盖板和面板。如果有必要，用中性清洁剂对污痕进行清除。不要使用具有溶解性的清洁剂，以免损毁有色部件或者塑料部件。不要让液体溅到设备上。

2. 消毒　定期对温毯仪进行消毒。可以用含消毒液的卡挖布来擦拭消毒。不要使用具有腐蚀性或磨蚀性的消毒品。尤其是温毯仪的出风口部位，防止交叉污染发生。

（三）常见故障的排除

1. 如出现死机情况，重新启动仪器。

2. 出现温毯仪不正常工作的原因如下：

（1）电源连接线没有连接好。

（2）温毯仪管道破损或管道连接不紧密导致漏风。

（3）温毯仪电机烧了。

（4）温毯仪开关面板损坏。

（四）应急预案

1. 如仪器无法正常使用，重新启动仪器，再次尝试。

2. 如进行上述操作还无法解决问题，使用备用设备，并联系厂家工程师进行专业检修。

第三节 心脏大血管、胸外科手术器械包的配置、配图、数量

1. 体外循环基础器械包 见图 15-45、表 15-1。

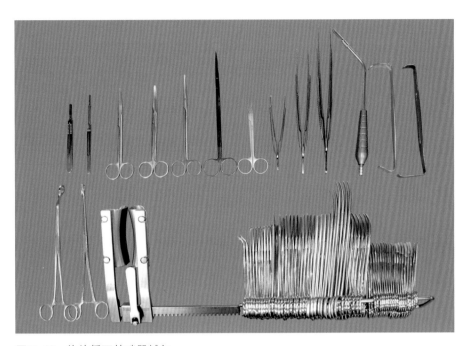

图15-45 体外循环基础器械包

表15-1 体外循环基础器械包

中文名称	英文名称	数量	中文名称	英文名称	数量
直蚊式血管钳	straight mosquito clamp	2	直组织剪	straight tissue scissors	1
弯蚊式血管钳	curved mosquito clamp	18	弯组织剪	curved tissue scissors	1
中弯血管钳	medium curved forceps	6	心脏剪	cardiac scissors	1
长弯血管钳	long curved forceps	6	长弯组织剪	long curved tissue scissors	1
管道钳	pipe clamp	4	钢丝剪	wire scissors	1
直有齿血管钳	straight toothed forceps	10	有齿短镊	short teeth forceps	2
持针器	needle holder	3	胸科镊	thoracic forceps	2
组织钳	tissue forceps	8	无齿长镊	smooth long forceps	2
布巾钳	towel clamp	2	吸引器头	sucker end	1
中号胸撑	medium chest support	1	甲状腺拉钩	thyroid retractor	2
刀柄（4号，7号）	handle（4号，7号）	2	卵圆钳	sponge forceps	2

2. 体外循环成年人换瓣器械包　见图15-46、表15-2。

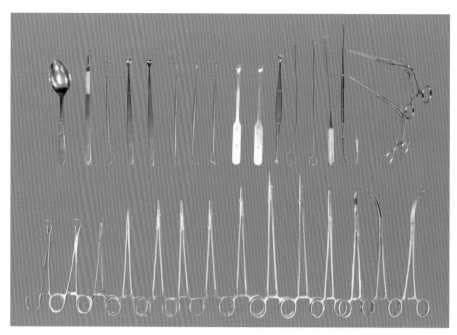

图15-46　体外循环成年人换瓣器械包

表15-2　体外循环成年人换瓣器械包

中文名称	英文名称	数量	中文名称	英文名称	数量
心耳钳	auricular clamp	1	主动脉拉钩	aortic retractor	1
二尖瓣夹持钳	mitral valve holding forceps	1	二尖瓣拉钩	mitral valve retractors	2
肾蒂钳	kidney pedicle clamp	1	双头心室拉钩	double ended retractors	3
肺门钳	hilum forceps	1	心室拉钩	ventricular retractors	2
长持针器	long needle holder	2	刮匙	curette	1
持针器	needle holder	5	引线器	lead device	2
钢丝持针器	wire needle holder	1	瓣膜腱索拉钩	valvula chordae tendineae retractor	1
布巾钳	towel clamp	2	神经拉钩	nerve hooklet	1
血栓勺	thrombus spoon	1	圆电刀头	circular electric knife head	1
长刀柄	long scalpel handle	1	无损伤阻断钳	atraumatic forceps	2

3. 体外循环搭桥器械包　见图 15-47、表 15-3。

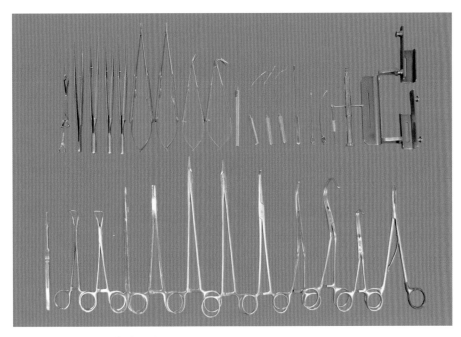

图15-47　体外循环搭桥器械包

表15-3　体外循环搭桥器械包

中文名称	英文名称	数量	中文名称	英文名称	数量
钛夹钳	titanium clamp	1	精细镊	fine forceps	3
侧壁钳	sidewall forceps	3	精细持针器	fine needle holder	2
直角钳	right angled forceps	1	冠状动脉剪	coronary artery scissors	2
精细长持针器	fine long needle holder	2	神经拉钩	nerve hooklet	1
钢丝持针器	wire needle holder	1	血管探条	blood vessel dilator	4
心包剪	pericardial shears	1	平针头	flat pinhead	2
布巾钳	towel clamp	2	圆电刀头	circular electric knife head	1
刀柄（7号）	handle（7号）	1	主动脉打孔器	aortic punch	1
止血夹	hemostatic clamps	3	乳内牵开器	internal mammary retractor	1
乳内镊	internal mammary forceps	1			

4.体外循环小儿换瓣器械包 见图 15-48、表 15-4。

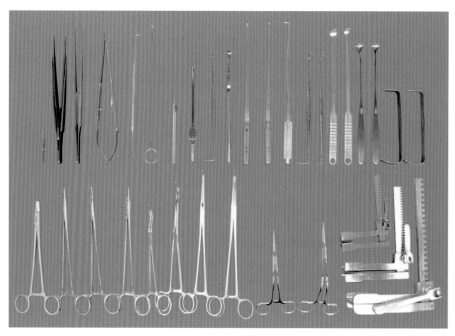

图15-48 体外循环小儿换瓣器械包

表15-4 体外循环小儿换瓣器械包

中文名称	英文名称	数量	中文名称	英文名称	数量
小儿胸撑	pediatric chest support	3	笔式持针器	pen type needle holder	1
无损伤阻断钳	atraumatic forceps	2	神经拉钩	nerve hooklet	1
肺门血管钳	pulmonary hilum vascular forceps	1	引线器	lead device	1
直角钳	right angled forceps	1	显微神经拉钩	microscopic nerve hook let	1
侧壁钳	sidewall forceps	1	吸引器头	sucker end	1
心耳钳	auricular clamp	1	心房拉钩	atrium retractor	3
持针器	needle holder	3	瓣膜腱索拉钩	valvula chordae tendineae retractor	1
钢丝针持器	wire needle holder	1	双头心室拉钩	double ended retractors	3
圆电刀头	circular electric knife head	1	心室拉钩	ventricular retractors	4
胸科镊	thoracic forceps	2	甲状腺拉钩	thyroid retractor	2
精细镊	fine forceps	1			

5. 心胸腔镜器械　见图 15-49、表 15-5。

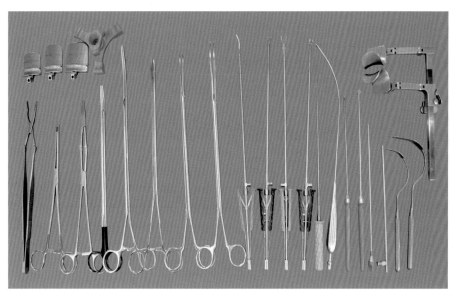

图15-49　心胸腔镜器械

表15-5　心胸腔镜器械

中文名称	英文名称	数量	中文名称	英文名称	数量
胸骨牵开器	sternum retractor	1	动脉瘤钳	aneurysm clamp	1
组织牵开器	tissue retractor	2	微创主动脉阻断钳	minimally invasive aortic clamp	1
推结器	knot guide	1	弯剪	curved scissors	1
缝合器	stitching instrument	1	多关节钛合金持针器	multi joint of titanium alloy needle holder	1
弯头吸引管	elbow suction tube	1	瓣片夹持固定钳	disc clamping and fixing clamp	1
持针器	needle holder	1	钛合金多关节魔力镊	titanium alloy multi joint magic forceps	1
马里兰分离钳	Maryland separating forceps	1	微创二尖瓣牵开器	minimally invasive mitral valve retractor	4
主动脉侧壁钳	aortic sidewall forceps	1			

6. 肺包　见图 15-50、表 15-6。

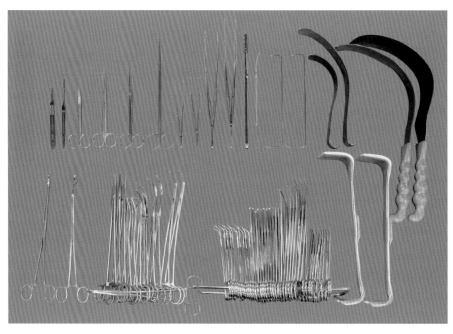

图15-50　肺包

表15-6　肺包

中文名称	英文名称	数量	中文名称	英文名称	数量
方钩	square hook	2	线剪	stitch scissors	2
小弯血管钳	curved haemostatic(s)	8	直组织剪	straight tissue scissors	1
长弯血管钳	curved haemostatic(l)	8	弯组织剪	curved tissue scissors	1
持针器	needle holder	3	长弯组织剪	long curved tissue scissors	1
组织钳	tissue forceps	8	无齿长镊	no tooth long forceps	2
布巾钳	towel clamp	10	有齿短镊	teeth short forceps	2
沙氏钳	sand's forceps	2	无齿短镊	no tooth short forceps	2
肾蒂钳	kidney pedicle clamp	2	胸科镊	thoracic forceps	2
心耳钳	auricular clamp	2	吸引器头	sucker end	1
肺门血管钳	pulmonary hilum vascular forceps	1	神经剥离子	nerve dissector	1
直角钳	right angled forceps	1	甲状腺拉钩	thyroid retractor	2
肺钳	lung forceps	2	深钩（小）	deep hook (s)	2
长持针器	long needle holder	3	深钩（大，中）	deep hook (b,m)	各1
刀柄（4号,7号）	handle（4号,7号）	2	卵圆钳	sponge forceps	2

7. 食道包　见图 15-51、表 15-7。

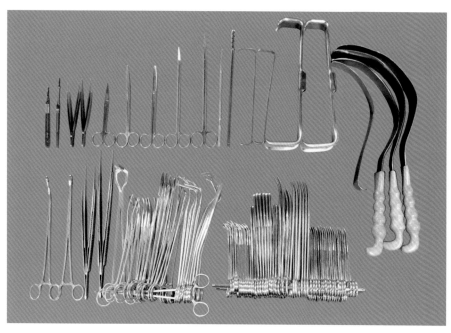

图15-51　食道包

表15-7　食道包

中文名称	英文名称	数量	中文名称	英文名称	数量
小弯血管钳	curved haemostatic(s)	18	无齿长镊	no tooth long forceps	2
长弯血管钳	curved haemostatic(l)	10	胸科长镊	chest long forceps	2
持针器	needle holder	3	刀柄（4号,7号）	handle（4号,7号）	2
组织钳	tissue forceps	8	无齿短镊	no tooth short forceps	2
布巾钳	towel clamp	10	有齿短镊	teeth short forceps	2
盆腔肠钳	pelvic intestinal forceps	2	线剪	stitch scissors	1
沙氏钳	sand's forceps	2	直组织剪	straight tissue scissors	1
直角气管钳	right angle bronchus forceps	2	弯组织剪	curved tissue scissors	1
肾蒂钳	kidney pedicle forceps	2	长弯组织剪	long curved tissue scissors	2
肺门分离钳	hilum separating forceps	1	窄神经剥离子	narrow nerve dissector	1
直肠钳	proctologic clamp	3	吸引器头	sucker end	1
弯肠钳	curved intestinal forceps	1	甲状腺拉钩	thyroid retractor	2
长持针器	long needle holder	4	方钩	square hook	2
弯有齿血管钳	curved teeth forceps	6	深钩（中，小）	deep hook (medium, small)	2
肺叶钳	lung forceps	1	深钩（大）	deep hook (large)	2
直角钳	right angled clamp	1	卵圆钳	sponge forceps	2
荷包钳	purse string forceps	1			

8. 开胸器械　见图 15-52、表 15-8。

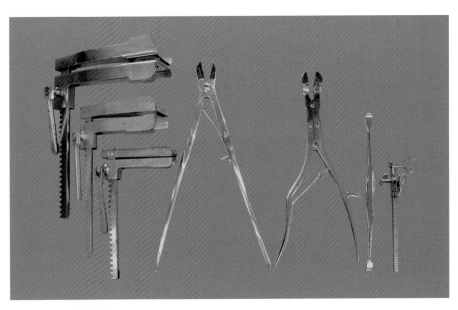

图15-52　开胸器械

表15-8　开胸器械

中文名称	英文名称	数量	中文名称	英文名称	数量
肋骨合拢器	rib contractor	1	肋骨剪	rib shears	1
骨膜剥离器	periosteal stripping device	1	胸骨牵开器（大、中、小）	sternum retractor(l、m、s)	各1
肋骨咬骨钳	bone rongeur	1			

9.劈胸器械　见图 15-53、表 15-9。

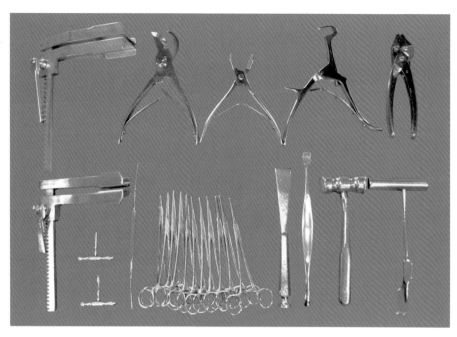

图15-53　劈胸器械

表15-9　劈胸器械

中文名称	英文名称	数量	中文名称	英文名称	数量
胸骨刀	sternum knife	1	线锯柄	wire saw handle	2
铁锤	hammer	1	胸骨牵开器	sternum retractor	2
骨膜剥离器	costal dissector	1	肋骨剪	rib shears	1
骨刀	osteotome	1	钢丝剪	wire scissors	1
直有齿血管钳	straight teeth forceps	10	肋骨打孔器	rib punch	1
持针器	needle holder	1	老虎钳	vise	1
神经剥离子	nerve dissector	1			

10. 胸外科腔镜　见图 15-54、表 15-10。

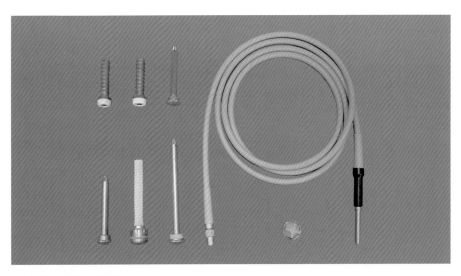

图15-54　胸外科腔镜

表15-10　胸外科腔镜

中文名称	英文名称	数量	中文名称	英文名称	数量
穿刺锥	puncture cone	3	穿刺套管密封圈	trocar seal ring	1
穿刺套管	puncture cannula	3	光导纤维束	fibre-optic bundle	1

11. 胸外科腔镜器械　见图 15-55、表 15-11。

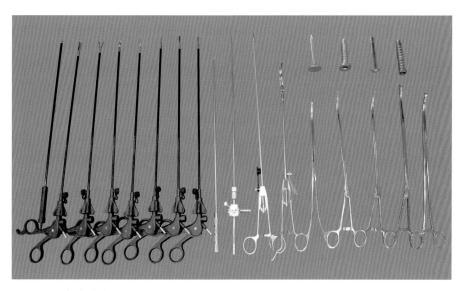

图15-55　胸外科腔镜器械

表15-11　胸外科腔镜器械

中文名称	英文名称	数量	中文名称	英文名称	数量
腔内卵圆钳	cavity sponge forceps	2	推结器	knot pusher	1
腔内阻断钳	cavity internal clamp	2	腔内血管钳	cavity vascular forceps	4
分离钳	separating clamp	1	腔内剪刀	cavity scissors	1
腔内心耳钳	cavity inner auricular clamp	1	腔内抓钳	cavity grasping forceps	2
腔内持针器	cavity needle holder	1	长电凝头	long electric coagulation head	1
腔内吸引器头	cavity suction head	1	穿插器及芯	inserts and core	4

第四节　心脏大血管、胸外科手术器械的配套使用、摆放及布局

一、手术名称与器械的配套使用

1. 心脏大血管手术名称与器械的配套使用　见表 15-12。

表15-12　心脏大血管手术名称与器械的配套使用

手术名称	基础器械包	特殊器械包	其他
房室缺（小儿）	体外循环基础包	小儿房室缺包	胸骨锯
			小儿除颤器
房室缺（成年人）	体外循环基础包	成年人房室缺包	胸骨锯
		笔式持针器3件套	除颤器（室缺）
瓣膜置换手术	体外循环基础包	体外循环换瓣器械包	胸骨锯
		主动脉拉钩(主动脉瓣)	
		测瓣器	除颤器
法洛四联症矫正手术	体外循环基础包	体外循环换瓣器械包	胸骨锯
		流出道探条	
		笔式持针器3件套	除颤器
主动脉夹层Ⅰ型手术	体外循环基础包	体外循环换瓣器械包	胸骨锯
		大血管补充器械	
		测瓣器	除颤器
降主动脉及腹主动脉置换手术	肺包	降主动脉补充器械	
		笔式持针器3件套	
		阻断钳5件	
		开胸器械7件	
冠状窦瘤破裂修补术	体外循环基础包	体外循环换瓣器械包	胸骨锯
		笔式持针器3件套	除颤器
冠脉搭桥手术	体外循环基础包	体外循环搭桥器械包	胸骨锯
		大胸撑	
		乳内胸撑	

2. 胸外科手术名称与器械的配套使用　见表 15-13。

表15-13　胸外科手术名称与器械的配套使用

手术名称	基础器械包	特殊器械包	其他
食道手术（开放）	食道包	开胸7件	
食道手术（腔镜）	食道包	腔镜器械	
肺手术（开放）	肺包	开胸7件	
肺手术（腔镜）	肺包	腔镜器械	
纵膈胸腺手术	肺包	劈胸器械24件	胸骨锯
漏斗胸(取钢板)	阑尾包		
手汗症	肺包	少量腔镜器械	

二、手术器械的摆放及布局

1. **体外循环手术器械的摆放及布局**　患者在仰卧位全身麻醉下行体外循环手术。体外循环机置于患者右侧，术者分别站于患者胸部两侧，洗手护士站在患者左侧，如图 15-56 所示。此图示适用于房室缺、换瓣膜、冠脉搭桥、大血管手术等。器械配套使用见表 15-12。术后器械由消毒供应中心统一处理。仪器设备使用、维护及保养见第 12 章第二节。

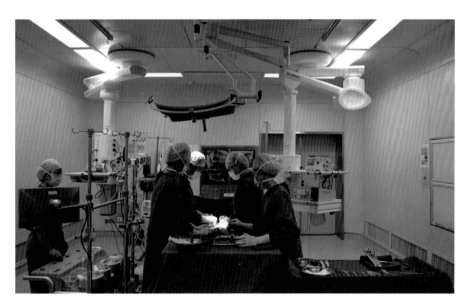

图15-56　体外循环大血管手术器械的摆放及布局

2. **胸外科手术器械的摆放及布局**　患者在仰卧位全身麻醉下行开胸手术。术者分别站于患者胸部两侧，洗手护士站在患者右侧，如图 15-57 所示。此图示适用于肺部手术、食道手术等。器械配套使用见表 15-13。术后器械由消毒供应中心统一处理。

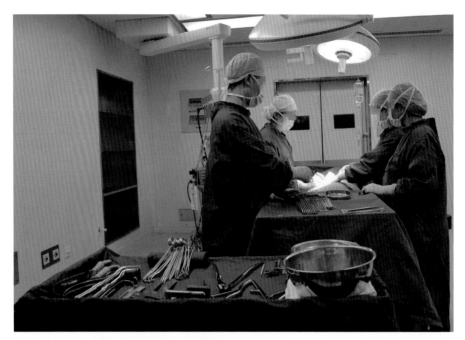

图15-57　胸外科手术器械的摆放及布局

（吴波　王春娥　张铁华）

第 16 章

泌尿外科、普通外科手术器械的管理与应用

第一节 泌尿外科、普通外科特殊手术器械的名称、用途、配图

1. 金属导尿管（metal urethral catheter） 用于尿道狭窄、闭塞症做引流排尿（图 16-1）。

2. 槽针（trough needle）及动脉瘤针（aneurysm needle） 用于分离甲状腺周围组织，引导结扎线（图 16-2）。

3. 取石钳（lithotomy forceps） 用于取出胆囊、胆道以及输尿管中的结石（图 16-3）。

4. 刮匙（curet）及探针（probe） 用于刮除胆总管内结石等异物（图 16-4）。

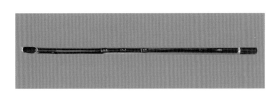

图16-1　金属导尿管

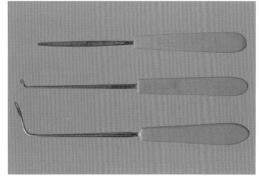

图16-2　槽针及动脉瘤针

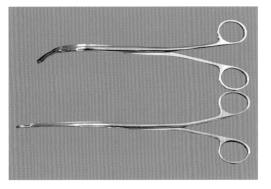

图16-3　取石钳

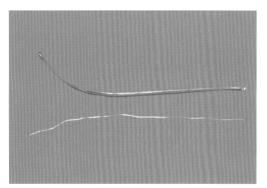

图16-4　刮匙及探针

5. 胆道探条（biliary tract bougie）　用于胆道手术时做胆管的扩张、造影（图16-5）。

6. 尿道扩张器（divulsor）　用于尿道狭窄时扩张尿道（图16-6）。

7. 血管探条（vascular bougie）　用于血管手术时扩张血管（图16-7）。

8. 肝拉钩（liver retractor）　用于牵拉腹腔，暴露肝组织（图16-8、图16-9、图16-10）。

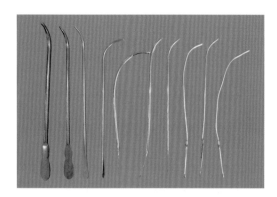

图16-5　胆道探条

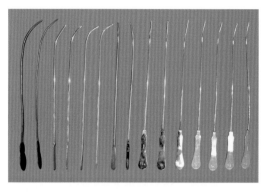

图16-6　尿道扩张器

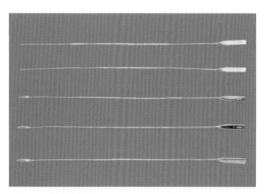

图16-7　血管探条

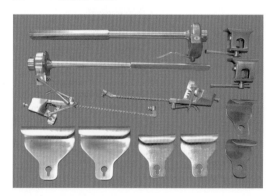

图16-8　肝拉钩12件

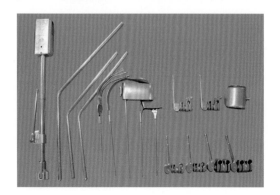

图16-9　肝拉钩17件

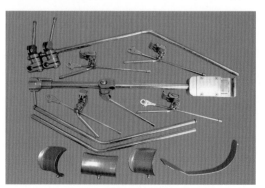

图16-10　肝拉钩19件

第二节　泌尿外科、普通外科常用仪器的使用与保养

一、MS等离子电切力系统

MS 等离子电切力系统及配件、连接（图 16-11、图 16-12）

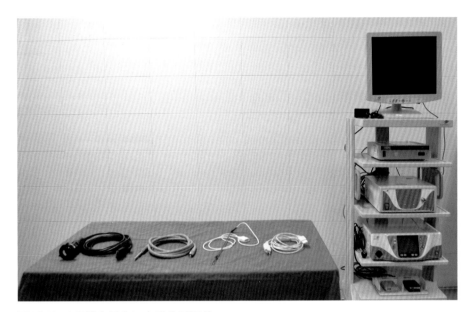

图16-11　MS等离子电切力系统及配件

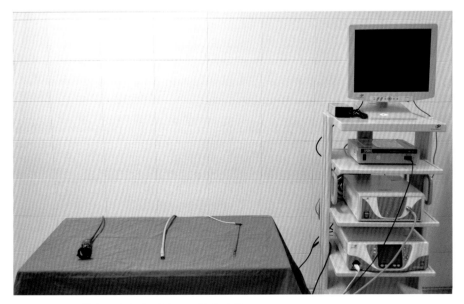

图16-12　MS等离子电切力系统及配件的连接

（一）操作流程

1. MS 等离子电切力系统功率源（简称主机）接通电源，按下前面板右下方绿色按钮，开关内绿灯点亮指示电源为开启。再按下前面板右下方绿色按钮，开关内绿灯熄灭指示电源为关闭。

2. 脚踏开关连线接插头，正确插入主机后板座孔内并顺时针方向旋紧。

3. 当电极转接电缆插入主机前面板左下方座孔内（上三角孔），开启电源，主机进行内部自检，并显示"0/0"约 2s，显示屏"电极"标识闪烁。

4. 当电极与转接电缆正确连接后，主机屏幕将显示为默认的输出功率（如连接的是环状电极，则显示为 160 100），主机就进入正常使用状态。

5. 双脚踏开关左侧（黄色）踏板为切割，右侧（蓝色）踏板为凝血。当踩下任一踏板时，主机被激活（在生理盐水中），所选输出功率能量（数字）将闪烁；阻抗显示条会随着阻抗大小的变化出现增减；并伴有不同声响。

6. 面板上的上下按钮键（黄色或蓝色）可任意调节输出功率的大小（如连接的是环状电极），黄色键为切割功率输出调节键，可调节范围为 240/10，蓝色键为凝血功率输出调节键，可调节范围为 120/20。

7. 面板右下方的左右键为音量调节键，可调节切割与凝血时的音量。

（二）注意事项

1. 手术时请使用 0.9% 的生理盐水进行冲洗。

2. 手术时请不要在被实施手术的患者肢体上贴负极板。

3. 设备开机前应确保电源线的接头与主机的连接到位并且牢靠，电源线插头与电源插座接插紧密接触完好。如发现松动请更换电源插座，同时应确认电源插座是带有接地线的三相插座。

4. 使用前应确认所使用的电极是完好的（如有松动或破损请立即更换），电极连接线之间的接头应连接正确到位，接头内外必须保持干燥无液体。同时要确保脚踏开关的插头与主机上的插座对接准确并且锁紧到位。

5. 在电极未进入盐水中对准靶组织时，请勿踩动脚踏开关激活电极。注意请勿在易燃物（如乙醇或其他易燃气体，包括手术中产生的气泡）中激活电极。

6. 在手术中会产生一些气体，应根据情况适时进行排气，同时要避免电极刀头在气体或气泡中（即无盐水的地方）被激活。

7. 手术中主机出现报警并在屏幕上显示"over current"字样，请更换新电极。

8. 如显示屏左侧警示标识亮红灯时，说明主机存在故障。

9. 设备若有故障必须返回制造商处维修，其他任何方式的修复行为将可能造成设备无法修复的损坏。

仪器的配件和连接，如图 16-13、图 16-14、图 16-15 所示。

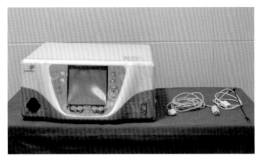
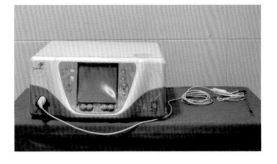

图16-13　MS等离子电切刀及配件、连接

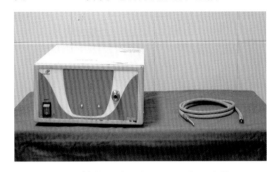
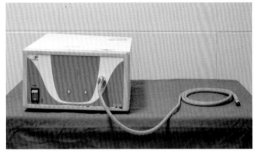

图16-14　MS等离子光学仪器及配件、连接

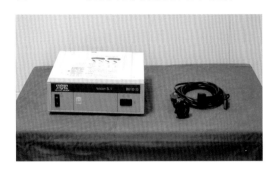

图16-15　MS等离子光学镜及配件、连接

二、超声止血仪

超声止血仪及配件、连接（图 16-16）。

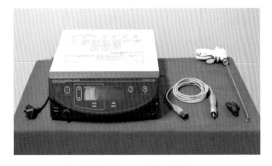
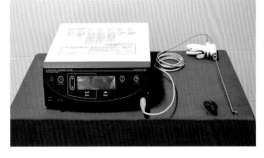

图16-16　超声止血仪及配件、连接

（一）操作流程

1. 接电源线。

2. 接脚踏线，主机部分红点对红点，脚踏部分用力按紧电缆线接口再旋紧。

3. 连接手柄线，主机部分白点对白点。

4. 将刀头与手柄止确连接。

（1）竖直向上放置手柄，左手握持住手柄金属部分。

（2）轻轻放置刀头到手柄上。

（3）顺时针转动刀头杆身至有阻力，注意旋转杆身，不要旋转手柄。

（4）关闭钳口，上扭力扳手，顺时针拧动，听见咔嗒咔嗒两声。

（5）关闭钳口，取出扭力扳手。

5. 系统自检和刀头自检。

（1）系统自检：当提示音结束，且屏幕出现 3 和 5 时，系统自检完成。

（2）刀头自检：按 Standby 键，使其灯熄灭，这时 Ready 灯亮；踩住脚踏或在手控激活情况下按住手控，自检过程开始，主机发出自检提示音，将持续 3～5s。过渡到正常音后可以开始使用；如果自检通不过，主机屏幕将显示故障及其代码，Standby 灯亮，排除故障后重复上述步骤。

（二）注意事项

1. 台上清洗时，轻放于无菌盐水中，踩 Min 踏板，盐水纱布轻拭，超声刀不可接触金属盆壁。

2. 术毕处理超声杆在流动水下冲洗，内酶剂内浸泡 5～10min，清水冲洗吹干，切记不可干烤或用卡氏炉消毒。

3. 机器不用时处于待机状态，使用前再按下 Ready 键，以免误踩踏板后出现烫伤等意外。

4. 手不可触及超声杆上的塑料圈。使用过程中，不可使用暴力，应保护好刀杆和刀鞘。

第三节　泌尿外科、普通外科手术器械包的配置、配图、数量

1.膀胱包　见图 16-17、表 16-1。

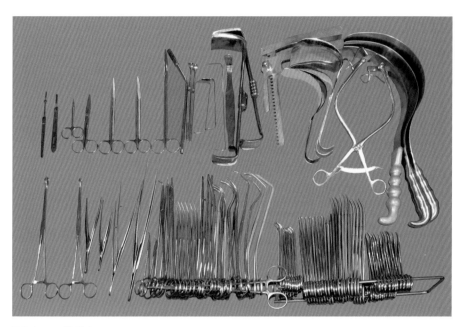

图16-17　膀胱包

表16-1　膀胱包

中文名称	英文名称	数量	中文名称	英文名称	数量
弯血管钳	curved forceps	12	有齿短镊	teeth short forceps	2
长弯血管钳	long curved forceps	10	刀柄（4号,7号）	handle (4号,7号)	2
持针器	needle holder	3	眼科剪	eye scissors	1
组织钳	tissue forceps	8	线剪	stitch scissors	1
布巾钳	towel clamp	8	直组织剪	direct tissue scissors	1
盆腔肠钳	pelvic intestinal forceps	2	弯组织剪	curved tissue scissors	1
沙氏钳	sand's forceps	2	长弯组织剪	long curved tissue scissors	1
肾蒂钳	kidney pedicle forceps	2	吸引器头	sucker end	1
肺门分离钳	hilum separating forceps	2	长睑板拉钩	long tarsus retractor	2
弯肠钳	curved intestinal forceps	1	小甲状腺拉钩	small thyroid retractor	2
直肠钳	proctologic clamp	3	甲状腺拉钩	thyroid retractor	2
弯有齿血管钳	curved teeth forceps	6	方钩	square hook	2
长持针器	long needle holder	2	自动撑开器	automatic spreader	1
直角钳	right angled forceps	2	腹部自动拉钩1套	abdomen automatic retractor	3
无齿长镊	no tooth long forceps	2	深钩	deep hook	3
细长镊	slender forceps	2	卵圆钳	sponge clamp	2
无齿短镊	no teeth short forceps	2			

2. 肾输尿管结石切开取石包　见图 16-18、表 16-2。

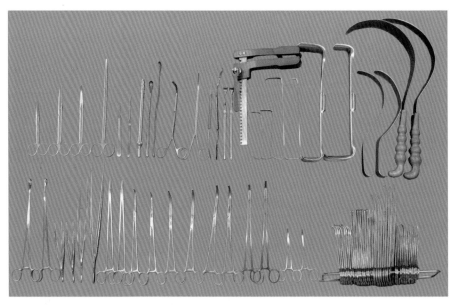

图16-18　肾输尿管结石切开取石包

表16-2　肾输尿管结石切开取石包

中文名称	英文名称	数量	中文名称	英文名称	数量
弯血管钳	curved forceps	12	眼科剪	eye scissors	1
长弯血管钳	long curved forceps	8	线剪	stitch scissors	1
持针器	needle holder	3	直组织剪	direct tissue scissors	1
组织钳	tissue forceps	8	弯组织剪	curved tissue scissors	1
布巾钳	towel clamp	8	长弯组织剪	long curved tissue scissors	1
弯蚊式血管钳	bending mosquito clamp	2	吸引器头	sucker end	1
沙氏钳	sand's forceps	2	刮匙	curet	1
血管分离钳	blood vessel separating forceps	2	取石钳	lithotomy forceps	2
心耳钳	auricle clamps	2	细神经剥离子	fine nerve dissector	1
直角钳	right angled forceps	2	长睑板拉钩	long tarsus retractor	2
长持针器	long needle holder	2	自动撑开器	automatic spreader	1
无齿长镊	no tooth forceps	2	小甲状腺拉钩	small thyroid retractor	2
细长镊	slender forceps	2	甲状腺拉钩	thyroid retractor	2
无齿短镊	no teeth short forceps	2	方钩	square hook	2
有齿短镊	teeth short forceps	2	深钩	deep hook	4
刀柄（4号,7号）	handle(4号,7号)	2	卵圆钳	sponge clamp	2

3、泌尿外科电切包　见图 16-19、表 16-3。

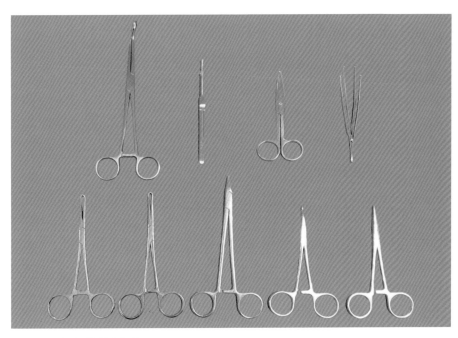

图16-19　泌尿外科电切包

表16-3　泌尿外科电切包

中文名称	英文名称	数量	中文名称	英文名称	数量
直血管钳	straight forceps	2	线剪	stitch scissors	1
持针器	needle holder	1	有齿短镊	teeth short forceps	2
组织钳	tissue forceps	2	卵圆钳	sponge clamp	1
刀柄（7号）	handle（7号）	1			

4. 泌尿外科腔镜基础包   见图 16-20、表 16-4。

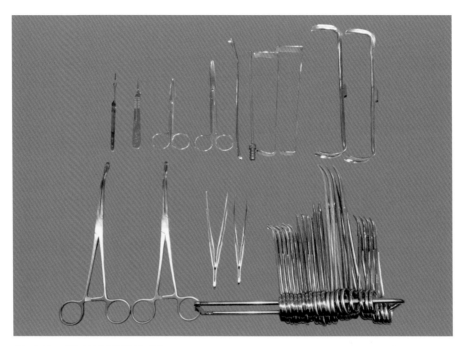

图16-20   泌尿外科腔镜基础包

表16-4   泌尿外科腔镜基础包

中文名称	英文名称	数量	中文名称	英文名称	数量
中弯血管钳	medium curved forceps	4	线剪	stitch scissors	1
长弯血管钳	long curved forceps	4	弯组织剪	curved tissue scissors	1
持针器	needle holder	2	刮匙	curet	1
组织钳	tissue forceps	4	吸引器头	sucker end	1
布巾钳	towel clamp	6	甲状腺拉钩	thyroid retractor	2
无齿短镊	no teeth short forceps	2	方钩	square hook	2
有齿短镊	teeth short forceps	2	卵圆钳	sponge clamp	2
刀柄（4号,7号）	handle (4号,7号)	2			

5. 尿道下裂包　见图 16-21、表 16-5。

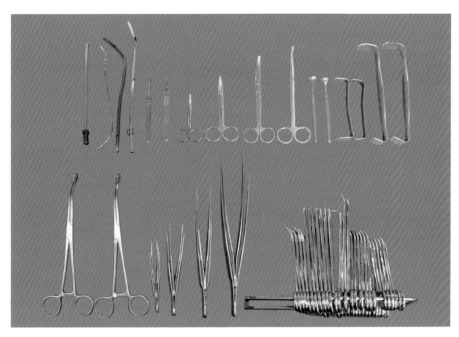

图16-21　尿道下裂包

表16-5　尿道下裂包

中文名称	英文名称	数量	中文名称	英文名称	数量
小弯血管钳	small curved forceps	6	尿道探条	urethral bougie	1
中弯血管钳	medium curved forceps	6	金属导尿管	metal urethral catheter	2
长弯血管钳	long curved forceps	2	刀柄（4号,7号）	handle (4号,7号)	2
直角钳	right angled forceps	1	眼科剪	eye scissors	1
持针器	needle holder	3	线剪	stitch scissors	1
组织钳	tissue forceps	4	弯组织剪	curved tissue scissors	1
布巾钳	towel clamp	4	扁桃体剪	tonsil scissors	1
无齿长镊	no tooth long forceps	2	睑板拉钩	meibomian retractor	2
细长镊	slender forceps	2	小甲状腺拉钩	small thyroid retractor	2
有齿短镊	tooth short forceps	2	甲状腺拉钩	thyroid retractor	2
无齿短镊	no tooth short forceps	2	卵圆钳	sponge clamp	2
吸引器头	sucker end	1			

6.肾移植补充器械　见图 16-22、表 16-6。

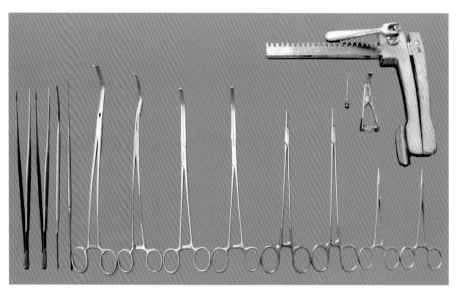

图16-22　肾移植补充器械

表16-6　肾移植补充器械

中文名称	英文名称	数量	中文名称	英文名称	数量
精细小持针器	fine needle holder	2	精柄细长镊	fine stems slender forceps	2
精柄长持针器	fine long handle needle holder	2	平头针	flat head needle	1
心耳钳	auricular clamps	2	血管夹	vascular clamp	1
沙氏钳	sand's forceps	2	自动撑开器	automatic spreader	1
宽、细神经剥离子	wide, thin nerve stripper	2			

7.肾移植特殊器械 见图 16-23、表 16-7。

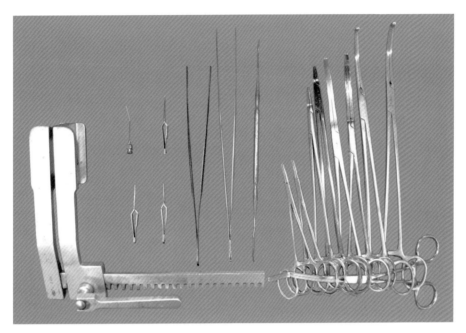

图16-23 肾移植特殊器械

表16-7 肾移植特殊器械

中文名称	英文名称	数量	中文名称	英文名称	数量
沙氏钳	sand's forceps	2	细神经剥离子	fine nerve stripper	1
心耳钳	auricular clamps	2	无齿长镊	no tooth forceps	2
精柄长持针器	fine long handle needle holder	2	血管夹	vascular clamp	3
血管钳	vascular clamp	2	平头针	flat head needle	1
侧壁钳	side wall forceps	1	自动撑开器	automatic spreader	1

8. 胃肠全包　见图 16-24、表 16-8。

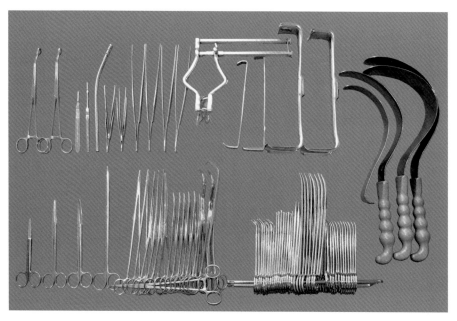

图16-24　胃肠全包

表16-8　胃肠全包

中文名称	英文名称	数量	中文名称	英文名称	数量
中弯血管钳	medium curved forceps	12	线剪	stitch scissors	1
长弯血管钳	long curved forceps	8	刀柄（4号,7号）	handle (4号,7号)	2
持针器	needle holder	3	吸引器头	sucker end	1
组织钳	tissue forceps	8	有齿短镊	teeth short forceps	2
布巾钳	towel clamp	8	无齿短镊	no teeth short forceps	2
盆腔肠钳	pelvic intestinal forceps	1	细长镊	slender forceps	2
肾蒂钳	kidney pedicle forceps	2	无齿长镊	no tooth long forceps	2
弯有齿血管钳	curved teeth forceps	6	自动撑开器	automatic spreader	1
肠钳	intestinal clamp	4	甲状腺拉钩	thyroid retractor	2
长持针器	long needle holder	2	方钩	square hook	2
直角钳	right angled forceps	1	小深钩	small deep hook	1
长弯组织剪	long curved tissue scissors	1	大深钩	large deep hook	3
弯组织剪	curved tissue scissors	1	卵圆钳	sponge clamp	2
直组织剪	direct tissue scissors	1			

9. 胃肠包　见图 16-25、表 16-9。

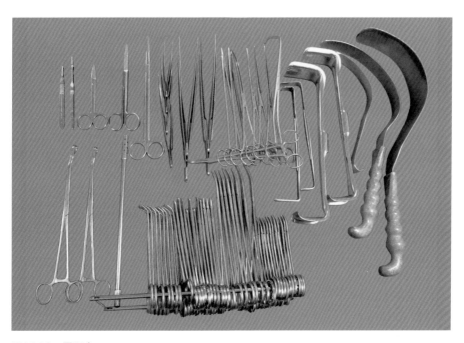

图16-25　胃肠包

表16-9　胃肠包

中文名称	英文名称	数量	中文名称	英文名称	数量
中弯血管钳	medium curved forceps	12	细长镊	slender long forceps	2
长弯血管钳	long curved forceps	8	无齿长镊	no tooth long forceps	2
持针器	needle holder	3	长持针器	long needle holder	2
组织钳	tissue forceps	8	肠钳	intestinal clamp	4
布巾钳	towel clamp	8	盆腔肠钳	pelvic intestinal forceps	1
吸引器头	sucker end	1	直角钳	right angled forceps	1
刀柄（4号,7号）	handle (4号,7号)	2	甲状腺拉钩	thyroid retractor	2
线剪	stitch scissors	1	方钩	square hook	2
弯组织剪	curved tissue scissors	1	小深钩	small deep hook	1
长弯组织剪	long curved tissue scissors	1	大深钩	large deep hook	2
有齿短镊	teeth short forceps	2	卵圆钳	sponge clamp	2
无齿短镊	no teeth short forceps	2			

10. 胃肠包（补充） 见图 16-26、表 16-10。

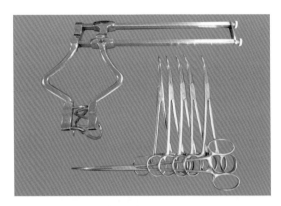

图16-26 胃肠包（补充）

表16-10 胃肠包（补充）

中文名称	英文名称	数量	中文名称	英文名称	数量
长弯血管钳	long curved forceps	6	腹腔自动拉钩	automatic abdominal retractor	1

11. 阑尾包 见图 16-27、表 16-11。

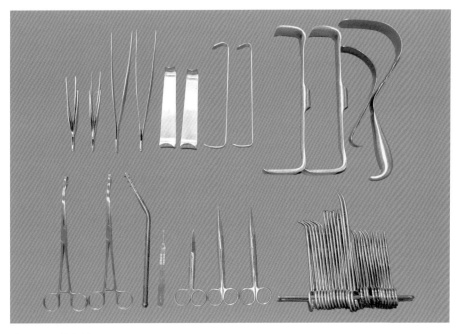

图16-27 阑尾包

表16-11 阑尾包

中文名称	英文名称	数量	中文名称	英文名称	数量
直血管钳	straight blood-vessel forceps	6	吸引器头	sucker end	1
弯血管钳	curved forceps	6	有齿短镊	teeth short forceps	2
长弯血管钳	long curved forceps	2	无齿短镊	no tooth short forceps	2
持针器	needle holder	2	无齿长镊	no tooth long forceps	2
组织钳	tissue forceps	4	圆头拉钩	round retractor	2
布巾钳	towel clamp	6	甲状腺拉钩	thyroid retractor	2
弯组织剪	curved tissue scissors	1	方钩	square hook	2
直组织剪	direct tissue scissors	1	小深钩	small deep hook	1
线剪	stitch scissors	1	大深钩	large deep hook	1
刀柄（4号）	handle (4号)	1	卵圆钳	sponge clamp	2

12.痔手术包　见图16-28、表16-12。

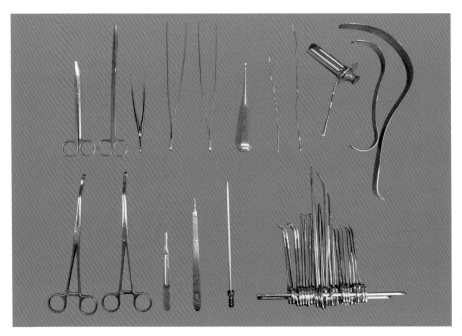

图16-28　痔手术包

表16-12　痔手术包

中文名称	英文名称	数量	中文名称	英文名称	数量
弯血管钳	curved forceps	6	长弯组织剪	long curved tissue scissors	1
长弯血管钳	long curved forceps	2	有齿短镊	tooth short forceps	2
短持针器	short needle holder	1	无齿长镊	no tooth long forceps	2
长持针器	long needle holder	1	刮匙	curet	1
组织钳	tissue forceps	4	探针	pobe probe	2
布巾钳	towel clamp	4	窥肛器	anal	1
吸引器头	sucker end	1	小深钩	small deep hook	1
长刀柄	long knife handle	1	中深钩	medium deep hook	1
刀柄（7号）	handle (7号)	1	卵圆钳	sponge clamp	2
弯组织剪	curved tissue scissors	1			

13. 基外补充器械　见图 16-29、表 16-13。

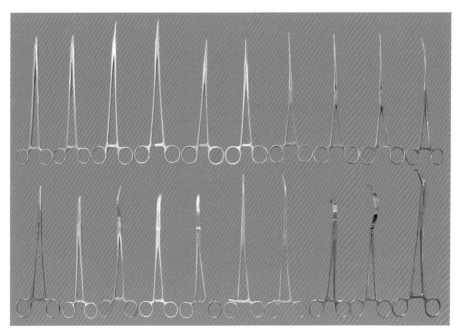

图16-29　基外补充器械

表16-13　基外补充器械

中文名称	英文名称	数量	中文名称	英文名称	数量
沙氏钳	sand's forceps	1	直角钳	right angle forceps	2
侧壁钳	side wall forceps	2	长持针器	long needle holder	2
盆腔肠钳	pelvic intestinal forceps	2	长弯血管钳	long curved forceps	4
心耳钳	auricular clamps	2	肠钳	intestinal clamp	4

14. 腹腔镜胆囊包　见图 16-30、表 16-14。

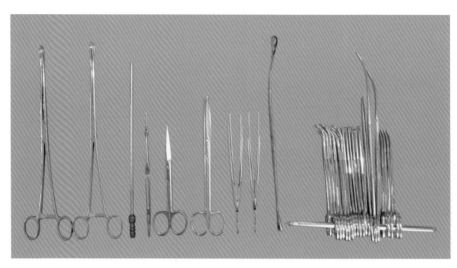

图16-30　腹腔镜胆囊包

表16-14　腹腔镜胆囊包

中文名称	英文名称	数量	中文名称	英文名称	数量
中弯血管钳	medium curved forceps	4	有齿短镊	teeth short forceps	2
长弯血管钳	long curved forceps	2	弯组织剪	curved tissue scissors	1
持针器	needle holder	1	线剪	stitch scissors	1
组织钳	tissue forceps	6	刀柄（7号）	handle (7号)	1
布巾钳	towel clamp	6	吸引器头	sucker end	1
刮匙	curet	1	卵圆钳	sponge clamp	2
无齿短镊	no teeth short forceps	2			

15. 肝包　见图 16-31、表 16-15。

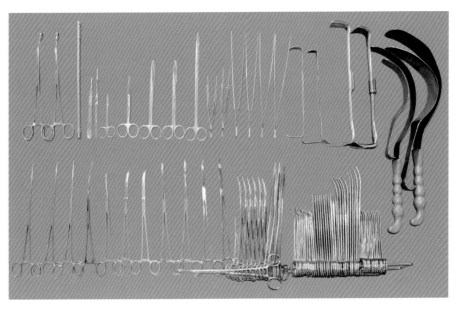

图16-31　肝包

表16-15　肝包

中文名称	英文名称	数量	中文名称	英文名称	数量
弯血管钳	curved forceps	12	眼科剪	eye scissors	1
长弯血管钳	long curved forceps	10	线剪	stitch scissors	1
持针器	needle holder	3	直组织剪	direct tissue scissors	1
组织钳	tissue forceps	8	弯组织剪	curved tissue scissors	1
布巾钳	towel clamp	10	长弯组织剪	long curved tissue scissors	1
长持针器	long needle holder	3	有齿长镊	length of tooth forceps	1
弯有齿血管钳	curved teeth forceps	6	无齿短镊	no tooth short forceps	2
弯蚊式血管钳	curved mosquito clamp	2	细长无齿镊	slender toothless forceps	2
直角钳	right angled forceps	1	无齿长镊	no tooth long forceps	2
沙氏钳	sand's forceps	2	甲状腺拉钩	thyroid retractor	2
肾蒂钳	kidney pedicle forceps	2	方钩	square hook	2
心耳钳	auricular clamps	2	深钩（小）	deep hook (small)	2
肠钳	intestinal clamp	4	深钩（大，中）	deep hook (large, medium)	2
吸引器头	sucker end	1	卵圆钳	sponge clamp	2
刀柄（4号,7号）	handle（4号,7号）	2			

16. 肝移植特殊器械　见图 16-32、表 16-16。

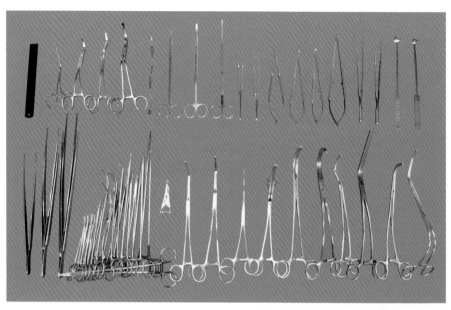

图16-32　肝移植特殊器械

表16-16　肝移植特殊器械

中文名称	英文名称	数量	中文名称	英文名称	数量
腔静脉阻断钳	cavity vein blocking forceps	7	直角钳	right angled forceps	1
肠钳	intestinal clamp	1	加长无齿镊	extended toothless forceps	2
沙氏钳	sand's forceps	2	长无齿镊	long toothless forceps	2
血管钳	vascular clamp	3	细长镊	slender forceps	1
加长持针器	elongated needle holder	1	钢尺	steel rule	1
长持针器	long needle holder	1	肝动脉阻断钳	hepatic artery forceps	4
中号持针器	middle needle holder	2	平头针	flat head needle	1
尖头直角钳	right angle forceps	2	剖氏剪	section's shear	3
侧壁钳	side wall forceps	3	无损伤血管镊	no damage to blood vessel forceps	4
门静脉阻断钳	portal vein blocking forceps	2	笔式持针器	pen type needle holder	4
带皮管血管钳	pipe clamp with skin	4	血管拉钩	vascular retractor	2

17. 甲状腺包　见图 16-33、表 16-17。

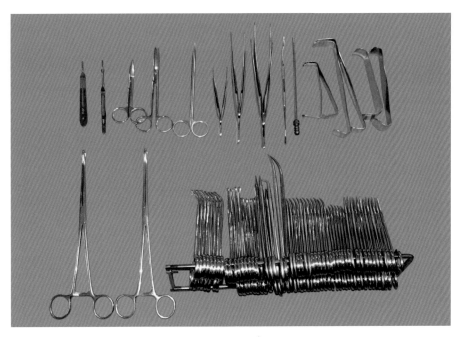

图16-33　甲状腺包

表16-17　甲状腺包

中文名称	英文名称	数量	中文名称	英文名称	数量
直血管钳	straight blood-vessel forceps	12	扁桃体剪	almond shear	1
小弯血管钳	small curved forceps	6	有齿短镊	teeth short forceps	2
中弯血管钳	medium curved forceps	12	细长镊	slender long forcep	2
长弯血管钳	long curved forceps	2	长无齿镊	no tooth long forceps	2
直角钳	right angled forceps	1	神经剥离子	nerve dissectors	1
持针器	needle holder	3	吸引器头	sucker end	1
组织钳	tissue forceps	8	小甲状腺拉钩	small thyroid retractor	2
布巾钳	towel clamp	8	甲状腺拉钩	thyroid retractor	2
刀柄（4号,7号）	handle (4号,7号)	2	圆头拉钩	round retractor	2
线剪	stitch scissors	1	卵圆钳	sponge clamp	2
弯组织剪	curved tissue scissors	1			

18. 甲状腺补充器械　见图 16-34、表 16-18。

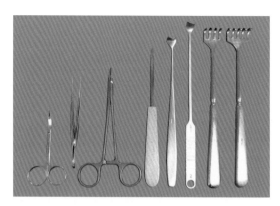

图16-34　甲状腺补充器械

表16-18　甲状腺补充器械

中文名称	英文名称	数量	中文名称	英文名称	数量
皮肤拉钩	skin retractor	2	持针器	needle holder	1
血管拉钩	vascular retractor	2	无齿短镊	no teeth short forceps	2
槽针	trough needle	1	眼科剪	eye scissors	1

19. 乳癌根治包　见图 16-35、表 16-19。

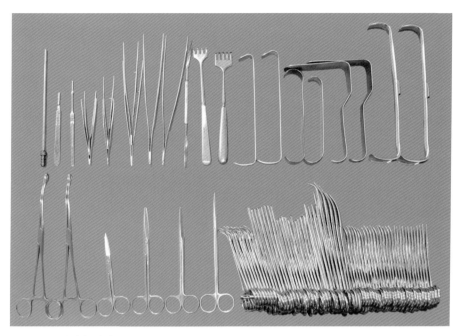

图16-35　乳癌根治包

表16-19　乳癌根治包

中文名称	英文名称	数量	中文名称	英文名称	数量
直血管钳	straight blood-vessel forceps	12	刀柄（4,7号）	handle (4号，7号)	2
弯血管钳	curved forceps	18	有齿短镊	teeth short forceps	2
长弯血管钳	long curved forceps	4	无齿短镊	no teeth short forceps	2
直角钳	right angled forceps	1	细长镊	slender long forceps	2
持针器	needle holder	4	无齿长镊	no tooth long forceps	2
组织钳	tissue forceps	18	神经剥离子	nerve dissectors	1
布巾钳	towel clamp	8	皮肤拉钩	skin retractor	2
扁桃体剪	almond shear	1	甲状腺拉钩	thyroid retractor	2
弯组织剪	curved tissue scissors	1	圆头拉钩	round retractor	2
直组织剪	direct tissue scissors	1	直角拉钩	right-angle retractor	2
线剪	stitch scissors	1	方钩	square hook	2
吸引器头	sucker end	1	卵圆钳	sponge clamp	2

20. 乳房肿块包 见图 16-36、表 16-20。

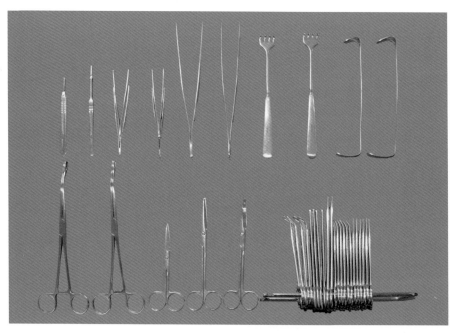

图16-36 乳房肿块包

表16-20 乳房肿块包

中文名称	英文名称	数量	中文名称	英文名称	数量
直血管钳	straight blood-vessel forceps	6	刀柄（4号，7号）	handle (4号，7号)	2
弯血管钳	curved forceps	6	有齿短镊	teeth short forceps	2
持针器	needle holder	2	无齿短镊	no teeth short forceps	2
组织钳	tissue forceps	4	无齿长镊	no tooth long forceps	2
布巾钳	towel clamp	4	皮肤拉钩	skin retractor	2
弯组织剪	curved tissue scissors	1	甲状腺拉钩	thyroid retractor	2
直组织剪	direct tissue scissors	1	卵圆钳	sponge clamp	2
线剪	stitch scissors	1			

第四节　泌尿外科、普通外科手术器械的配套使用、摆放及布局

一、手术名称与器械的配套使用

1. 泌尿外科手术名称与器械的配套使用　见表 16-21。

表16-21　泌尿外科手术名称与器械的配套使用

手术名称	基础器械包	特殊器械包
肾、输尿管手术（开放）	肾输尿管切开取石包	
肾、输尿管手术（腹腔镜）	泌外腹腔镜基础包	
膀胱癌根治手术	膀胱包	
前列腺根治手术	膀胱包	
尿道下裂修补术	尿道下裂包	

2. 普通外科手术名称与器械的配套使用　见表 16-22。

表16-22　普通外科手术名称与器械的配套使用

手术名称	基础器械包	特殊器械包
胃、直肠根治手术	胃肠包	
PPH	痔手术包	
腹腔镜胆囊切除术	腹腔镜胆囊包	
肝胆手术	肝包	胆道探条
肾移植	胃肠包	肾移植补充器械
肝移植	肝包	肝移植补充器械

二、器械摆放及布局

1. 泌尿外科腔镜手术器械的摆放及布局　患者在侧卧位全身麻醉下行泌尿外科腔镜手术。术者分别站于患者腹部两侧，洗手护士站在患者右侧，如图 16-37 所示。此图示适用于肾切除、输尿管切开取石等。器械配套使用见表 16-21。术后器械由消毒供应中心统一处理。

2. 胃肠外科腔镜手术器械的摆放及布局　患者在人字位全身麻醉下行胃肠外科腔镜手术。术者分别站于患者腹部两侧，洗手护士站在患者右侧，如图 16-38 所示。此图示适用于胃切除、右半结肠切除等。器械配套使用见表 16-22。术后器械由消毒供应中心统一处理。

3. 颈腹部手术器械的摆放及布局　患者在仰卧位全身麻醉下行颈腹部手术。术者分别站于患者腹部两侧，洗手护士站在患者右侧，如图 16-39 所示。此图示适用于甲状腺、乳腺、开腹胃切除、开腹胰腺手术、肝移植、肾移植等。器械配套使用见表 16-21。术后器械由消毒供应中心统一处理。

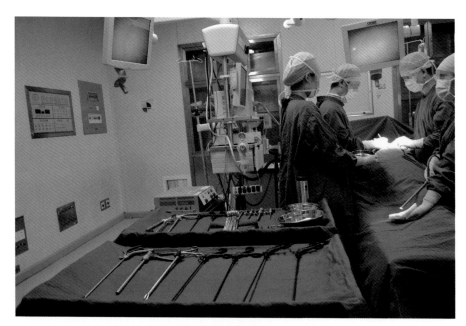

图16-37　泌尿外科腔镜手术器械的摆放及布局

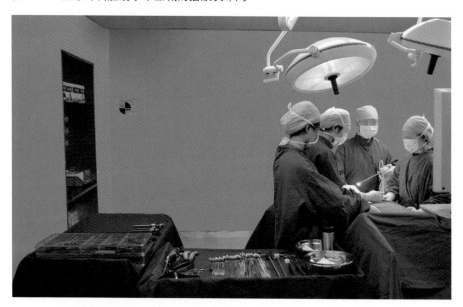

图16-38　胃肠外科腔镜手术器械的摆放及布局

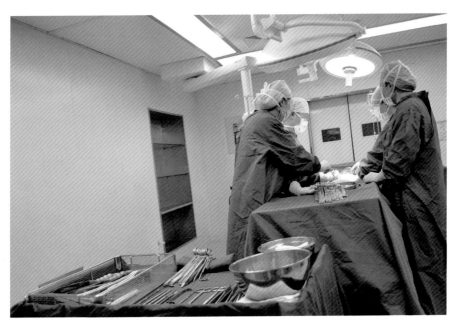

图16-39　颈腹部手术器械的摆放及布局

（吴波　王春娥　何　丽）

第 17 章

妇产科手术器械的管理与应用

第一节　妇产科特殊手术器械的名称、用途、配图

1. 睑板拉钩（meibomian retractor）　用于牵拉静脉血管（图 17-1）。

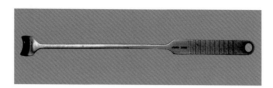

图17-1　睑板拉钩

2. 大直角钳（big right angled forceps）　用于钳夹盆腔深部组织（图 17-2）。

3. MANTO 钳（MANTO clamp）　用于子宫切除时钳夹子宫（图 17-3）。

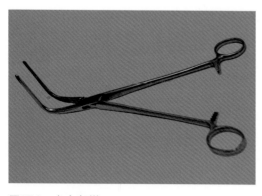

图17-2　大直角钳

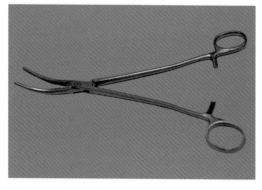

图17-3　MANTO钳

4. 宫颈持夹钳（uterine foeceps）　用于钳夹子宫颈（图 17-4）。

5. 阴道拉钩（vaginal retractor）　分直角形和半月形，供牵拉阴道前壁（图 17-5）。

6. 子宫刮（uterine curettage）　用于刮除宫内残余组织（图 17-6）。

7. 双翼阴道镜（duck-billed speculum）　用于妇产科扩张阴道、检查子宫颈、冲洗阴道（图 17-7）。

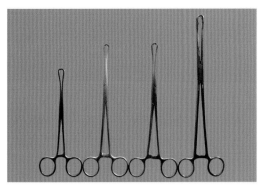

图17-4　宫颈持夹钳

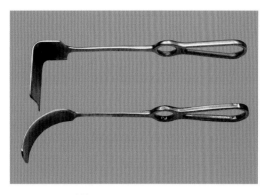

图17-5　阴道拉钩

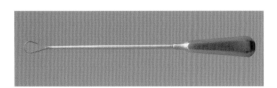

图17-6　子宫刮

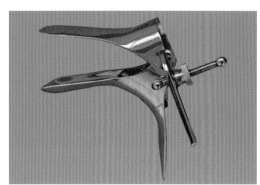

图17-7　双翼阴道镜

8.子宫颈扩张器（cervix dilator）　用于扩张子宫颈（图 17-8）。

9.输卵管通液器（oviduct irrigation tub）　用于举起子宫，选择性输液管造影和介入再通（图 17-9）。

10.冲水器（suction head）　用于腔镜手术冲洗腹腔（图 17-10）。

11.腹腔自动拉钩（abdomen automatic retractor）　用于自动暴露腹腔（图 17-11）。

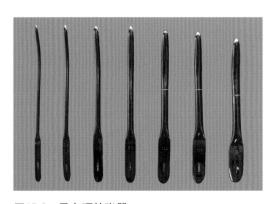

图17-8　子宫颈扩张器

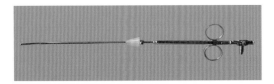

图17-9　输卵管通液器

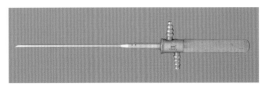

图17-10　冲水器

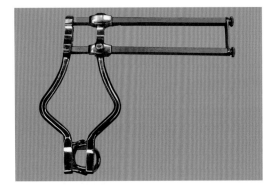

图17-11　腹腔自动拉钩

第二节　妇产科常用仪器的使用与保养

一、膨宫泵

膨宫泵及配件、连接（图 17-12、图 17-13）。

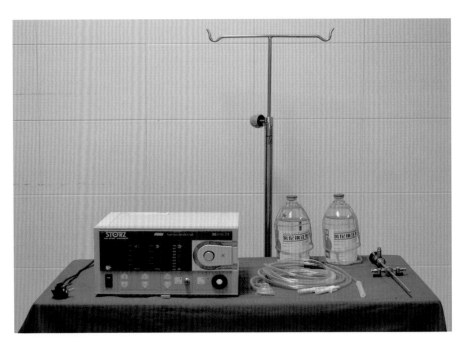

图17-12　膨宫泵及配件

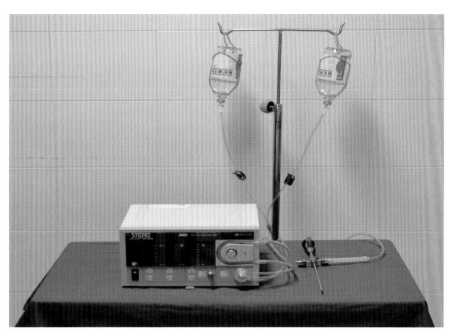

图17-13　膨宫泵及配件的连接

（一）操作流程

1. 启动膨宫泵设备　打开电源开关（置于 i 的位置即表示开机），机器进行自检。在此期间，预设宫腔压力显示窗显示"0"和"1"，随后是一声短暂的提示音。此时，预设压力显示窗短暂的显示最近一次的设置值。当泄漏平衡系统启动时，最大预设流速显示窗显示"1"。各窗口数字显示最近一次的设定值，预设压力显示窗，最近一次选定的压力值 mmHg。

最大预设流速显示窗口最近一次选定的流速值 ml/min 消耗液体的容量显示：0.00L。

2. 启动或终止冲水开关，接入冲水管　按压启动或终止冲水开关，绿色指示灯亮起，挤压泵滚轮开始转动。实际压力显示窗显示出实际的压力值。如果未接入冲水管，而按压启动或终止冲水开关，你会听到 3 声短暂的报警声，挤压泵滚轮不会转动。再次按压启动或终止冲水开关，挤压泵滚轮停止转动，实际压力显示窗显示出实际的压力值。

3. 预设压力　通过按压压力调节键"↓""↑"，在 0 ～ 150 mmHg 的范围内改变预设压力值。预设宫腔压力显示窗会显示出用户预设的压力值。

4. 实际压力显示　实际压力显示窗显示出实际的子宫内压力值。

5. 预设最大流速　通过按压流速调节键"↓""↑"，在 30 ～ 450 ml/min 的范围内改变预设流速值。预设最大流速显示窗会显示出用户预设的液体流速值。

（二）维护和保养

1. 膨宫器的清洁　每次使用完后，关闭电源，并且从墙上拔下电源线。用沾湿少许含水消毒液的软布轻轻擦拭机器的外表面。注意一定要防止液体进入膨宫器的内部！然后再用干的软布擦干机器的外表面。警告：不能消毒膨宫器！

2.清洁可反复使用的硅胶管　拆卸管子组件，用冷水和温热水仔细冲洗。用蒸馏水彻底清洗和冲洗以后，让管子充分滴水，再用消毒的软布擦干。注意压力传递盒的薄膜。特别注意的是清洁前要将薄膜从压力传递盒上取下。警告：在用加压空气清洁以前移走薄膜！确认薄膜完好地放回压力传感盒；同时确认薄膜没有弯曲和折痕。警告：如果薄膜出现破损的现象一定要马上更换！

3.消毒可反复使用的硅胶管　只有彻底清洁干净的管子才能拿去消毒。将分拆的管子放入消毒液（如 Cidex，强生医疗部出品），注意管子的开口处不应该堵塞。警告：不要让管子及组件放在消毒液中的时间超过 30min。用带软垫的镊子将管子从消毒液中取出。在消毒的条件下，用消毒的水冲干净管子上的消毒液。所有的部分都用消毒的布擦干，并且用不同的消了毒的布包裹好。为了临时性的保存，将管子放在一个封闭的消毒容器中。警告：如果硅胶管及组件出现破损或裂纹，应及时更换！

4.可反复使用的硅胶管的灭菌——蒸汽高温高压灭菌　只有清洁的、消毒的和干燥的管子才可以拿去进行蒸汽灭菌。应该注意的是硅胶管的使用寿命是有期限的。警告：如果硅胶管及组件出现破损或裂纹，应及时更换！

5.灭菌条件——Autoclaving　蒸汽灭菌必须按照下面的条件执行：分馏真空程序，134℃ /3 bar/5 min（272 ℉ /43.5 PSI/5 min）。警告：如果不按照推荐的程序方法操作，由此产生的危害或伤害，厂方不负任何责任！

二、腹腔镜系统

腹腔镜系统及配件、连接（图 17-14、图 17-15）。

（一）操作流程

1.检查各仪器电源插头与仪器是否插好，将仪器接通电源。

2.将二氧化碳瓶与气腹机相连，打开二氧化碳瓶开关。

3.打开气腹机电源开关，气腹机自检完成后待用。当气腹针穿刺成功确定进腹腔后，打开进气开关。

4.将摄像头的目镜端用镜头纸擦掉灰尘，套以无菌塑料套。接机器端水平插入机器接口中，打开摄像机及监视器开关。

5.将导光纤维插入冷光源机的光纤接口中，打开电源开关。当镜头进入腹腔前，打开光源开关。

6.将单极电刀负极板贴于患者身上肌肉丰厚处，将单极电凝线与单极电刀机器相连，打开电源开关。也可根据手术需要向上或向下调节电切或电凝输出。

7.手术结束后，关闭单极电刀电源，拔掉单极电凝线和负极板线。

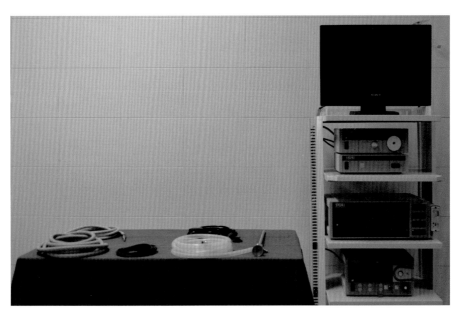

图17-14　腹腔镜系统及配件

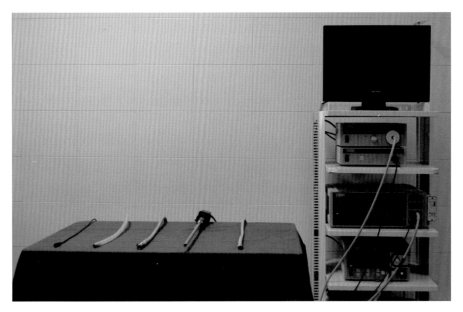

图17-15　腹腔镜系统及配件的连接

8. 关闭冷光源时，先关闭光源开关，再关闭冷光源开关。

9. 关闭气腹机，步骤是关闭进气开关→关闭二氧化碳瓶开关→打开气腹机进气开关→放余气→关闭进气开关→关闭气腹机电源开关→将二氧化碳瓶与气腹机分离。

10. 关闭摄像机、监视器电源开关。切断仪器电源。将电源线盘好系于仪器后，将仪器归位。

（二）维护和保养

1. 设备应采用正确的方式予以清洗、消毒和灭菌。

2. 设备应各自分开放置，不得相互叠压，以防跌落或碰撞从而造成器械的损坏。

3. 设备使用后，如果短时间内没有手术，则应用白色硅油予以擦拭器械各部位。

4. 设备应储存于相对湿度不超过 80%、通风良好、无腐蚀性气体的房间内。

5. 器械宜轻取轻放，不得摩擦、相互碰撞及同时一手拿多样器械。保持轴节灵活，尖端合拢良好，锐利器械刃锋利。

6. 导线清洁后存放时，不可折叠，盘旋弯曲度应＞90°，以防止光纤折损，影响使用效果及缩短使用寿命。

7. 对各类钳子要经常检查。活动关节，注意钳端的闭合情况，关节处涂上专用润滑剂。

8. 鞘卡、转换器、旋切器上的密封圈如有老化、裂口应及时更换，以免造成术中漏气，影响气腹效果。

9. 冲洗器上的阀门应定期拆卸进行清洁、上油，以保持阀门的灵活性。

10. 所有器械在使用、清洗、保养过程中，关节不应强扳，尖端不能碰及硬物，器械小部件不能丢失。

11. 光源和摄像头在分离前应先确定主机电源关闭方可拔出。

12. 关机后的 15min 内不宜重启肠腔镜系统。

腹腔镜系统各仪器配件、连接（图 17-16、图 17-17）。

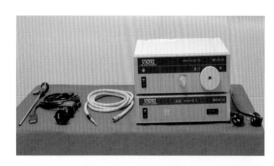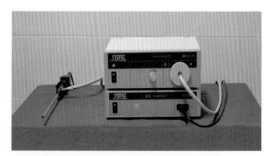

图17-16　腹腔镜光学系统及配件、连接

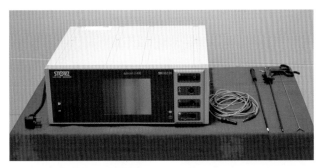

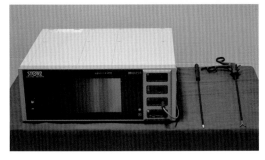
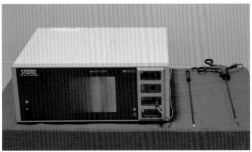

图17-17　腹腔镜电凝系统及配件、连接

第三节　妇产科手术器械包的配置、配图、数量

1. 妇产科肿瘤包　见图 17-18、表 17-1。

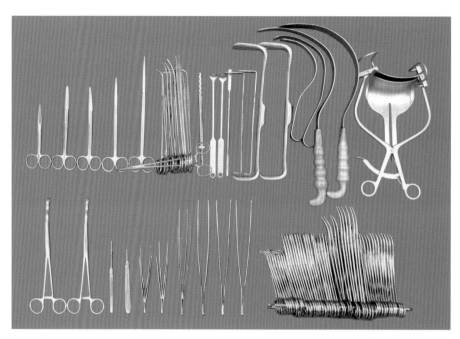

图17-18　妇产科肿瘤包

表17-1　妇产科肿瘤包

中文名称	英文名称	数量	中文名称	英文名称	数量
中弯血管钳	medium curved forceps	12	长弯组织剪	long curved tissue scissors	1
长弯血管钳	long curved forceps	10	直角钳(小)	right angled forceps (small)	2
直有齿血管钳	straight teeth forceps	2	尖长弯血管钳	sharp long curved forceps	2
持针器	needle holder	3	MANTO 钳	MANTO clamp	1
组织钳	tissue forceps	12	长持针器	long needle holder	2
布巾钳	towel clamp	8	大直角钳	big right angled forceps	2
有齿长镊	a length of tooth forceps	1	吸引器头	sucker end	1
无齿长镊	no tooth long forceps	2	长柄睑板拉钩	long meibomian retractor	2
细长无齿镊	slender toothless forceps	2	宽神经剥离子	wide neural stripping ion	1
有齿短镊	tooth short forceps	2	甲状腺拉钩	thyroid retractor	2
无齿短镊	no teeth short forceps	2	方钩	square hook	2
刀柄（4号,7号）	handle (4号,7号)	2	深钩（小）	deep hook (small)	2
线剪	stitch scissors	1	深钩（大，中）	deep hook (large, medium)	2
直组织剪	direct tissue scissors	1	腹部自动拉钩	abdomen automatic retractor	3件
弯组织剪	curved tissue scissors	1	卵圆钳	oval forceps	2
心脏剪	cardiac scissors	1			

2. 全宫包　见图 17-19、表 17-2。

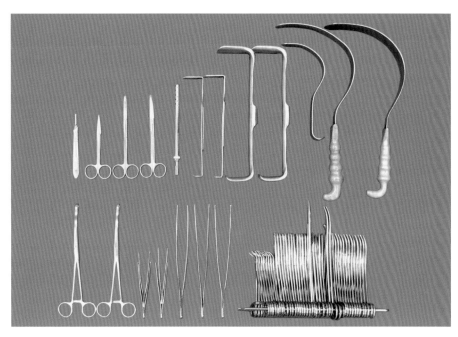

图17-19　全宫包

表17-2　全宫包

中文名称	英文名称	数量	中文名称	英文名称	数量
中弯血管钳	medium curved forceps	12	有齿长镊	a length of tooth forceps	1
长弯血管钳	long curved forceps	4	刀柄（4号）	handle (4号)	1
直有齿血管钳	straight teeth forceps	2	线剪	stitch scissors	1
持针器	needle holder	3	直组织剪	direct tissue scissors	1
长持针器	long needle holder	1	弯组织剪	curved tissue scissors	1
组织钳	tissue forceps	12	吸引器头	sucker end	1
布巾钳	towel clamp	8	甲状腺拉钩	thyroid retractor	2
有齿短镊	teeth short forceps	2	方钩	square hook	2
无齿短镊	no tooth short forceps	2	深钩	deep hook	3
无齿长镊	no tooth long forceps	2	卵圆钳	oval forceps	2

3. 阴式全宫包　见图 17-20、表 17-3。

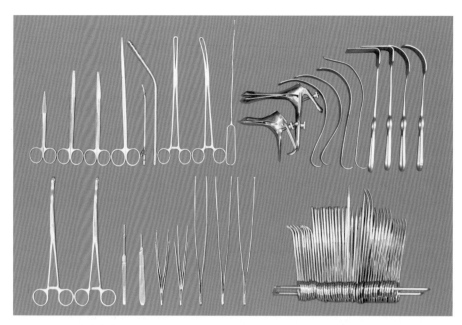

图17-20　阴式全宫包

表17-3　阴式全宫包

中文名称	英文名称	数量	中文名称	英文名称	数量
小弯血管钳	small curved forceps	6	直组织剪	direct tissue scissors	1
中弯血管钳	medium curved forceps	6	弯组织剪	curved tissue scissors	1
长弯血管钳	long curved forceps	2	长弯组织剪	long curved tissue scissors	1
长持针器	long needle holder	1	金属导尿管	metal urethral catheter	1
持针器	needle holder	3	吸引器头	sucker end	1
组织钳	tissue forceps	12	宫颈持夹钳	cervical holding clamp	2
布巾钳	towel clamp	8	宫颈探针	cervical probe	1
无齿长镊	no tooth long forceps	2	双翼阴道镜	duck-billed speculum	2
有齿长镊	a length of teeth forceps	1	小深钩	small deep hook	4
无齿短镊	no tooth short forceps	2	直角形阴道拉钩	rectangular vaginal retractor	2
有齿短镊	teeth short forceps	2	半月形阴道拉钩	semilunar vaginal retractor	2
刀柄（4号，7号）	handle (4号，7号)	2	卵圆钳	oval forceps	2
线剪	stitch scissors	1			

4. 剖宫产包　见图 17-21、表 17-4。

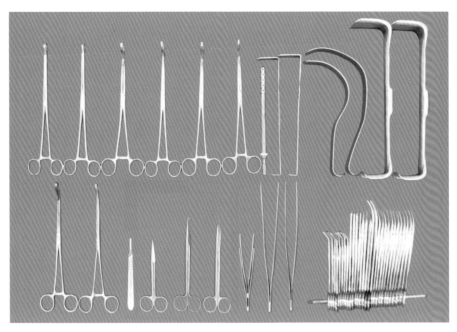

图17-21　剖宫产包

表17-4　剖宫产包

中文名称	英文名称	数量	中文名称	英文名称	数量
中弯血管钳	medium curved forceps	12	线剪	stitch scissors	1
长弯血管钳	long curved forceps	2	刀柄（4号）	handle (4号)	1
持针器	needle holder	3	子宫环夹钳	uterine ring clamp	6
组织钳	tissue forceps	4	吸引器头	sucker end	1
布巾钳	towel clamp	8	甲状腺拉钩	thyroid retractor	2
无齿长镊	no teeth long forceps	2	方钩	square hook	2
有齿短镊	tooth short forceps	2	深钩	deep hook	2
直组织剪	direct tissue scissors	1	卵圆钳	oval forceps	2
弯组织剪	curved tissue scissors	1			

5.宫腹腔镜基础包   见图 17-22、表 17-5。

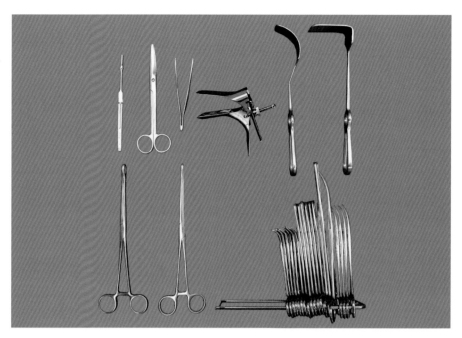

图17-22   宫腹腔镜基础包

表17-5   宫腹腔镜基础包

中文名称	英文名称	数量	中文名称	英文名称	数量
中弯血管钳	medium curved forceps	4	线剪	stitch scissors	1
长弯血管钳	long curved forceps	1	有齿短镊	teeth short forceps	1
宫颈持夹钳	cervical holding clamp	1	双翼阴道镜	duck-billed speculum	1
组织钳	tissue forceps	6	半月形阴道拉钩	semilunar vaginal retractor	1
布巾钳	towel clamp	6	直角形阴道拉钩	rectangular vaginal retractor	1
刀柄（7号）	handle (7号)	1	卵圆钳	oval forceps	2

6. 妇产科腹腔镜包　见图 17-23、表 17-6。

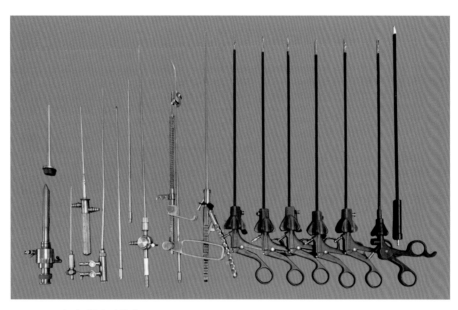

图17-23　妇产科腹腔镜包

表17-6　妇产科腹腔镜包

中文名称	英文名称	数量	中文名称	英文名称	数量
腔镜电凝钩	endoscopic electrocoagulation hook	1	吸引器头	sucker end	1
腔镜无齿抓钳	endoscopic toothless grasping forceps	1	穿刺针	puncture needle	2
腔镜剪刀	laparoscopic scissors	1	冲吸头	suction head	1
腔镜血管钳	endoscopic forceps	3	气腹针	pneumoperitoneum needle	1
腔镜有齿抓钳	endoscopic toothed grasping forceps	1	鞘卡	trock	1
腔镜持针器	endoscopic needle holder	1	转换器	converter	1
举宫器	uterine manipulator	1			

第四节 妇产科手术器械的配套使用、摆放及布局

一、手术名称与器械的配套使用

妇产科手术名称与器械的配套使用（表17-7）。

表17-7 妇产科手术名称与器械的配套使用

手术名称	基础器械包	特殊器械包	其他
剖宫产术	剖宫产包		
宫腹腔镜手术（妇计）	宫腹腔镜包	各种型号（10）探条	
		探针	
		中等刮匙	
输卵管吻合术	全宫包	显微器械	
全子宫切除术	全宫包		
妇产科肿瘤（开腹）手术	妇产科肿瘤根治包		
妇产科肿瘤（腹腔镜）手术	宫腹腔镜包		
乙状结肠代阴道术	阴式全宫包	胃肠包	

二、手术器械的摆放及布局

1. 妇产科开腹手术器械的摆放及布局　患者在仰卧位硬膜外麻醉下行剖宫产手术。器械护士位于患者右侧，器械台位于器械护士右侧，如图17-24所示。此图示摆位同时适用于所有妇产科平卧位开腹手术。此手术器械配套使用见表17-7。术后器械由消毒供应中心统一处理。仪器设备使用、维护及保养见本章第二节。

2. 妇产科阴道手术器械的摆放及布局　患者在截石位全麻下宫颈锥切手术。器械台位于患者臀侧，如图17-25所示。此图示摆位同时适用于所有妇产科截石位阴道手术。此手术器械配套使用见表17-7。术后器械由消毒供应中心统一处理。仪器设备使用、维护及保养见本章第二节。

3. 妇产科腹腔镜手术器械的摆放及布局　患者在截石位全麻下行腹腔镜全宫手术。器械护士位于患者左侧，器械台位于器械护士左侧，腔镜系统位于患者足端，面向手术组成员，如图17-26所示。此图示摆位同时适用于所有妇产科腹腔镜手术。此手术器械配套使用见表17-7。术后器械由消毒供应中心统一处理。仪器设备使用、维护及保养见本章第二节。

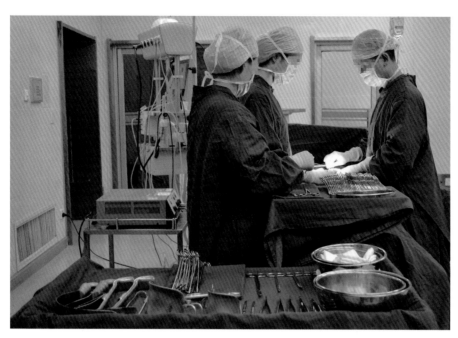

图17-24 妇产科开腹手术器械的摆放及布局

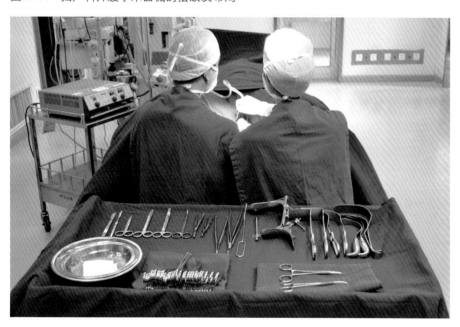

图17-25 妇产科阴道手术器械的摆放及布局

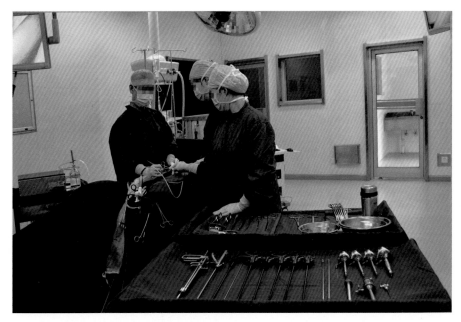

图17-26　妇产科腹腔镜手术器械的摆放及布局

（吴波）

第 18 章

骨科手术器械的管理与应用

第一节　骨科特殊手术器械的名称、用途、配图

1. 双关节咬骨钳（biarticular bone cutting forceps）　用于咬除死骨或修整骨残端（图18-1）。

2. 椎板咬骨钳（laminectomy rongeur）　用于咬除椎板（图 18-2）。

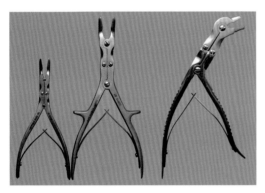

图18-1　双关节咬骨钳

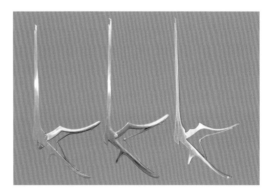

图18-2　椎板咬骨钳

3. 髓核钳（rongeur for intervertebral discs）　用于钳取椎间盘（图 18-3）。

4. 骨刀（bone knife）　用于钳取骨组织（图 18-4）。

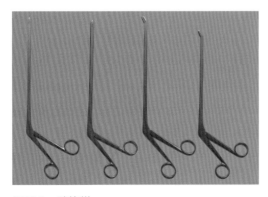

图18-3　髓核钳

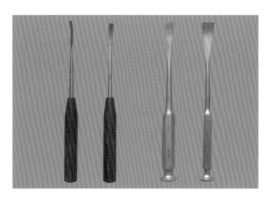

图18-4　骨刀

5. 骨凿（bone chisel） 用于修正骨骼组织，钳取骨组织（图 18-5）。

6. 持骨钳（bone holding forceps） 用于夹持骨组织，对合骨折部位（图 18-6）。

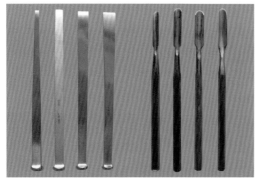

图18-5 骨凿

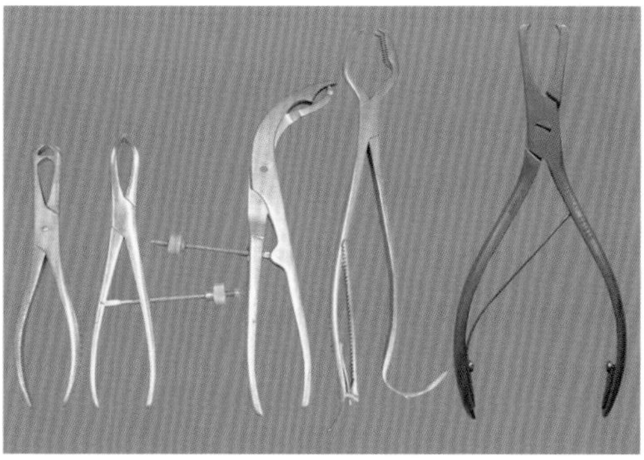

图18-6 持骨钳

7. 骨锤（bone mallet） 用于敲击骨凿、骨刀（图 18-7）。

8. 骨剪（bone shears） 用于剪断或修剪骨组织（图 18-8）。

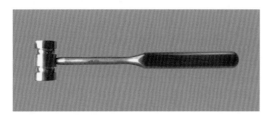
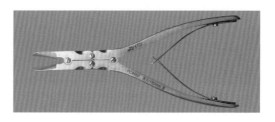

图18-7 骨锤

图18-8 骨剪

9. 骨刮匙（bone curette） 用于刮除病骨组织或肉芽组织（图 18-9）。

10. 骨锉（raspatory） 用于锉磨、修正骨残端（图 18-10）。

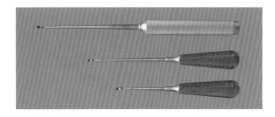

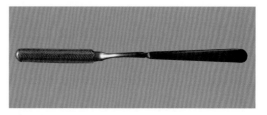

图18-9 骨刮匙

图18-10 骨锉

11. 骨固定器（bone holding clamp） 用于固定复位骨组织（图 18-11）。

12. 骨膜剥离器（periosteal elevator）　用于分离骨膜（图 18-12）。

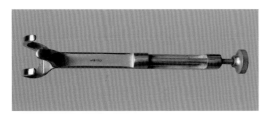

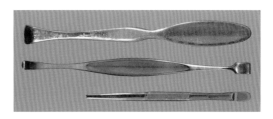

图18-11　骨固定器

图18-12　骨膜剥离器

13. 钢丝剪（wire cutting forceps）　用于剪断钢针、钢丝或接骨螺钉（图 18-13）。

14. 截肢挡板（amputation baffle）、线锯（fret saw）及线锯手柄（wire saw handle）用线锯手柄牵拉线锯两端，截锯骨骼，截肢挡板保护肌肉组织，显露截骨部位（图 18-14）。

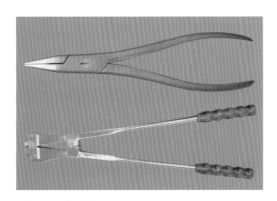

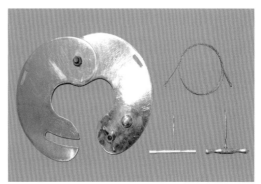

图18-13　钢丝剪

图18-14　截肢挡板、线锯及线锯手柄

15. 复位钳（reposition forceps）　用于骨折复位和固定钢板（图 18-15）。

16. 颈椎刮匙（cervical vertebra scoop）　用于刮除椎骨组织（图 18-16）。

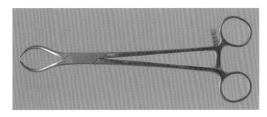

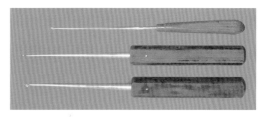

图18-15　复位钳

图18-16　颈椎刮匙

17. 颈椎撑开器（cervical retractor） 用于暴露颈部手术野（图 18-17）。

18. 颈椎椎体撑开器（cervical vertebra retractor） 用于撑开颈椎椎体（图 18-18）。

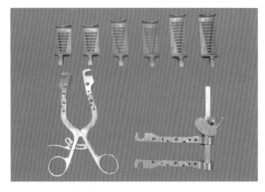

图18-17 颈椎撑开器

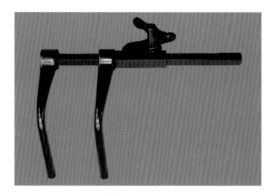

图18-18 颈椎椎体撑开器

19. 内六角起子（hexagon socket opener）、内六角圆柱头螺钉（hexagon socket head cap screws） 用于旋转内六角螺钉进入骨组织（图 18-19）。

20. 挨打器（beating device） 用于通过骨锤打击螺钉或钉板（图 18-20）。

21. 六角起子（screw driver for hexagon socket）、十字起子（screw driver for cross-slot socket） 用于旋转六角形、十字形金属接骨螺钉（图 18-21）。

22. 铰刀（reamer） 用于剿除椎间盘或髓核（图 18-22）。

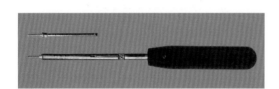

图18-19 内六角起子、内六角圆柱头螺钉

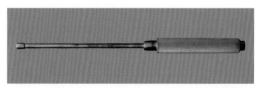

图18-20 挨打器

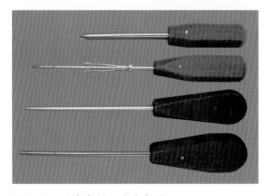

图18-21 六角起子、十字起子

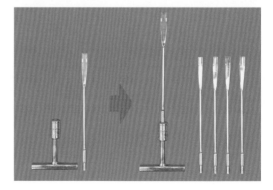

图18-22 铰刀

23. 精细直血管钳（fine straight vascular clamp）、精细弯血管钳（fine curved vascular clamp）、精细尖镊（fine pointed tweezers）　用于分离精细组织或血管（图18-23）。

24. 显微持针器（micro needle holder）　用于夹持缝针缝合组织（图18-24）。

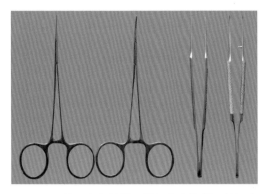

图18-23　精细直血管钳、精细弯血管钳、精细尖镊

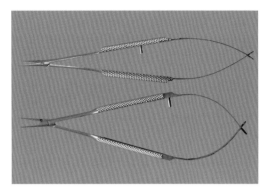

图18-24　显微持针器

25. 显微剪（microscopic scissors）　用于分离精细血管组织（图18-25）。

26. 哈巴狗夹（bulldog clamp）　用于钳夹血管（图18-26）。

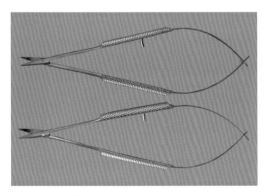

图18-25　显微剪

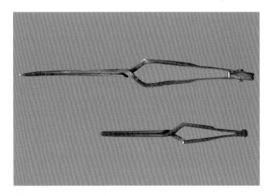

图18-26　哈巴狗夹

27. 半月板刀（meniscus knife）　用于切取半月板（图18-27）。

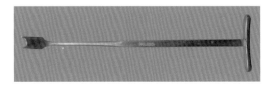

图18-27　半月板刀

28. 半月板钳（meniscus forceps ） 用于钳取半月板（图 18-28）。

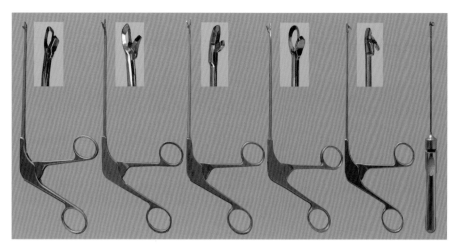

图18-28 半月板钳

29. 半月板剪（meniscus scissors） 用于修剪半月板（图 18-29）。

30. 半月板探钩（meniscus agent hook ） 用于探查半月板（图 18-30）。

31. 穿刺器（trocar） 用于建立膝关节腔与外界通道（图 18-31）。

32. 组织抓钳（tissue grasping forceps） 用于抓关节腔组织（图 18-32）。

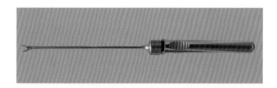

图18-29 半月板剪

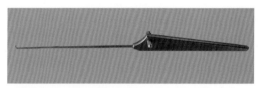

图18-30 半月板探钩

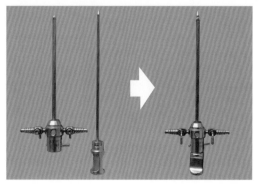

图18-31 穿刺器

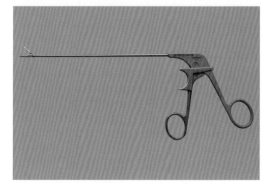

图18-32 组织抓钳

33. 镜下钻头（microscopic bits）　用于骨组织开孔（图 18-33）。

34. 过线器（line device）　用于带缝线过线（图 18-34）。

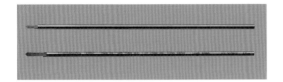

图18-33　镜下钻头　　　　　　　　图18-34　过线器

35. 缝线拉钩（suture hook）　用于牵引缝线（图 18-35）。

36. 植皮刀（manual dermatome）　用于取正常的皮瓣植皮（图 18-36）。

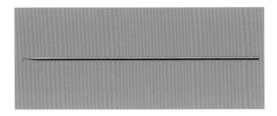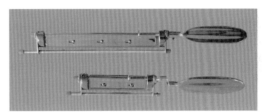

图18-35　缝线拉钩　　　　　　　　图18-36　植皮刀

37. 植皮板（skin-grafting plank）　用于为植皮手术处理皮瓣（图 18-37）。

38. 碾皮机（bark mill）、碾皮板（grind skin plate）　取正常的皮瓣放在碾皮机及碾皮板上碾成需要的网状皮瓣，可间接增加植皮面积（图 18-38）。

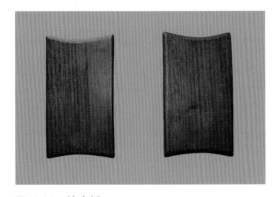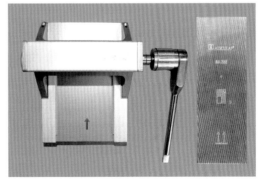

图18-37　植皮板　　　　　　　　　图18-38　碾皮机、碾皮板

39. 电动骨钻（electric bone drill）及钻头（drill tip）　用于骨组织钻孔（图 18-39）。

40. 电动摆锯（electric oscillating saw）及锯片（saw blade）　用于锯骨组织（图 18-40）。

41. 电动磨钻（electric drill）　用于术中磨骨头（图 18-41）。

42. 手摇钻（hand drill）及钻头（drill）　用于术中钻孔（图 18-42）。

43. 颅骨牵引弓（skull traction bow）　用于牵引颅骨（图 18-43）。

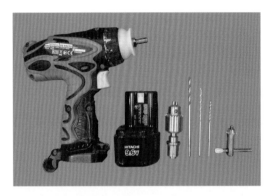

图18-39　电动骨钻、钻头

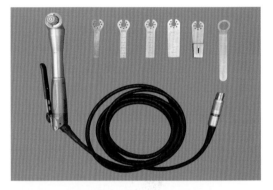

图18-40　电动摆锯、锯片

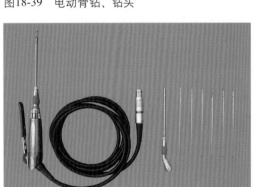

图18-41　电动磨钻

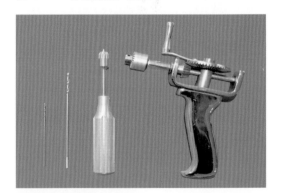

图18-42　手摇钻、钻头

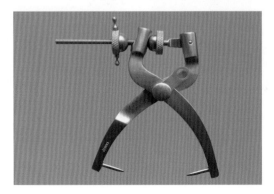

图18-43　颅骨牵引弓

第二节 骨科常用仪器的使用与保养

一、C-臂机

（一）C-臂机操作流程

1. 在拍摄手术区做好无菌隔离，松开C-臂机（图18-44）脚刹，将主机推至手术床边，显示器放在易于观察的位置。

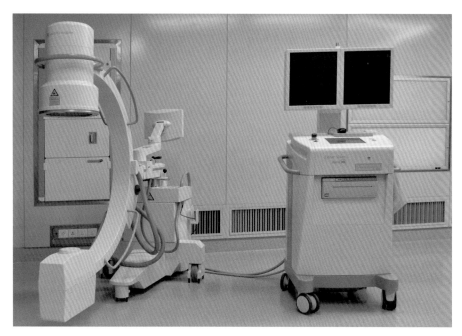

图18-44 C-臂机

2. 连接显示器与主机之间的高压电缆。

3. 插上电源，在确保电源接触良好的情况下，按下操作盘上的电源开关。

4. 松开C-臂机上的制动开关，将球管、接收器调至需要拍摄的位置，然后锁紧各个制动开关。

5. 在操作盘上按下需要的功能按钮，即透视或拍片功能，能量大小的调节可选择手动或者自动程序调节。

6. 待全部工作人员做好防护措施后，选择手控或脚控开关进行放电拍摄。

7. 显示器上的图片可根据需要调节清晰度及方位。

8. 拍摄完毕，按下操作盘上的电源开关按钮，将电源插头拔下，并收好电源线。

9. 把 C- 臂机推出手术视野，分离主机和显示器之间的高压电缆，然后将主机和显示器推回原处放置，锁紧所有制动开关。

(二)C-臂机使用注意事项及保养

1.C- 臂机应购买防护条件较好，操作时间较短，安全性较高，分辨率较强，主要技术指标超前，年代比较近的机器。由专人负责管理，定期检查 C- 臂机的性能、运行状态，每日常规擦拭。操作者必须熟练掌握 C- 臂机的操作方法及注意事项，移动过程中避免对无影灯、手术床及其他设备的碰撞，提前做好 C- 臂机应用准备。熟悉各种体位的投照方法，有利于 C- 臂机集成线路和其他部件的完好。延长机器的使用寿命。每年要请技术监督局来检测，主要测量 X 线照射区域以外的散乱射线是否超标，以便采取相应措施。

2. 建造合格的专用手术间，保证环境安全。C- 臂机工作的手术室应是设有防 X 线的专用手术间，墙壁厚度、天花板、门窗设施、室内面积等均要符合国家医用 X 线机防护设施要求。房间的使用面积应不少于 $24m^2$，使 C- 臂机有足够空间运动和停放。房间墙壁应为不低于 24cm 厚的实心砖墙。如厚度不够，可加抹 1 层 5 ~ 10cm 厚的含钡、铅、铁等金属元素的混凝土防护涂料或在墙壁上加贴铅皮。手术间门窗厚度应有 0.3mm 铅当量，即不低于 4cm。同时，墙上要设置带保护接地的 220V 专用电源插座以及电源紧急切断开关。室内要有有效的通风设备，减少有害气体对人体的损害。手术间入口处应设有红色警示灯，使非手术人员避免不必要的照射。

3.C- 臂机操作者应该对骨性结构影像了如指掌，操作中尽量减少照射次数。术中使用 C- 臂机前，洗手护士整理好手术野，移去术中金属器械和显影纱布，另加盖无菌敷料，防止污染手术野，拍摄完毕后揭去，或者运用时 C- 臂机两端均用一次性 C- 臂机无菌保护套。拍摄时，患者与 X 线管保持 35cm 以上的距离。在保证无菌和充分暴露手术野的情况下，用防护用品遮挡患者和拍摄无关的部位，特别注意保护甲状腺、胸腺及性腺。少年儿童对 X 线照射具有很高的敏感性，具有更大的潜在危险，手术室护士长应当监督护士做好患儿的防护工作。

4. 合理安排护理人员，手术室接触射线的护理人员应合理排班，尽量减少每位人员的照射剂量。对射线敏感的不适合从事接触射线工作的护理人员，应避免接触射线或给予调换工作岗位，否则，有可能造成放射性损伤。

5. 加强领导的重视程度，C- 臂机术中应用属于辐射防护的薄弱部门，相关放射知识与法规的培训要普及领导干部，才能保证防护措施及时落实到行动中去。医院管理层要重视医护人员职业损伤防护的培训，将职业损伤防护列入医护人员上岗前教育内容并进行考试，以强化记忆，同时更新防护设备，完善有关制度的管理，建立合理的操作流程，及时发现防护操作中的问题，加强改进完善；定期开设相关职业损伤防护知识培训的学习班，并设定一定的学分，与医疗质量考核挂钩，最好安排专职人员带证上岗。

6. 提高手术室员工防辐射意识。手术室员工应积极参加相关知识的培训，重视辐射伤害的严重性，提高防辐射意识，掌握正确的防护方法，在实际工作中将放射防护落到实处。

7. 术中使用时，可预先在 C- 臂机的两头套上灭菌布套或保护膜或者在手术拍摄部位加铺无菌单，照射完毕撤除，避免污染手术无菌区域。

二、电动气压止血带

电动气压止血带仪器及配件、连接（图 18-45）。

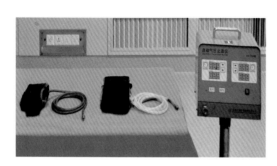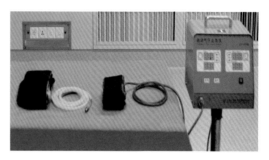

图18-45　电动气压止血带仪器及配件、连接

（一）电动气压止血带的操作流程

1. 选择、安放止血带　止血带分成年人、儿童两种规格。根据患者的情况选择合适的止血带，松紧适度，缚于患者手术肢体的适当部位，一般距手术部位 10 ～ 15cm。止血带的连接口向上，以免接触无菌区。将止血带上的连接口与止血主机上的螺旋管的接口拧紧。

2. 开机接通电源　红灯亮自动程序启动，经 5s 的自检后红灯熄灭，自检正常，电源指示灯显示绿色。

3. 工作压力的选择　压力止血的最低期望值，即一般体型患者超过其收缩压 100 ～ 150mmHg（1mmHg=133.322Pa）即可达到止血效果，通常下肢压力不超过 500mmHg（70kPa 左右），上肢不超过 350mmHg（40kPa 左右），止血时间上肢不超过 60min，下肢不超过 90min。

4. 设定工作时间　设置正计时或倒计时。电动气囊止血带机在工作中到达设定时间剩余的 10min、5min、1min 时，仪器自动报警，有蜂鸣声提示。

5. 手术开始　用驱血带驱血或抬高患肢驱血后，按开始 star 键泵气。

6. 调整止血压力　手术中可在任何时候调整止血压力。

7. 术中如需要可做瞬时放气　按下瞬时放气按钮，止血带压力回到"0"，手指抬起，驱血带马上恢复到原设定的压力。

8.手术结束　缓慢放气，关闭主机开关，拔下气囊止血带插头。

（二）电动气压止血带使用注意事项及保养

1.使用前要注意检查气囊止血带是否漏气，否则导致充气泵持续工作，影响使用寿命。

2.严格掌握禁忌证及使用压力和时间，严防止血带并发症。

3.需要在工作中提前停机排气的，不能直接拔除电源线，应先按放气开关，待排完气才能关闭主机电源，以免充气泵的损坏。

4.需要用无菌止血带时应注意消毒范围，避免污染。

5.预防并发症的措施有以下几点。

（1）充分把握好上止血带的部位及松紧度，并加以内衬保护皮肤。

（2）严格限制止血带充气压力及时间。

（3）补充血容量，在松解止血带时加速输液速度。

（4）双下肢手术时，分别松解，错开数分钟，不能同时放松。

（5）及时观察患者的生命体征变化，并做好心理护理。

6.消毒皮肤时应做好止血带部位皮肤的保护，防止消毒液渗透。

7.注意调节好室温，室温高时要相应地缩短上止血带的时间。

8.气囊外套定期清洁。

三、膝关节镜

膝关节镜仪器及配件、连接（图18-46、图18-47）。

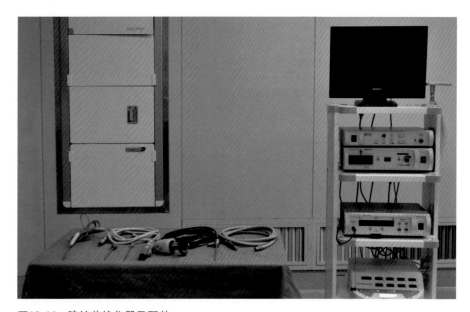

图18-46　膝关节镜仪器及配件

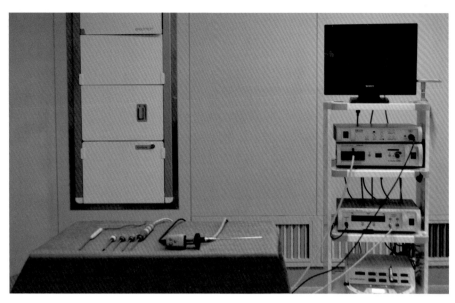

图18-47　膝关节镜仪器及配件的连接

（一）膝关节镜使用的操作流程

膝关节镜系统由显示器、成像系统、摄像镜头、冷光源、光束、电凝系统及刨削系统组成。

具体操作流程有以下几点。

1. 连接显示器、摄像镜头、冷光源、刨削器、气化仪、加压注入泵电源线。连接刨削器和气化仪的脚踏开关。

2. 对加压注入泵设定压力，将无菌袋装生理盐水放入泵内，按开始键加压，将进水管插入无菌袋装生理盐水中，出水管连接到吸引器，手术完毕后按结束键减压，最后关闭电源。

3. 在设定压力时，由洗手护士将各仪器导线一次给巡回护士，连接于相应位置，调节屏幕对比色，踩下脚踏，调试刨削器和气化仪后进行手术。

4. 需要录像时按录像机的"REC"键，手术完毕，关闭电源，取下摄像头等清洁，沿弧形绕好保存。整理用物，使用者登记签名。

（二）膝关节镜的维护和保养

1. 正确连接各系统导线、导管，切勿将冲水管及吸引管接反。连接各导线、导管及光缆导光束系统要点对点连接，动作要轻柔。

2. 术毕彻底清洗器械，管腔及关节处应刷洗，最好使用高压喷枪清洗，并用高压气枪吹干上油。

3. 清洁摄像镜头时，勿硬物刷洗，最好使用试镜纸擦拭镜面，镜体用软布擦净。术毕要将摄像系统放好，小心轻放，勿碰撞。

4. 术毕，各种导线应盘绕保存，盘绕直径≥15cm，防止打折损坏。仪器尽可能专人配合手术，专人操作保养。

四、骨科磨钻的安全使用与保养

骨科磨钻仪器及配件、连接（图 18-48）。

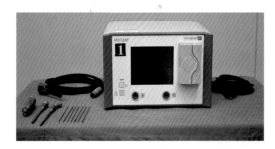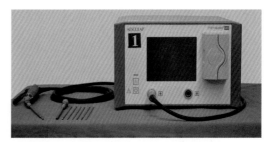

图18-48　骨科磨钻仪器及配件、连接

（一）骨科磨钻的操作流程

1. 电缆线尾端与主机连接，各部件连接好后，打开电源开关即可正常使用。

2. 根据手术需要调节转速，用脚踏可控制转速，也可手动控制转速。

3. 根据手术需要连接各个部件，骨科磨钻的连接：脚踏＋主机＋电缆＋马达＋手柄＋磨头。

4. 熟悉仪器的性能、原理，掌握使用方法，使用前应将各部件连接紧密，防止各部件碰撞变形，马达应点对点接于电缆线上，按压取出，轻拿轻放。

5. 使用后及时收回，勿碰撞。

（二）骨科磨钻的维护和保养

1. 用完后立即保养，马达、手柄禁止任何液体进入，血液进入手柄内会损坏手柄。

2. 清洗前拔掉主机电源，清洗消毒中必须防止各部件的碰撞变形，动作要轻柔。

3. 电缆线、马达、手柄等均应高温高压消毒，并进行干燥处理。

4. 将磨钻头用清洗液仔细清洗、注意腔隙，清洗后擦干，轴节处涂保护油防锈。

5. 电缆线呈圆形盘曲，直径≥15cm 盘绕，避免折叠成角。

6. 每次使用后用专用油喷入马达和手柄。

7. 手术使用结束后立即保养上油，既润滑，又可冲出污物，千万不能等到手术完才保养。

8. 如果较长时间不使用，应再次上油保养。

9. 磨钻头使用变钝后，一定要及时更换，继续使用会损坏手柄。

五、骨科摆锯

骨科摆锯仪器及配件、连接（图 18-49）。

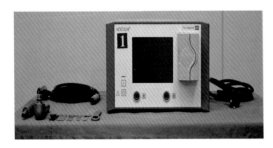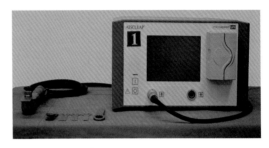

图18-49　骨科摆锯仪器及配件、连接

（一）骨科摆锯的操作流程

1. 电缆线尾端与主机连接，各部件连接好后，打开电源开关即可正常使用。

2. 根据手术需要调节转速，用脚踏可控制转速，也可手动控制转速。

3. 根据手术需要连接各个部件。摆锯的连接：脚踏 + 主机 + 电缆 + 马达 + 手柄 + 摆锯锯片。

4. 熟悉仪器的性能、原理，掌握使用方法，使用前应将各部件连接紧密，防止各部件碰撞变形，马达应点对点接于电缆线上，按压取出，轻拿轻放。

5. 使用后及时收回，防碰撞。

（二）骨科动力系统的维护和保养

1. 用完后立即保养，马达、手柄禁止任何液体进入，血液进入手柄内会损坏手柄。

2. 清洗前拔掉主机电源，清洗消毒中必须防止各部件的碰撞变形，动作要轻柔。

3. 电缆线、马达、手柄等均应高温高压消毒，并进行干燥处理。

4. 将磨钻头、摆锯锯片用清洗液仔细清洗、注意腔隙，清洗后擦干，轴节处涂保护油防锈。

5. 电缆线呈圆形盘曲，直径≥15cm 盘绕，避免折叠成角。取下电缆线禁止暴力拉扯。

6. 每次使用后用专用油喷入马达和手柄。

7. 手术使用结束后就保养上油，既润滑，又可冲出污物，千万不能等到手术完才保养。

8. 如果较长时间不使用，应再次上油保养。

9. 摆锯片使用变钝后，一定要及时更换，继续使用会损坏手柄。

六、电动取皮机

电动取皮机仪器及配件、连接（图 18-50）。

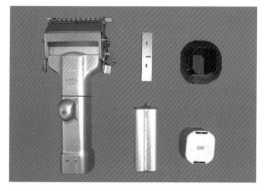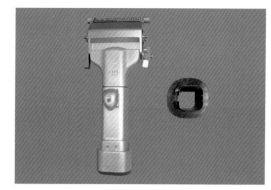

图18-50　电动取皮机仪器及配件、连接

（一）电动取皮机的操作流程

1.受皮区手术即将结束时，打开电动取皮机消毒包，根据受皮区范围选择合适宽度刀架后，将取皮刀片固定在机架上。

2.根据取皮厚度，调节侧方刻度旋钮。

3.皮肤表面和刀片处涂上少许消毒凡士林，起润滑作用。

4.连接电源，打开取皮机主机的保险开关至"ON"位置，将它放置于皮肤上，按下取皮机开关，下压主机，与皮肤成35°角匀速向前推进，使皮片掀起。

5.取足皮片后，用蚊式钳将皮肤两侧提起。将刀片与皮肤角度垂直，放松压力，皮片即离断。

6.关掉主机开关，调节刻度旋钮，主机稍提起，牵起皮片，用消毒剪刀从根部离断。

7.取皮术毕，关闭取皮机总开关，取下电源，拆开刀架及刀片，用清洗液仔细清洗、注意刀架缝隙，清洗后擦干，轴节处涂保护油防锈。

（二）电动取皮机的维护和保养

1.用完后立即保养，马达禁止任何液体进入。

2.清洗前拔掉主机电源，要用专用的清洗液彻底清洗，以免清洗不彻底，高温消毒产生结痂，损坏机器。

3.每次用后取下主机电源，避免主机电源进行高温消毒。

4.每次使用后用专用油喷入马达。如果较长时间不使用，应再次上油保养。

5.刀片使用变钝后，一定要及时更换，继续使用会损坏主机。

第三节 骨科手术器械包的配置、配图、数量

1. 颈椎包 见图 18-51、表 18-1。

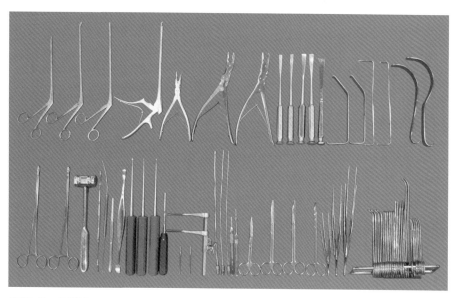

图18-51 颈椎包

表18-1 颈椎包

中文名称	英文名称	数量	中文名称	英文名称	数量
弯血管钳	curved clamp	6	颈椎椎体撑开器	cervical vertebra retractor	1
长弯血管钳	long curved vascular clamp	2	内六角圆柱头螺钉	hexagon socket head cap screws	2
持针器	needle holder	2	内六角起子	hexagon socket opener	1
直有齿血管钳	straight teeth clamp	2	颈椎刮匙	cervical vertebra scoop	3
组织钳	tissue forceps	6	骨膜剥离器	periosteal elevator	2
布巾钳	towel clamp	4	神经剥离子	nerve dissectors	2
胸科镊	thoracic cavity forceps	2	骨锤	bone mallet	1
精细无损伤镊	delicate atraumatic forceps	2	髓核钳	rongeur for intervertebral discs	3
有齿镊	toothed forceps	2	显微椎板咬骨钳	micro-laminectomy rongeur	1
扁桃体剪	almond shear	1	双关节咬骨钳	biarticular bone cutting forceps	3
弯组织剪	curved tissue scissors	1	骨刀	bone knivves	5
直组织剪	straight tissue scissors	1	颈椎拉钩	cervical vertebra retractor	2
线剪	stitch scissors	1	甲状腺拉钩	thyroid retractor	2
刀柄（7号）	handle(7号)	1	小深钩	small deep hook	2
刀柄（4号）	handle(4号)	1	卵圆钳	sponge clamp	2
吸引头	suction tip	3			

2. 椎板包 见图 18-52、表 18-2。

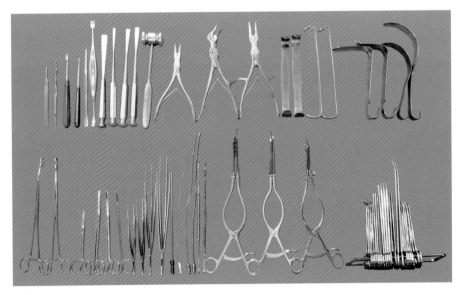

图18-52 椎板包

表18-2 椎板包

中文名称	英文名称	数量	中文名称	英文名称	数量
弯血管钳	curved clamp	6	直组织剪	straight tissue scissors	1
长弯血管钳	long curved vascular clamp	2	线剪	stitch scissors	1
直有齿血管钳	straight teethed clamp	2	刀柄（4号）	handle（4号）	1
持针器	needle holder	3	刀柄（7号）	handle（7号）	1
组织钳	tissue forceps	4	骨刮匙	bone curette	2
布巾钳	towel clamp	4	骨膜剥离器	periosteal elevator	2
椎板牵开器	lumbar lamina spreader	3	骨刀	bone knife	4
神经剥离子	nerve dissector	2	骨锤	bone mallet	1
吸引头	suction tip	4	双关节咬骨钳	biarticular bone cutting forceps	3
无齿长镊	no tooth long tweezers	2	圆头拉钩	ball-peen retractor	2
精细无损伤镊	delicate atraumatic forceps	2	甲状腺拉钩	thyroid retractor	2
无齿镊	smooth forceps	2	半椎板拉钩	semi laminectomy retractor	2
有齿镊	toothed forceps	2	小深钩	small deep hook	2
扁桃体剪	almond shear	1	卵圆钳	sponge clamp	2
弯组织剪	curved tissue scissors	1			

3. 成年人长骨包　见图 18-53、表 18-3。

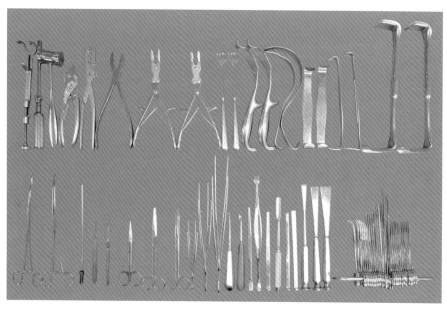

图18-53　成年人长骨包

表18-3　成年人长骨包

中文名称	英文名称	数量	中文名称	英文名称	数量
直血管钳	straight clamp	6	刀柄（7号）	handle（7号）	1
弯血管钳	curved clamp	6	刀柄（4号）	handle（4号）	1
长弯血管钳	long curved vascular clamp	2	吸引头	suction tip	1
直有齿血管钳	straight toothed clamp	2	骨固定器	bone holding clamp	1
持针器	needle holder	2	一字起子	screw driver	1
组织钳	tissue forceps	4	骨锤	bone mallet	1
布巾钳	towel clamp	6	钢丝剪	wire cutting forceps	1
骨刀	bone knife	3	持骨钳	bone holding forceps	1
骨凿	bone chisel	4	骨剪	bone shears	1
骨膜剥离器	periosteal elevator	2	双关节咬骨钳	biarticular bone cutting forceps	2
骨刮匙	bone curette	2	皮肤拉钩	skin retractor	2
无齿长镊	no teeth long tweezers	2	胫腓骨拉钩	tibiofibula retractor	2
精细无损伤镊	delicate atraumatic forceps	2	小深钩	small deep hook	2
有齿镊	toothed forceps	2	圆头拉钩	ball-peen retractor	2
弯组织剪	curved tissue scissors	1	甲状腺拉钩	goitre retractor	2
直组织剪	straight tissue scissors	1	方钩	square hook	2
线剪	stitch scissors	1	卵圆钳	sponge forceps	2

4. 神经探查包　见图 18-54、表 18-4。

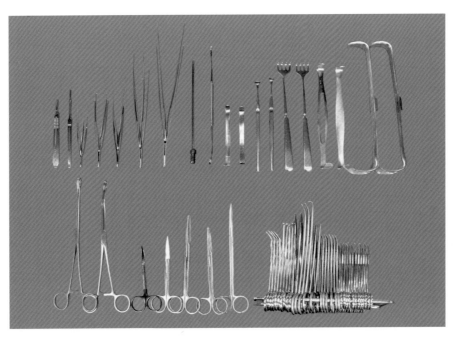

图18-54　神经探查包

表18-4　神经探查包

中文名称	英文名称	数量	中文名称	英文名称	数量
弯蚊式血管钳	curved mosquito clamp	12	眼科镊	ophthalmic forceps	2
弯血管钳	curved clamp	6	有齿镊	toothed forceps	2
直有齿血管钳	toothed clamp	2	无齿镊	smooth forceps	2
直角钳	angled clamp	1	精细无损伤镊	delicate atraumatic forceps	2
长弯血管钳	long curved vascular clamp	2	无齿长镊	no teeth long tweezers	2
持针器	needle holder	2	吸引头	suction tip	1
组织钳	tissue forceps	4	神经剥离子	nerve dissector	1
布巾钳	towel clips	4	小甲状腺拉钩	small thyroid retractor	2
解剖剪	dissecting scissors	1	静脉拉钩	vein retractor	2
弯组织剪	curved tissue scissors	2	皮肤拉钩	skin retractor	2
线剪	stitch scissors	1	甲状腺拉钩	goitre retractor	2
眼科剪	eye scissors	1	腹部拉钩	abdominal retractor	2
刀柄（4号）	4 scalpel handle	1	卵圆钳	sponge forceps	2
刀柄（7号）	7 scalpel handle	1			

5. 全髋包　见图 18-55、表 18-5。

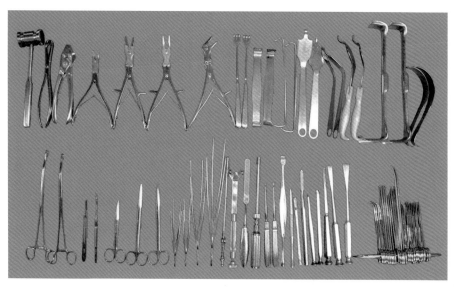

图18-55　全髋包

表18-5　全髋包

中文名称	英文名称	数量	中文名称	英文名称	数量
直血管钳	straight clamp	6	弯组织剪	curved tissue scissors	1
弯血管钳	curved clamp	6	直组织剪	straight tissue scissors	1
长弯血管钳	long curved vascular clamp	2	线剪	stitch scissors	1
持针器	needle holder	2	刀柄（7号）	handle（7号）	1
直有齿血管钳	toothed clamp	2	刀柄	handle（4号）	1
组织钳	tissue forceps	4	骨锤	bone mallet	1
布巾钳	towel clamp	4	持骨钳	bone holding forceps	1
骨刀	bone knife	3	钢丝剪	wire cutting forceps	1
骨凿	bone chisel	4	骨剪	bone shears	1
骨膜剥离器	periosteal elevator	2	双关节咬骨钳	biarticular bone cutting forceps	3
骨刮匙	bone curette	2	皮肤拉钩	skin retractor	2
一字起子	a word screw driver	1	圆头拉钩	ball-peen retractor	2
骨锉	raspatory	1	甲状腺拉钩	goitre retractor	2
骨固定器	bone holding clamp	1	髋白拉钩	acetabulum retractor	4
吸引头	suction tip	1	胫腓骨拉钩	tibiofibula retractor	2
无齿长镊	no tooth long tweezers	2	方钩	square hook	2
精细无损伤镊	delicate atraumatic forceps	2	小深钩	small deep hook	2
无齿镊	no tooth tweezers	2	卵圆钳	sponge forceps	2
有齿镊	toothed tweezers	2			

6. 手外伤包 见图 18-56、表 18-6。

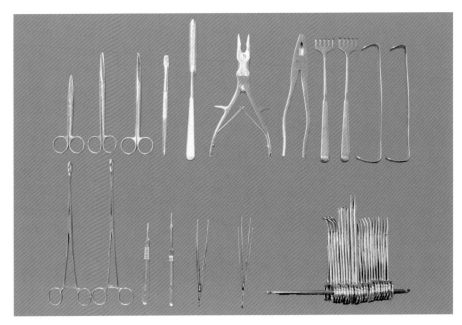

图18-56 手外伤包

表18-6 手外伤包

中文名称	英文名称	数量	中文名称	英文名称	数量
直血管钳	straight clamp	6	直组织剪	straight tissue scissors	1
弯血管钳	curved clamp	6	弯组织剪	curved tissue scissors	1
持针器	needle holder	2	骨膜剥离器	periosteal elevator	1
组织钳	tissue forceps	4	骨锉	raspatory	1
布巾钳	towel clamp	4	双关节咬骨钳	biarticular bone cutting forceps	1
无齿镊	smooth forceps	2	钢丝剪	wire cutting forceps	1
有齿镊	toothed forceps	2	皮肤拉钩	skin retractor	2
刀柄（7号）	handle（7号）	1	甲状腺拉钩	goitre retractor	2
刀柄（4号）	handle（4号）	1	卵圆钳	sponge forceps	2
线剪	stitch scissors	1			

7. 骨科显微器械（1）　　见图 18-57、表 18-7。

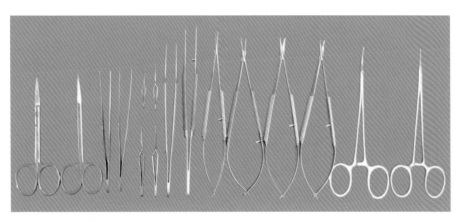

图18-57　骨科显微器械（1）

表18-7　骨科显微器械（1）

中文名称	英文名称	数量	中文名称	英文名称	数量
精细直血管钳	fine straight vascular clamp	1	哈巴狗夹	bulldog clamp	4
精细弯血管钳	fine curved vascular clamp	1	无齿镊	smooth forceps	1
显微剪	microscopic scissors	2	有齿镊	toothed forceps	1
显微持针器	micro needle holder	2	直眼科剪	straight eye scissors	1
精细尖镊	fine pointed tweezers	2	弯眼科剪	curved eye scissors	1

8.骨科显微器械（2）　见图18-58、表18-8。

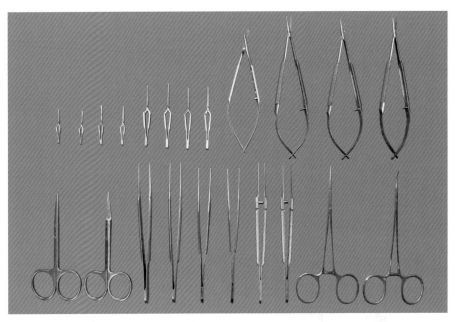

图18-58　骨科显微器械（2）

表18-8　骨科显微器械（2）

中文名称	英文名称	数量	中文名称	英文名称	数量
精细弯血管钳	fine curved vascular clamp	1	直眼科剪	straight eye scissors	1
精细直血管钳	fine straight vascular clamp	1	弯眼科剪	curved eye scissors	1
显微镊	microscopic forceps	2	哈巴狗夹	bulldog clamp	8
精细尖镊	fine pointed tweezers	2	显微剪	microscopic scissors	2
有齿镊	toothed forceps	2	显微持针器	micro needle holder	2

9. 肌腱显微器械　见图 18-59、表 18-9。

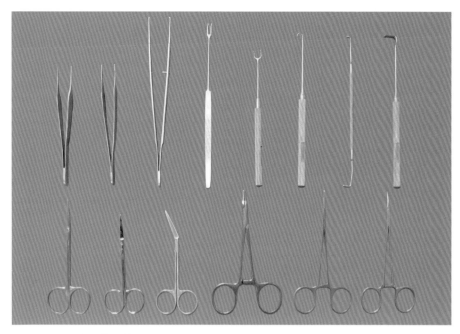

图18-59　肌腱显微器械

表18-9　肌腱显微器械

中文名称	英文名称	数量	中文名称	英文名称	数量
精细弯血管钳	fine curved vascular clamp	1	弯眼科剪	curved eye scissors	1
精细直血管钳	fine straight vascular clamp	1	精细组织镊	fine tissue forceps	2
持针器	needle holder	1	精细有齿镊	finely toothed tweezers	1
弯组织剪	curved tissue scissors	1	肌腱拉钩	tendon hook	5
直眼科剪	straight eye scissors	1			

10. 手外科显微器械（1） 见图 18-60、表 18-10。

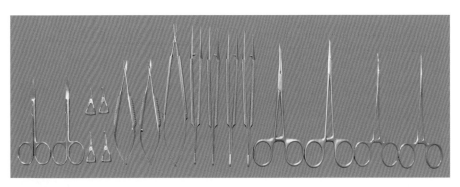

图18-60 手外科显微器械（1）

表18-10 手外科显微器械（1）

中文名称	英文名称	数量	中文名称	英文名称	数量
精细直血管钳	fine straight vascular clamp	1	显微剪	microscopic scissors	2
精细弯血管钳	fine curved vascular clamp	1	哈巴狗夹	bulldog clamp	4
直角钳	angled clamp	2	弯眼科剪	curved eye scissors	1
精细尖镊	fine pointed tweezers	4	直眼科剪	straight eye scissors	1
显微持针器	micro needle holder	1			

11. 手外科显微器械（2）　见图 18-61、表 18-11。

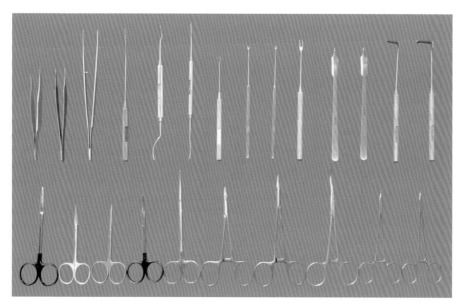

图18-61　手外科显微器械（2）

表18-11　手外科显微器械（2）

中文名称	英文名称	数量	中文名称	英文名称	数量
直角钳	angled clamp	3	神经剥离子	nerve dissector	3
持针器	needle holder	2	肌腱拉钩	tendon hook	4
手术剪	surgical scissors	5	翘板拉钩	become warped plate retractor	2
精细组织镊	fine tissue forceps	2	肌腱拉钩	tendon hook	2
精细有齿镊	finely toothed tweezers	1			

12. 骨牵引包　见图 18-62、表 18-12。

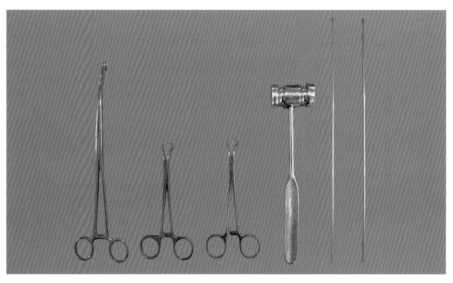

图18-62　骨牵引包

表18-12　骨牵引包

中文名称	英文名称	数量	中文名称	英文名称	数量
克氏针	kirschner wire	2	布巾钳	towel clamp	2
骨锤	bone mallet	1	卵圆钳	sponge forceps	1

13. 膝关节镜特殊器械　见图 18-63、表 18-13。

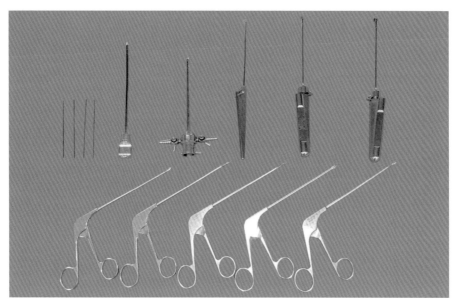

图18-63　膝关节镜特殊器械

表18-13　膝关节镜特殊器械

中文名称	英文名称	数量	中文名称	英文名称	数量
45°咬切钳	45° punch forceps	1	柳叶刀	lancet	1
后下咬切钳	after the punch forceps	1	镜下钻头	microscopic bits	1
直咬切钳	straight punch forceps	1	穿刺器芯	puncture outfit core	1
右前咬切钳	right front punch forceps	1	穿刺器套	puncture outfit set	1
左前咬切钳	left front punch forceps	1	半月板探钩	meniscus agent hook	1
叉刀	fork knife	1	半月板剪	meniscus scissors	1
钩刀	bush-hook	1	环形咬切钳	annular punch forceps	1

14. 肩关节镜特殊器械　见图18-64、表18-14。

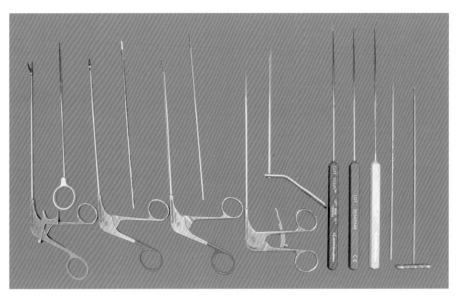

图18-64　肩关节镜特殊器械

表18-14　肩关节镜特殊器械

中文名称	英文名称	数量	中文名称	英文名称	数量
手持钻头	hand-held drill	1	1.8mm镜下钻头	1.8mm microscopic bits	1
缝线拉钩	suture hook	1	缝线抓钳	suture grasping forceps	1
过线器	line device	1	2.5mm镜下钻头	2.5mm microscopic bits	1
右弯过线器	right turn a thread	1	带线抓钳	take line catch pliers	1
左弯过线器	left turn a thread	1	推结器	knot guide	1
定位套管	positioning sleeve	1	组织抓钳	tissue grasping forceps	1
剪线器	thread cutter pendant	1			

第四节　骨科手术器械的配套使用、摆放及布局

一、手术名称与器械的配套使用

手术名称与器械的配套使用（表 18-15）。

表18-15　手术名称与器械的配套使用

手术名称	器械包名称	特殊用物
颈椎后路减压术	颈椎包	颈椎后路牵开器+骨科磨钻
颈椎椎管扩大术	颈椎包	颈椎后路牵开器+骨科磨钻
寰枢椎关节融合内固定术	颈椎包	颈椎后路牵开器+骨科磨钻
齿状突骨折切开复位内固定术	颈椎包	颈椎后路牵开器+骨科磨钻
颈椎前路椎间盘置换术	颈椎包	骨科磨钻+椎板咬骨钳
颈椎前路骨折切开复位内固定术	颈椎包	椎板咬骨钳
腰椎间盘突出髓核摘除术	椎板包	
胸、腰椎结核或肿瘤清除术	椎板包	结核刮匙
胸、腰椎骨折或滑脱切开复位内固定术	椎板包	
胸、腰椎结核病灶清除前路植骨内固定术	椎板包	胃肠器械包+结核刮匙
表面膝、全膝关节置换术	全髋包	电动止血带+电动摆锯
髋关节置换术	全髋包	
膝关节镜手术	小儿疝气包	膝关节镜特殊器械+交叉韧带重建器械
肩关节镜手术	小儿疝气包	肩关节镜特殊器械
神经探查术	神经探查包	电动止血带
四肢骨折内固定或肿瘤刮除	长骨包	电钻
单纯手外伤	手外伤包	手外科显微器械+电钻
复杂的四肢包块、囊肿切除术	神经探查包	电动止血带

二、手术器械的摆放及布局

1. **右上肢腱鞘囊肿切除手术器械的摆放及布局**　患者在仰卧位臂丛神经阻滞麻醉下行右上肢腱鞘囊肿切除手术，麻醉机置于患者左侧，右上肢肢体外展，术者位于外展肢体两侧，洗手护士位于术者右侧，器械台与右上肢外展台同一直线放置，如图18-65 所示。此图示适用于上肢肿瘤切除术、上肢包块切除术、手外伤清创术、上肢肌腱探查术、上肢神经探查术、尺桡骨骨折切开复位内固定术、肱骨骨折切开复位内固定术，器械配套使用见表18-15。术后器械由消毒供应中心统一处理。

2. **右膝关节镜半月板成形手术器械的摆放及布局**　患者在仰卧位双下肢下垂神经阻滞麻醉下行右膝关节镜半月板成形术，麻醉机置于患者头侧，右上肢肢体外展建立静脉

通道，术者位于下肢肢体侧，洗手护士位于术者对侧，如图 18-66 所示，此图示适用于膝关节镜半月板成形术及前后交叉韧带重建术。器械配套使用见表 18-15。术后器械由消毒供应中心统一处理。

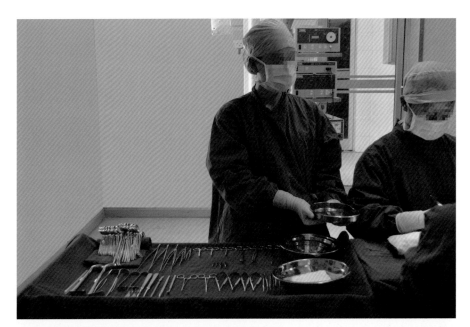

图18-65　右上肢腱鞘囊肿切除手术器械的摆放及布局

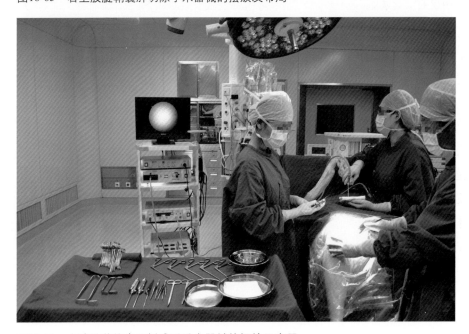

图18-66　右膝关节镜半月板成形手术器械的摆放及布局

3. 右髋部肿瘤切除手术器械的摆放及布局 患者在全侧卧位神经阻滞麻醉下行右髋部肿瘤切除术，麻醉机置于患者头侧，左上肢肢体建立静脉通道，术者分别站于患者髋部两侧，洗手护士站于患者背侧，如图 18-67 所示， 此图示适用于髋部肿瘤切除术或髋部包块切除术等。器械配套使用见表 18-15。术后器械由消毒供应中心统一处理。

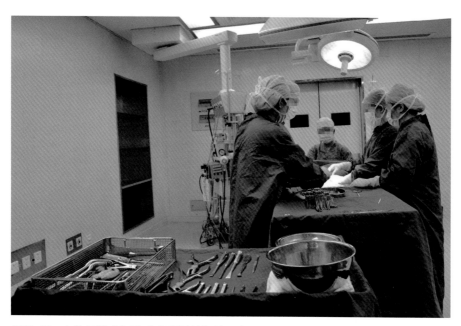

图18-67 右髋部肿瘤切除手术器械的摆放及布局

4.髌骨病灶导航活检手术器械的摆放及布局 患者在仰卧位神经阻滞麻醉下行髌骨病灶导航活检术，麻醉机置于患者头侧，右上肢肢体建立静脉通道，术者分别站于患者膝部两侧，洗手护士站于患者右侧，如图18-68所示，此图示适用于骨科病灶活检、肿瘤切除及椎体内固定的定位。器械配套使用见表18-15。术后器械由消毒供应中心统一处理。

5. 腰椎间盘突出髓核摘除手术器械的摆放及布局 患者在全麻俯卧位下行腰椎间盘突出髓核摘除术，麻醉机置于患者头侧，一侧上肢肢体建立静脉通道，术者分别站于患者两侧，洗手护士站于患者左侧，如图 18-69 所示，此图示适用于胸椎及腰椎后路肿瘤切除术、骨折内固定植骨重建术、结核清除术及脊柱侧弯矫形术等手术。器械配套使用见表 18-15。术后器械由消毒供应中心统一处理。

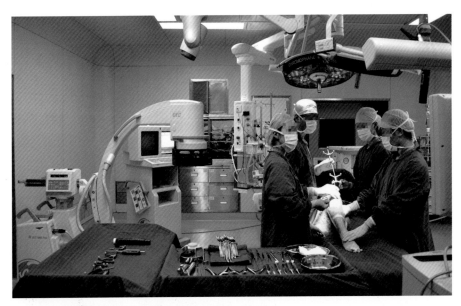

图18-68　髌骨病灶导航活检手术器械的摆放及布局

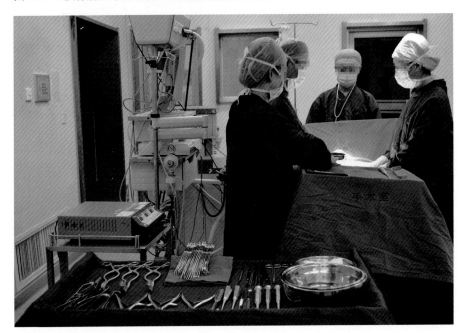

图18-69　腰椎间盘突出髓核摘除手术器械的摆放及布局

（何国龙　张铁华　王春娥）

第 19 章

整形美容外科手术器械的管理与应用

第一节　整形美容外科特殊手术器械的名称、用途、配图

1. 整形镊（plastic tweezers）　用于四肢手术时，夹持组织（图 19-1）。

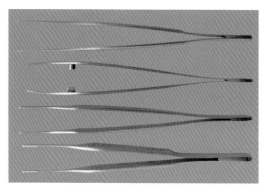

图19-1　整形镊

2. 软骨镊（cartilage tweezers）　用于夹持软骨（图 19-2）。
3. 骨凿（osteotome）　用于供颜面整形手术时凿切鼻骨（图 19-3）。

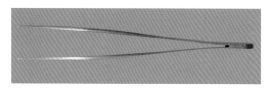

图19-2　软骨镊

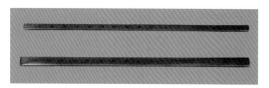

图19-3　骨凿

4. 整形剥离子（plastic stripper）　分单头、双头、尖头、平头 4 种，用于剥离黏膜骨膜瓣和颜面整形手术时分离鼻骨膜（图 19-4）。

5. 鼻吸引头（nasal suction tip）　用于穿刺上额窦时进行冲洗（图 19-5）。

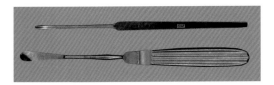

图19-4　整形剥离子

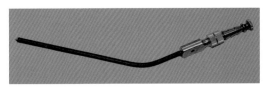

图19-5　鼻吸引头

6. 鼻腔拉钩（nasal retractor）　分单爪、双爪 2 种，用于颜面整形手术时牵拉鼻腔（图19-6）。

7. 骨锤（malleus）　用于颜面整形手术时锯削鼻骨（图 19-7）。

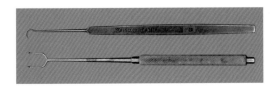

图19-6　鼻腔拉钩

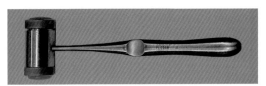

图19-7　骨锤

8. 骨锉（bone file）　供颜面整形手术时挫削鼻骨（图 19-8）。

9. 尖头剥离子（pointed stripper）　用于分离骨头上的骨膜和肌肉，在截骨后可以磨光滑截后的粗糙面，在使用磨钻时，还可以局部小范围的当作压板使用，防止钻头伤害周围组织（图 19-9）。

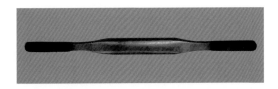

图19-8　骨锉

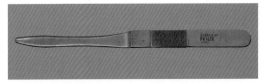

图19-9　尖头剥离子

第二节　整形美容外科常用仪器的使用与保养

显微镜

（一）操作流程

1. 使用前，请证实前次使用后已逐步关闭各开关，再接通电源（图 19-10）。

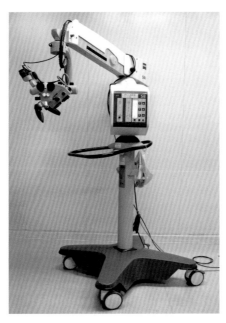

图19-10　显微镜

2. 先打开 1/0 开关（位于支架内侧），再打开控制板 0/ ●光路开关，控制板上其他按钮已设定，请勿再调。

3. 仅在接通电源后方可按住横支架长黑条移动支架或按住扶手上 B 键调节镜头及所有关节。

4. 扶手上有单独调节焦距和放大倍数的按钮，同时用英文标出，可分别使用。

5. 扶手最上方已设定为光亮按钮，请勿再调。

6. 使用完毕，先将支架收拢，然后再关闭控制板 0/ ●光路开关，再关闭 1/0 电源开关，最后拔除插座。

7. 使用完毕做好登记。

（二）维护和保养

1. 使用完后或术中暂时不使用时注意要关掉电路开关，以免烧坏灯泡。

2. 使用时切勿强行推拉扶手，应同时按住扶手上的按钮来移动扶手。

3. 注意要严格按操作流程操作。

4. 使用完毕用湿纱布拭去血迹待干，再套上显微镜保护套，推至墙边适当处存放。

第三节 整形美容外科手术器械包的配置、配图、数量

1. 整形包   见图 19-11、表 19-1。

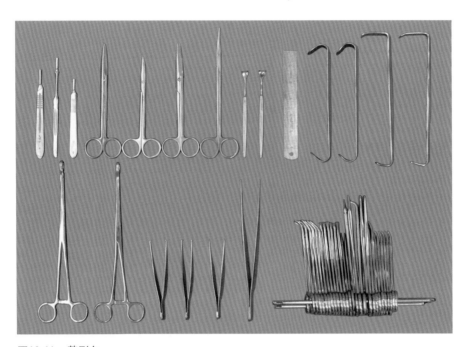

图19-11   整形包

表19-1   整形包

中文名称	英文名称	数量	中文名称	英文名称	数量
小弯血管钳	small curved forceps	6	线剪	stitch scissors	1
中弯血管钳	medium curved forceps	2	直组织剪	direct tissue scissors	1
直有齿血管钳	straight toothed forceps	2	弯组织剪	curved tissue scissors	1
直角钳	tangential clamp	1	扁桃体剪	almond shear	1
持针器	needle holder	4	眼睑拉钩	eyelid retractor	2
组织钳	tissue forceps	6	钢尺	steel rule	1
布巾钳	towel clamp	6	圆头拉钩	round head retractor	2
无齿长镊	no tooth long forceps	1	甲状腺拉钩	goitre retractor	2
无齿短镊	no teeth short forceps	1	卵圆钳	sponge forceps	2
有齿短镊	teeth short forceps	2			

2.鼻整形手术补充器械（1）　见图 19-12、表 19-2。

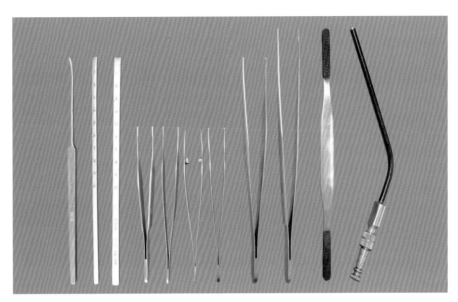

图19-12　鼻整形手术补充器械（1）

表19-2　鼻整形手术补充器械（1）

中文名称	英文名称	数量	中文名称	英文名称	数量
吸引头	suction tip	1	整形无齿镊	plastic toothless forceps	1
骨锉	bone file	1	软骨镊	cartilage tweezers	2
胸科镊	thoracic forceps	1	宽骨凿	wide osteotome	1
有齿长镊	long toothed forceps	1	窄骨凿	narrow osteotome	1
整形有齿镊	plastic toothed forceps	1	剥离子	dissector	1

3. 鼻整形手术补充器械（2） 见图 19-13、表 19-3。

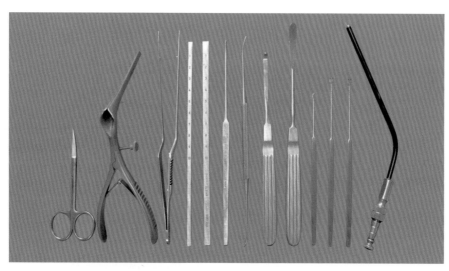

图19-13 鼻整形手术补充器械（2）

表19-3 鼻整形手术补充器械（2）

中文名称	英文名称	数量	中文名称	英文名称	数量
鼻吸引头	nasal suction tip	1	单头剥离子	single head stripper	1
双爪拉钩	double prongs retractor	2	宽骨凿	wide osteotome	1
单爪拉钩	single prong retractor	1	窄骨凿	narrow osteotome	1
宽剥离子	wide dissector	1	枪状镊	gun form tweezers	1
窄剥离子	narrow dissector	1	鼻窥器	nasal speculum	1
双头剥离子	double dissector	1	眼科剪	eye scissors	1

4. 整形　见图 19-14、表 19-4。

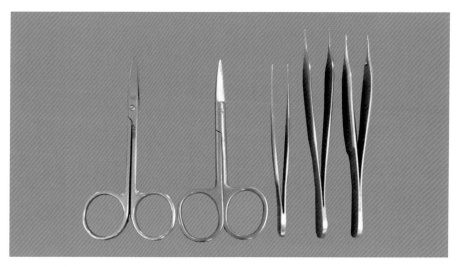

图19-14　整形

表19-4　整形

中文名称	英文名称	数量	中文名称	英文名称	数量
整形无齿镊	plastic toothless forceps	1	直眼科剪	straight ophthalmic scissors	1
整形有齿镊	plastic toothed forceps	2	弯眼科剪	bending ophthalmic scissors	1

5. 整形（补）　见图 19-15、表 19-5。

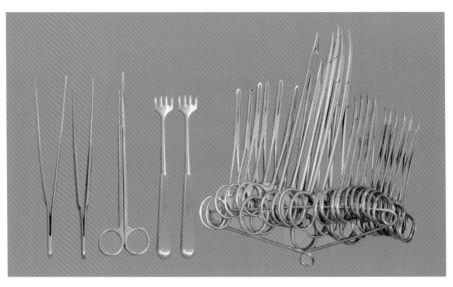

图19-15　整形（补）

表19-5　整形（补）

中文名称	英文名称	数量	中文名称	英文名称	数量
弯蚊式血管钳	bending mosquito clamp	6	组织钳	tissue forceps	6
弯血管钳	curved hemostatic	4	皮肤拉钩	skin retractor	2
长弯血管钳	long curved forceps	4	胸科镊	thoracic forceps	1
直角钳	angled forceps	1	长组织剪	long tissue scissors	1
长持针器	long needle holder	1	长有齿镊	long toothed forceps	1

6. 整形截骨补充器械　见图 19-16、表 19-6。

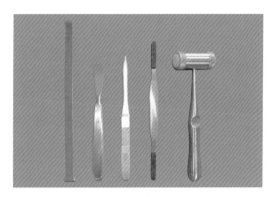

图19-16　整形截骨补充器械

表19-6　整形截骨补充器械

中文名称	英文名称	数量	中文名称	英文名称	数量
骨锤	malleus	1	平头剥离子	flat stripping ion	1
骨锉	bone file	1	骨凿	osteotome	1
尖头剥离子	pointed stripper	1			

7. 整形手术补充器械（1） 见图 19-17、表 19-7。

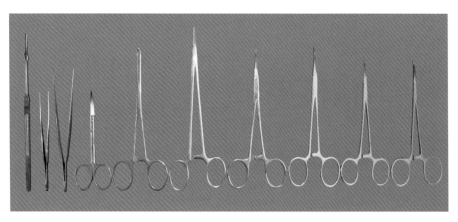

图19-17 整形手术补充器械（1）

表19-7 整形手术补充器械（1）

中文名称	英文名称	数量	中文名称	英文名称	数量
弯蚊式血管钳	bending mosquito clamp	2	弯眼科剪	bending ophthalmic scissors	1
小弯血管钳	small curved forceps	2	平头镊	blunt forceps	1
持针器	needle holder	1	整形无齿镊	plastic toothless forceps	1
组织钳	tissue forceps	1	刀柄(7号)	handle (7号)	1

8. 整形手术补充器械（2）　　见图 19-18、表 19-8。

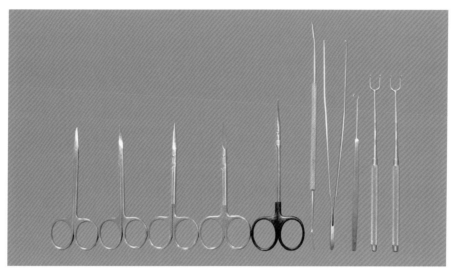

图19-18　整形手术补充器械（2）

表19-8　整形手术补充器械（2）

中文名称	英文名称	数量	中文名称	英文名称	数量
双头点状拉钩	double dot retractor	2	金柄弯眼科剪	gold department of bending ophthalmology shear	1
单头点状拉钩	single head point retractor	1	金柄直眼科剪	gold department of straight ophthalmology shear	1
有齿长镊	long teethed forceps	1	弯眼科剪	bending ophthalmic scissors	1
剥离子	dissector	1	直眼科剪	straight ophthalmic scissors	1
黑柄弯组织剪	black shank bent tissue scissors	1			

9. 整形手术补充器械（3）　　见图 19-19、表 19-9。

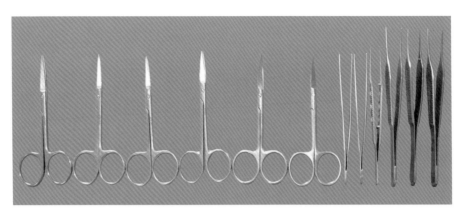

图19-19　整形手术补充器械（3）

表19-9　整形手术补充器械（3）

中文名称	英文名称	数量	中文名称	英文名称	数量
整形无齿镊	plastic toothless forceps	3	弯眼科剪	bending ophthalmic scissors	3
整形有齿镊	plastic toothed forceps	3	直眼科剪	straight ophthalmic scissors	3

10. 整形手术补充器械（4）　　见图 19-20、表 19-10。

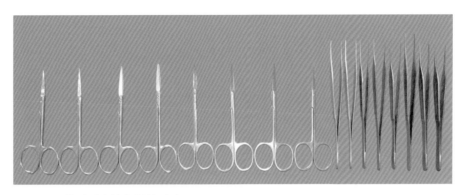

图19-20　整形手术补充器械（4）

表19-10　整形手术补充器械（4）

中文名称	英文名称	数量	中文名称	英文名称	数量
整形无齿镊	plastic toothless forceps	4	弯眼科剪	bending ophthalmic scissors	4
整形有齿镊	plastic toothed forceps	4	直眼科剪	straight ophthalmic scissors	4

第四节 整形美容外科手术器械的配套使用、摆放及布局

一、手术名称与器械的配套使用

整形美容外科手术名称与器械的配套使用（表 19-11）。

表19-11 整形美容外科手术名称与器械的配套使用

手术名称	基础器械包	特殊器械包
耳后扩张器置入术	整形包	整形手术补充器械（3）
取肋软骨全耳再造术	整形包	整形手术补充器械（4）
综合鼻整形	整形包	鼻整形手术补充器械（1）
		鼻整形手术补充器械（2）
		整形手术补充器械（2）
		整形手术补充器械（4）
双乳注射物取出术	整形包	整形手术补充器械（4）
		整形（补）
隆乳术	整形包	整形手术补充器械（4）
		整形（补）
背阔肌皮瓣转移乳腺癌根治术	整形包	整形手术补充器械（4）
	乳腺癌根治包	整形（补）
水动力抽脂术	整形包	
黑色素痣切除术	整形包	整形手术补充器械（4）

二、手术器械的摆放及布局

整形美容手术器械的摆放及布局 患者在仰卧位全身麻醉下行整形美容手术。术者分别站于患者胸部两侧，洗手护士站在患者左侧，如图 19-21 所示。此图示适用于面部整形等。器械配套使用见表 19-11。术后器械由消毒供应中心统一处理。

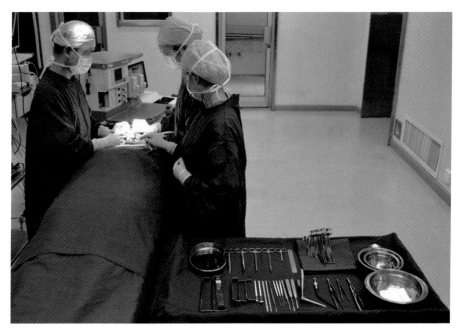

图19-21　整形美容手术器械的摆放及布局

（吴波　刘桂秀）

第 20 章

小儿外科手术器械的管理与应用

第一节　小儿外科特殊手术器械的名称、用途、配图

1. 弯蚊式血管钳（curved mosquito clamp）　用于分离精细组织及止血（图20-1）。

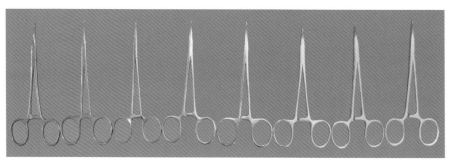

图20-1　弯蚊式血管钳

2. 尿道探条（urethral sound）　用于探查尿道狭窄或堵塞部位及扩张尿道（图20-2）。

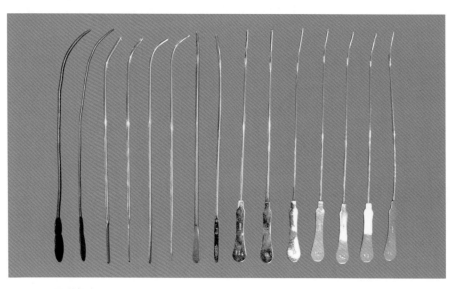

图20-2　尿道探条

第二节　小儿外科常用仪器的使用与保养

小儿腹腔镜仪器及配件、连接（图 20-3、图 20-4）。

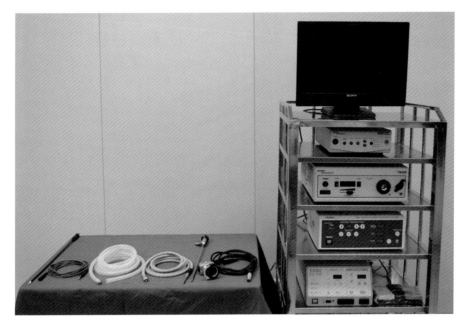

图20-3　小儿腹腔镜仪器的配件

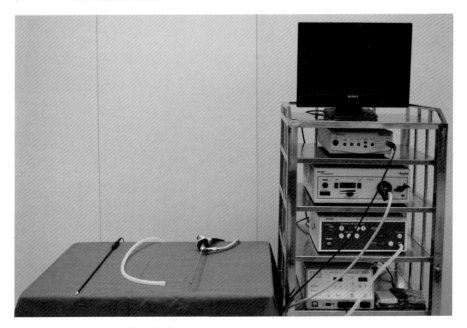

图20-4　小儿腹腔镜仪器配件的连接

一、小儿腹腔镜使用的操作流程

腹腔镜系统由显示器、成像系统、摄像镜头、冷光源、光束、气腹系统及电凝系统组成。具体操作流程如下：

1. 检查各开关是否处于关闭状态，光源是否处于最小，然后接通电源。

2. 依次连接好转换器及冷光源连接线。

3. 依次打开摄像镜头、冷光源、显示器、气腹系统及电凝系统。

4. 适当调节冷光源亮度至所需要的即可，手术前通过主机或摄像镜头上的白平衡按钮进行白平衡调节。

5. 使用完后，将冷光源亮度调至最低，依次关闭显示器、冷光源、摄像系统及电凝系统，关闭电源。关闭气腹系统时，应先关掉气源，排放仪器余气后，再关机。

6. 手术完毕，关闭电源，取下摄像镜头等清洁，沿弧形绕好保存，并检查使用过的内镜镜头是否完好，整理用物，并登记使用情况，使用者登记签名。

二、小儿腹腔镜仪器的维护和保养

1. 正确连接各系统导线、导管，连接各导线、导管及光缆导光束系统要点对点连接，动作要轻柔。

2. 术毕彻底清洗器械，管腔及关节处应刷洗，最好使用高压喷枪清洗，并用高压气枪吹干上油。

3. 清洁摄像镜头时，勿使用硬物刷洗，最好使用试镜纸擦拭镜面，镜体用软布擦净。术毕要将摄像系统放好，小心轻放，勿碰撞。

4. 术毕，各种导线应盘绕保存，盘绕直径 ≥ 15cm，防止打折损坏。

5. 各主机系统外表面应保持干燥和清洁，定期用干燥的软抹布擦拭，对于血液等污渍可用棉签蘸乙醇清除。

6. 对于各导线系统切勿浸泡清洗，采用蘸软化水的抹布擦拭即可。

7. 专人操作，定期保养。

第三节　小儿外科手术器械包的配置、配图、数量

1. 新生儿急诊器械包　见图 20-5、表 20-1。

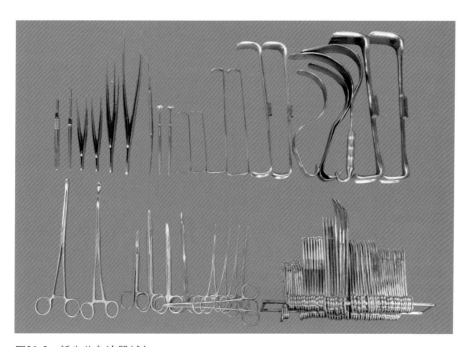

图20-5　新生儿急诊器械包

表20-1　新生儿急诊器械包

中文名称	英文名称	数量	中文名称	英文名称	数量
弯蚊式血管钳	curved mosquito clamp	12	刀柄（7号）	handle（7号）	1
弯血管钳	curved clamp	12	有齿镊	toothed forceps	2
长弯血管钳	long curved vascular clamp	4	无齿镊	smooth forceps	2
持针器	needle holder	4	精细无损伤镊	delicate atraumatic forceps	2
组织钳	tissue forceps	8	无齿长镊	no teeth long tweezers	2
布巾钳	towel clamp	8	神经剥离子	nerve dissector	1
直角钳	angled clamp	1	睑板拉钩	tarsus retractor	2
弯肠钳	curved bowel clamp	1	小甲状腺拉钩	small thyroid retractor	2
直肠钳	straight bowel clamp	3	甲状腺拉钩	thyroid retractor	2
扁桃体剪	almond shear	1	小方钩	small square hook	2
弯组织剪	curved tissue scissors	1	深钩	deep hook	4
直组织剪	straight tissue scissors	1	大方钩	big square hook	2
线剪	stitch scissors	1	卵圆钳	sponge forceps	2
刀柄（4号）	handle（4号）	1			

2. 小儿急诊器械包　见图 20-6、表 20-2。

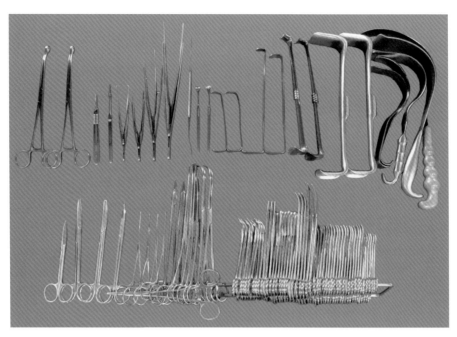

图20-6　小儿急诊器械包

表20-2　小儿急诊器械包

中文名称	英文名称	数量	中文名称	英文名称	数量
弯蚊式血管钳	curved mosquito clamp	6	线剪	stitch scissors	1
弯血管钳	curved clamp	18	刀柄（4号）	handle（4号）	1
长弯血管钳	long curved vascular clamp	6	刀柄（7号）	handle（7号）	1
组织钳	tissue forceps	8	有齿镊	toothed forceps	2
持针器	needle holder	3	无齿镊	smooth forceps	2
布巾钳	towel clamp	8	精细无损伤镊	delicate atraumatic forceps	2
直角钳	angled clamp	1	无齿长镊	no teeth long tweezers	2
肾蒂钳	ren pedicle clamp	2	神经剥离子	nerve stripper	1
弯肠钳	curved bowel clamp	2	睑板拉钩	tarsus retractor	2
直肠钳	straight bowel clamp	6	小甲状腺拉钩	small thyroid retractor	2
长持针器	long needle holder	2	甲状腺拉钩	thyroid retractor	2
长弯组织剪	long curved tissue scissors	1	方钩	square hook	4
弯组织剪	curved tissue scissors	1	深钩	deep hook	5
直组织剪	straight tissue scissors	1	卵圆钳	sponge forceps	2

3. 小儿骨科包　见图 20-7、表 20-3。

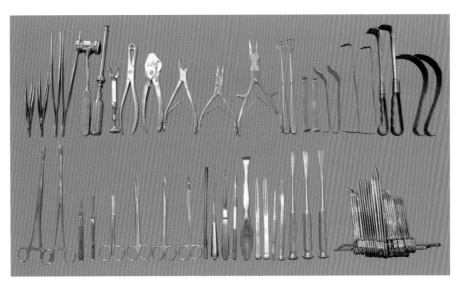

图20-7　小儿骨科包

表20-3　小儿骨科包

中文名称	英文名称	数量	中文名称	英文名称	数量
弯蚊式血管钳	curved mosquito clamp	6	有齿镊	toothed forceps	2
弯血管钳	curved clamp	6	无齿镊	smooth forceps	2
长弯血管钳	long curved vascular clamp	2	无齿长镊	no teeth long tweezers	2
持针器	needle holder	2	骨锤	malleus	1
直有齿血管钳	straight teethed clamp	2	一字起子	screw driver	1
组织钳	tissue forceps	4	骨固定器	bone holding clamp	1
布巾钳	towel clamp	4	持骨钳	bone holding forceps	1
骨刀	bone knife	3	钢丝剪	wire cutting forceps	1
骨凿	bone chisel	4	骨剪	bone shears	1
骨膜剥离器	periosteal elevator	2	双关节咬骨钳	biarticular bone cutting forceps	2
骨刮匙	bone curette	2	皮肤拉钩	skin retractor	2
吸引头	suction tip	1	小甲状腺拉钩	small thyroid retractor	2
扁桃体剪	almond shear	1	胫腓骨拉钩	tibiofibula retractor	2
弯组织剪	curved tissue scissors	1	甲状腺拉钩	thyroid retractor	2
直组织剪	straight tissue scissors	1	方钩	square hook	2
线剪	stitch scissors	1	小深钩	small deep hook	2
刀柄（7号）	handle（7号）	1	卵圆钳	sponge forceps	2
刀柄（4号）	handle（4号）	1			

4. 小儿疝包　见图 20-8、表 20-4。

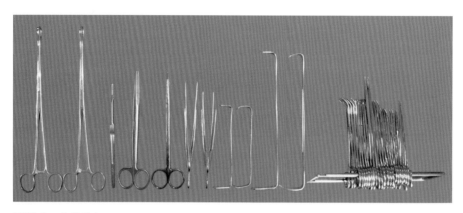

图20-8　小儿疝包

表20-4　小儿疝包

中文名称	英文名称	数量	中文名称	英文名称	数量
直血管钳	straight clamp	2	小甲状腺拉钩	small thyroid retractor	2
弯蚊式血管钳	curved mosquito clamp	6	无齿镊	smooth forceps	2
弯血管钳	curved clamp	4	有齿镊	toothed forceps	2
持针器	needle holder	2	扁桃体剪	almond shear	1
组织钳	tissue forceps	4	直组织剪	straight tissue scissors	1
布巾钳	towel clamp	4	刀柄（7号）	handle（7号）	1
甲状腺拉钩	thyroid retractor	2	卵圆钳	sponge forceps	2

5. 小儿尿道下裂包　见图 20-9、表 20-5。

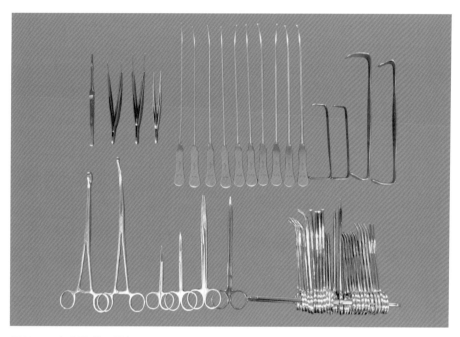

图20-9　小儿尿道下裂包

表20-5　小儿尿道下裂包

中文名称	英文名称	数量	中文名称	英文名称	数量
直血管钳	straight clamp	2	刀柄（7号）	handle（7号）	1
弯血管钳	curved clamp	4	有齿镊	toothed forceps	2
弯蚊式血管钳	curved mosquito clamp	6	无齿镊	smooth forceps	2
持针器	needle holder	4	精细无损伤镊	delicate atraumatic forceps	2
组织钳	tissue forceps	4	尿道探条	urethral sound	10
布巾钳	towel clamp	4	小甲状腺拉钩	small thyroid retractor	2
扁桃体剪	almond shear	1	甲状腺拉钩	thyroid retractor	2
弯组织剪	curved tissue scissors	1	卵圆钳	sponge forceps	2
眼科剪	eye scissors	2			

6. 小儿手外伤包　见图 20-10、表 20-6。

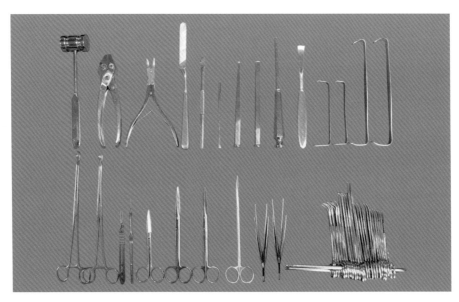

图20-10　小儿手外伤包

表20-6　小儿手外伤包

中文名称	英文名称	数量	中文名称	英文名称	数量
弯蚊式血管钳	curved mosquito clamp	6	刀柄（4号）	handle（4号）	1
弯血管钳	curved clamp	6	骨锤	bone mallet	1
持针器	needle holder	2	钢丝剪	wire cutting forceps	1
组织钳	tissue forceps	4	双关节咬骨钳	biarticular bone cutting forceps	1
布巾钳	towel clamp	4	骨锉	raspatory	1
无齿镊	smooth forceps	2	骨膜剥离器	periosteal elevator	1
有齿镊	toothed forceps	2	骨凿	bone chisel	3
扁桃体剪	almond shear	1	骨刀	bone knife	2
弯组织剪	curved tissue scissors	1	小甲状腺拉钩	small thyroid retractor	2
直组织剪	straight tissue scissors	1	甲状腺拉钩	thyroid retractor	2
线剪	stitch scissors	1	卵圆钳	sponge forceps	2
刀柄（7号）	handle（7号）	1			

7. 小儿全髋补充包　见图 20-11、表 20-7。

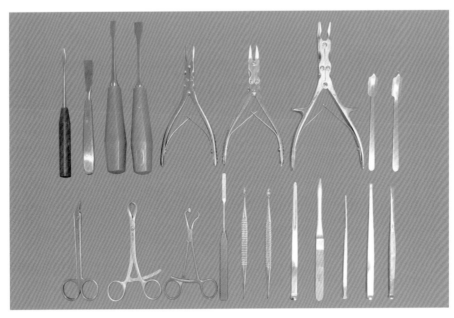

图20-11　小儿全髋补充包

表20-7　小儿全髋补充包

中文名称	英文名称	数量	中文名称	英文名称	数量
骨凿	bone chisel	5	骨膜剥离器	periosteal elevator	1
骨刮匙	bone curette	2	骨刀	bone knife	3
骨锉	raspatory	1	双关节咬骨钳	biarticular bone cutting forceps	3
持骨钳	bone holding forceps	2	髋臼拉钩	acetabulum retractor	2
钢丝剪	wire cutting forceps	1			

8. 小儿全髋补充器械 见图 20-12、表 20-8。

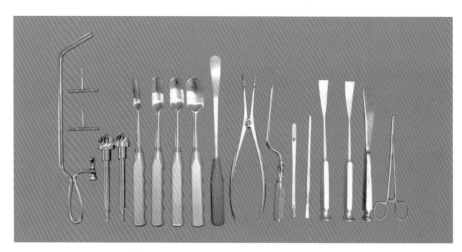

图20-12 小儿全髋补充器械

表20-8 小儿全髋补充器械

中文名称	英文名称	数量	中文名称	英文名称	数量
直角钳	angled clamp	1	骨膜剥离器	periosteal elevator	1
骨刀	bone knife	3	髋臼拉钩	acetabulum retractor	4
骨凿	bone chisel	2	髋臼锉	acetabulum reamer for hip arthroplasty	2
一字起子	screw driver	1	线锯手柄	wire saw handle	2
骨牵开器	bone retractor	1	截肢锯	amputation saw	1

第四节　小儿外科手术器械的配套使用、摆放及布局

一、手术名称与器械的配套使用

手术名称与器械的配套使用（表 20-9）。

表20-9　小儿外科手术名称与器械的配套使用

手术名称	器械包名称	特殊用物
小儿疝囊高位结扎术	小儿疝包	
小儿阑尾切除术	小儿疝包	
睾丸鞘膜翻转术	小儿疝包	
小儿腔镜阑尾切除术、小儿腔镜疝囊高位结扎术	小儿疝包	小儿腹腔镜特殊器械
小儿肾盂输尿管成形术	小儿急诊器械包	
小儿肾肿瘤切除术	小儿急诊器械包	
小儿肠梗阻行肠切除肠吻合术	小儿急诊器械包	
新生儿肠梗阻行肠切除肠吻合术	新生儿急诊器械包	
小儿尿道下裂修复术	小儿尿道下裂包	
单纯小儿手、脚外伤清创缝合术	小儿手外伤包	
小儿骨折切开复位内固定术	小儿骨科包	电动骨钻
小儿畸形截骨矫形术	小儿骨科包	电动骨钻+电动摆锯

二、手术器械的摆放及布局

1. 小儿疝囊高位结扎手术器械的摆放及布局　患者在仰卧位全麻下行右侧疝囊高位结扎术，麻醉机置于患者头侧，其中一侧上肢肢体建立静脉通道，术者分别站于患者两侧，洗手护士站于患者右侧，如图 20-13 所示，此图示适用于小儿疝囊高位结扎术、阑尾切除术、睾丸鞘膜翻转术、肠梗阻行肠切除肠吻合术等。器械配套使用见表 20-9。术后器械由消毒供应中心统一处理。

2. 小儿肛门新生物活检手术器械的摆放及布局　患者在截石位全麻下行小儿肛门新生物活检术，麻醉机置于患者头侧，其中一侧上肢肢体建立静脉通道，术者分别站于患者两侧，洗手护士站于患者右侧，如图 20-14 所示，此图示适用于小儿肛门手术及会阴部手术。器械配套使用见表 20-9。术后器械由消毒供应中心统一处理。

3. 小儿腔镜阑尾切除手术器械的摆放及布局　患者在仰卧位全麻下行小儿腔镜阑尾切除术，麻醉机置于患者头侧，其中一侧上肢肢体建立静脉通道，手术划刀前术者分别站于患者两侧，洗手护士站于患者左侧，腹腔镜置于患者右侧，手术划刀后，术者均站

于患者左侧，便于扶镜子，如图 20-15 所示，此图示适用于小儿腔镜阑尾切除术及小儿
腔镜疝囊高位结扎术等。器械配套使用见表 20-9。术后器械由消毒供应中心统一处理。

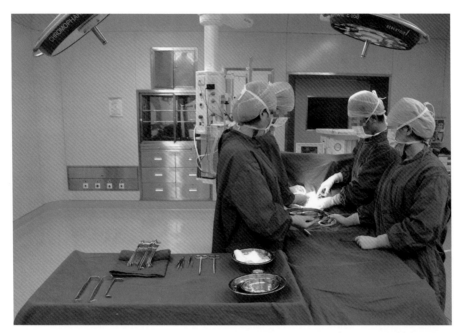

图20-13 小儿疝囊高位结扎手术器械的摆放及布局

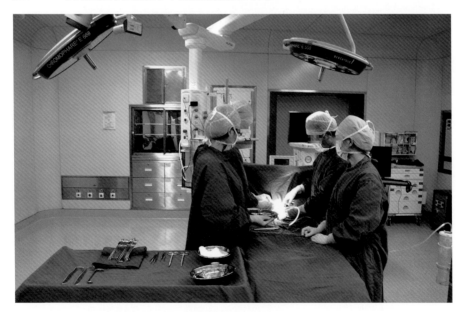

图20-14 小儿肛门新生物活检手术器械的摆放及布局

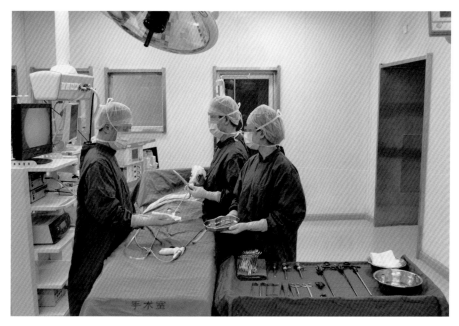

图20-15　小儿腔镜阑尾切除手术器械的摆放及布局

（何国龙　曾静文　杨　玲）